実学としての
リハビリテーション概観

理学療法士・作業療法士のために

[編集主幹]
奈良 勲
金城大学特任教授・元学長, 広島大学名誉教授

[編集]
木林 勉
金城大学教授
河野光伸
金城大学教授
大西秀明
新潟医療福祉大学教授
影近謙治
金沢医科大学教授

文光堂

■編集主幹

| 奈良　　勲 | 金城大学医療健康学部理学療法学科特任教授・元学長，広島大学名誉教授，理学療法士 |

■編集

木林　　勉	金城大学医療健康学部理学療法学科教授，理学療法士
河野　光伸	金城大学医療健康学部作業療法学科教授，作業療法士
大西　秀明	新潟医療福祉大学医療技術学部理学療法学科教授，理学療法士
影近　謙治	金沢医科大学医学部リハビリテーション医学講座教授，医師

■執筆（執筆順）

影近　謙治	金沢医科大学医学部リハビリテーション医学講座教授，医師
奈良　　勲	金城大学医療健康学部理学療法学科特任教授・元学長，広島大学名誉教授，理学療法士
堀　　寛史	藍野大学医療保健学部理学療法学科講師，理学療法士
木林　　勉	金城大学医療健康学部理学療法学科教授，理学療法士
古西　　勇	新潟医療福祉大学医療技術学部理学療法学科准教授，理学療法士
大西　秀明	新潟医療福祉大学医療技術学部理学療法学科教授，理学療法士
河野　光伸	金城大学医療健康学部作業療法学科教授，作業療法士
井上　　薫	首都大学東京健康福祉学部作業療法学科准教授，作業療法士
内田　信也	国際医療福祉大学保健医療学部言語聴覚学科准教授，言語聴覚士
金城　利雄	名桜大学人間健康学部看護学科教授，看護師
松原　裕幸	北海道科学大学保健医療学部義肢装具学科助教，義肢装具士
金尾　久美	兵庫医科大学病院医療社会福祉部副主任，ソーシャルワーカー
奥田　裕紀	金城大学医療健康学部理学療法学科教授，文学修士（専門分野心理学）
半田　一登	元）九州労災病院リハビリテーション科技師長，理学療法士
清水　順市	東京工科大学医療保健学部作業療法学科教授，作業療法士
山本　大誠	神戸学院大学総合リハビリテーション学部医療リハビリテーション学科理学療法学専攻講師，理学療法士
下神納木加枝	アイ動物医療センター，理学療法士
皆川　武久	皆川獣医科医院院長，獣医師
高橋　良至	東洋大学ライフデザイン学部人間環境デザイン学科教授，博士（工学）
室井　宏育	総合南東北病院リハビリテーション科科長，理学療法士
折内　英則	総合南東北病院リハビリテーション科，理学療法士
根田　英之	南東北新生病院リハビリテーション科副主任，作業療法士
小林　千恵子	金城大学社会福祉学部社会福祉学科教授，看護師・介護福祉士

序　文

　日本にリハビリテーション医学・医療が展開され始めてから半世紀が経過する．その間，リハビリテーション関連職種の養成は，リハビリテーション専門医師をはじめ，看護師，理学療法士，作業療法士，メディカルソーシャルワーカー，義肢装具士，言語聴覚士，介護福祉士などリハビリテーション医療に必要な高度な専門職として確立されてきた．そして，日本の社会的構造の変遷，つまり，超高齢社会の到来によって，保健・医療・福祉領域の地域包括的ケアの必要性が叫ばれており，これに応えるために，リハビリテーション関連専門職への社会的要請はますます高まってきている．

　さて，これらの専門職教育における初期の導入において，チーム医療の重要性とそれぞれの専門分野を総合的に学ぶ教科目の1つとして「リハビリテーション概論」を開講している教育機関は数多い．「リハビリテーション概論」に関連した書籍は数冊あるが，それぞれの専門職が分担して執筆した「リハビリテーション概論」に関連した書籍は，私が知る限り皆無である．よって，本書は，各専門職が各分野について記述・解説することで，より詳細でかつ具体的内容を呈示し，各分野を専攻する初学者がリハビリテーション医学・医療を総体的に理解することを意図して企画した．また，本書では適切な医学用語の使用について配慮した．

　日本にリハビリテーション医学・医療が展開され始めたときから，「リハビリテーション」の正式な日本語の学術用語は創出されていない現状が続いている．近年では，専門職のみならず行政，国民，マスメディアの用語として，「リハビリ」と表現されることが多いが，今でも「訓練」という語が用いられる場合がある．「訓練」の英語は，training（語源は機関車が列車を引くことから，養成や訓練となったといえる）であり，特定の人が特定の技能や職業を習得するときに使用されるケースが多い．しかし，日本語の「訓練」は，その対象者に判断の余地は乏しく上位の者が一方的に特定の行動を身に付けさせるニュアンスが強く，望ましい用語とは思えない．

　また，「障害」，「障害者」については，医学，行政，法律などの分野で多用されている．最近，「障がい」，「障がい者」と表現されることもあるが，「障」とは，隔てる，邪魔，差し障りなどの意味がある．「害」は，家の宀，割の主と口から構成され，傷つける，犯す，殺すなどの意味（人を損なう発言が家の主人から起こる，物を割り削る）があり，物騒で怖い用語といえる．私たちは生まれた国や地域の文化の多大な影響を受け，それらが刷り込まれて，「日本人らしい言動」をとるようになる．しかし，文化の功罪を意識的に吟味することがなければ，成人になっても，あるいは教育を受けても刷り込まれた用語や知識を鵜呑みにしてしまう傾向が強い．差別用語や放送禁止用語とされる「ことば」の使用を控える動きは是正されてきていると思うが，リハビリテーションを含む医学・医療界でも専門用語，例えば，痴呆から認知症，精神分裂病から統合失調症などと是正されているが，今後は，上記した用語などについても是正されたいものである．

　アメリカ精神科学会は，Diagnostic and Statistical Manual of Mental Disorders（DSM-5）の改訂版を発刊し，用語の見直しを行っている．それを受けて日本精神神経学会の精神科病名検討連絡会で病名・用語翻訳ガイドラインを精神神経学雑誌（第116巻第6号429-457, 2014）に初版として掲載している．その中でdisabilities, disordersは「障害」とされてきたが，それに代わり原則的に「症」に改訂

され，さらに検討を続けるとしている．

　本書では，法律，行政，文献引用などを除き「訓練，障害，障害者」の使用を控え，可能な限りICFに準じた用語を使用することに心がけた．

　本書が，卒前卒後を通じて各現場における業務が，より綿密なチーム医療に基づいて成立しうることの重要性を認識するためのオリエンテーションの役目を果たすことを期待したい．

2015年2月

編著者代表　奈良　勲

目次

Chapter 1
医学的・社会的リハビリテーションの歴史と概要　　　　　影近謙治　　1

- はじめに ……………………………………………………………………………… 1
- 1. 医学的・社会的リハビリテーションの歴史と概要 ……………………………… 2
- 2. リハビリテーション専門医師とその役割 ………………………………………… 6
- 3. 医学的リハビリテーションの対象者，対象疾患とそのプログラムの概要 …… 8
- 4. チーム医療 …………………………………………………………………………… 9

Chapter 2
リハビリテーション倫理・哲学と理念　　　　　奈良　勲, 堀　寛史　　14

- はじめに ……………………………………………………………………………… 14
- 1. 宇宙と人類の誕生とその解釈 ……………………………………………………… 15
- 2. 宿命と運命による個々人の人生 …………………………………………………… 15
- 3. なぜ, リハビリテーションと倫理・哲学と理念なのか ………………………… 16
- 4. プロフェッションとしての関連専門職種の姿 ……………………………………… 19
- 5. 自然治癒力と治療の原則 …………………………………………………………… 22
- 6. ICFに準じた脳卒中簡易総合評価システムとアプローチ ……………………… 24
- 7. リハビリテーション専門職種に求められる諸要素 ……………………………… 25
- おわりに ……………………………………………………………………………… 27

Chapter 3
理学療法の概要　その１—役割と対象者—　　　　　木林　勉　　29

- 1. 理学療法の原点 ……………………………………………………………………… 29
- 2. 各病期および各分野からみた理学療法(士)の役割 …………………………… 33
- 3. 専門性と独自性 ……………………………………………………………………… 39
- 4. 理学療法士になってから …………………………………………………………… 39

Chapter 4
理学療法の概要　その２—理学療法現場における業務，評価とアプローチ—
　　　　　古西　勇, 大西秀明　　41

- 1. 理学療法現場における業務 ………………………………………………………… 41
- 2. 評価とアプローチ …………………………………………………………………… 43

Chapter 5
作業療法の概要　その1—役割と対象者—　　河野光伸　58

1. 作業療法のルーツとその発展 ... 58
2. 作業療法の定義 ... 58
3. 作業療法の対象と領域 ... 59
4. 各病期における作業療法 ... 61
5. 作業療法の役割・独自性（専門性） ... 62

Chapter 6
作業療法の概要　その2—評価とアプローチ—　　井上　薫　66

1. 作業療法士の業務の流れ ... 66
2. 事例検討 ... 72
3. 作業療法のエビデンス ... 74
おわりに—「作業療法以前の課題」と「人の尊厳への配慮」— ... 75

Chapter 7
言語聴覚療法の概要—役割と対象者—　　内田信也　77

1. 言語聴覚士とは ... 77
2. コミュニケーションのメカニズム ... 77
3. 言語聴覚機能不全の種類と分類 ... 81
4. 言語聴覚士と職種間連携 ... 89

Chapter 8
リハビリテーション看護の概要—役割と対象者—　　金城利雄　91

はじめに ... 91
1. 看護の概念と独自機能 ... 91
2. リハビリテーション看護の概念と独自機能 ... 95

Chapter 9
リハビリテーション分野における義肢装具と福祉機器の概要　　松原裕幸　102

1. リハビリテーション分野における義肢装具と福祉機器の歴史的動向 ... 102
2. 用語の解説 ... 102
3. 義肢装具と福祉機器の種類と用途 ... 103
おわりに ... 115

Chapter 10
医療ソーシャルワーカーの役割と業務　　金尾久美　117

1. 社会福祉とは ... 117

2. 医療福祉とは	117
3. 医療ソーシャルワーカーの資格制度	118
4. 医療ソーシャルワーカーの役割と業務	118
5. 地域におけるソーシャルワーク	122
6. 事例：脳卒中患者への医療ソーシャルワークの流れ―急性期から適応期（維持期）へ―	123

Chapter 11
リハビリテーションに関する心理的配慮　　奥田裕紀　128

1. 心理学的な人間の理解	128
2. リハビリテーションにおける心理学的配慮の内容とスタッフの役割	130
3. セラピストらの立場，認知と個々の対象者などの立場，認知	131
4. 来談者中心療法，カウンセリング技法などを参考にした心理的配慮	133
5. 「心身の機能・構造などの永続的変調」に関する認知・影響・支援などについて	135

Chapter 12
近未来における理学療法の課題と展望　　半田一登　140

はじめに	140
1. 人口構成の変化	142
2. 報酬関係の変化	142
3. 地域包括ケアシステムの動向	145
4. 予防理学療法の発展	149
5. 治療理学療法の進化と深化	150
6. 時代背景に沿った理学療法学教育の方向性	153
おわりに	154

Chapter 13
近未来における作業療法の課題と展望　　清水順市　155

はじめに	155
1. 日本における作業療法の歴史と変遷	155
2. 作業療法の定義	156
3. 作業療法の考え方	157
4. 作業療法を取り囲む心身機能（構造を含む）・活動・社会参加の範囲と現状	160
5. 近未来への取り組み	166
おわりに	167

Chapter 14
リハビリテーションの課題と展望―地域リハビリテーション，チームアプローチ―
　　木林　勉，河野光伸　169

| 1. 地域におけるリハビリテーションの考え方 | 169 |

2. 対象者の態様に応じたリハビリテーション ……………………………………… 170
3. 地域における多職種の連携と協働 ………………………………………………… 171
4. リハビリテーション医療とチームアプローチ …………………………………… 171
5. 良好なチームアプローチのために ………………………………………………… 172

コラム

1. 精神科領域の理学療法の課題と展望 （山本大誠） 175
2. 動物の理学療法・リハビリテーションの課題と展望 （下神納木加枝，皆川武久） 176
3. 認知機能低下予防・向上へのコミュニケーションロボットの応用
   　　　　　　　　　　　　　　　　　　　　　（高橋良至，井上 薫，河野光伸） 177
4. 大災害時の理学療法・作業療法の支援の課題と展望 （室井宏育，折内英則，根田英之） 178
5. 高齢者・社会参加制約者の自立に向けた支援の課題と展望 （小林千恵子） 180

索　引 …………………………………………………………………………………… 181

Chapter 1 医学的・社会的リハビリテーションの歴史と概要

影近謙治（金沢医科大学）

学習目標　何を学ぶか
- 世界と日本のリハビリテーションの歴史について理解する．
- リハビリテーションとハビリテーションの違いを理解する．
- リハビリテーション専門医師（リハビリテーション科医師）の役割を理解する．
- リハビリテーションの対象とする疾患とそのプログラムの概要を理解する．
- チーム医療はリハビリテーションを進めるうえで必須であることを理解する．

はじめに

　かつて電車やバスの座席に，「障害者（the disabled, the handicapped）優先」というステッカーを見た人は多いだろう．この英語は，サービスを受ける受身的，庇護的な弱者のネガティブなイメージが否めない．人として自分自身で自発的に決定権をもって生きていくという立場では，「障害者」というより「障害のある人」と表現するのが妥当であり，今ではこの表記は見なくなった．だが，本書の企画編集者の奈良は，企画趣旨中で，「訓練，障害，障害者などのネガティブな用語を用いないことを提言し，特に国際生活機能分類（International Classification of Functioning, Disability and Health：ICF）に準じた用語の活用を推奨している．以下，その点に留意した用語を使用するが，時代背景を考慮した用語を用いることもあることを断っておく．

　「リハビリテーション（rehabilitation）」という用語は，今や一般的に使用されることばとなった．「リハビリテーション」を略して使われている「リハビリ」あるいは「リハ」は，病気やけがをしたときに，「筋力をつける，関節の動きを良くする」など，一般には「機能回復訓練」であると思われているがそれは誤解である．特に，ICF導入後のリハビリテーションに関する概念は変革し，その真の意味は，「機能損傷・機能不全（以下，併記の場合は機能損傷・不全）および生活機能低下に起因する能力を回復して，人間らしい社会生活権を再獲得するための過程であり，身体の課題だけでなく，心理と精神・職業・経済・社会的側面にも配慮することが重要である」といえる．よって，機能回復はあくまでもリハビリテーションの一過程であり，機能損傷・不全などに起因する活動制限，社会参加制約に対する医療・福祉の参加によって健常者と同等な満足できる生活もリハビリテーションによって保障される必要がある．しかし人間らしく生きる権利を再び獲得することで，まったくもとの元気な状態に近づくわけではない．なんらかの生活機能低下もしくは社会参加制約が残り介助を要する状態になっても，リハビリテーションを新しい人生を個性的に生きていく手段と考えれば決してマイナスの暗いイメージはなく，患者が新たな自己と向き合う特有な医療であることが理解できよう．

　リハビリテーションは，病気しかみない一般的な医学・医療と異なり，「機能損傷・不全」による個々人の生活への悪影響を診る・観るため，現状よりも増悪しないための医学・医療であると考えれば，

マイナス面への対応が主体の医学・医療であると思われるだろう．しかし，今や再生医学が機能改善・回復の克服にとり入れられ，宇宙での無重力の影響が廃用症候群の予防にとり入れられているように，まさにこれから負のイメージをプラス思考に転じる医学・医療の分野である．よって，リハ医学・医療は，なんらかの生活機能低下が生じてからスタートするのではなく，病前から介入して病気になる前より良好な状態を作り出すことも可能となりうるだろう．実際に，急性期病院でのリハ部門では，集中治療室（intensive care unit：ICU）に理学療法士が待機していて呼吸器機能のリハビリテーションを行い，合併症を発症させずにスムーズに抜管して一般病棟へ転棟させ，早期に退院という道筋を作っている．

これまでの医学・医療は，できなくなったことばかりに注目してきたが，これからのリハビリテーションは，患者の残された能力を見つけだし，正を伸ばし負もトータルに評価することが求められるだろう．全体としてリハビリテーションは失った能力を取り戻すのではなく，より一歩進んだ能力を見出しその人にとって新しい人生を取り戻すことを支援する医学・医療といえる．そしてその主体は，生活機能低下をきたした患者であり，患者自身の主体性がなければ効果的なリハビリテーションを遂行することは困難である．

患者の生活・人生の質（quality of life：QOL）を医学・医療のなかで重要と捉え，その重要性が注目されたのは，まさに1970年代のリハ医学・医療であった．

本章を読んだ後，リハビリテーションに対する以下のようなことが**誤解**であることを認識してもらえれば幸いである．

・リハビリテーションは運動訓練である．
・リハビリテーションは訓練室で行うものである．
・リハビリテーションはセラピストが行うものである．
・リハビリテーションはバイタルサインが安定した慢性期になって行うものである．
・重症患者のリハビリテーションは危険なので行ってはいけない．
・がんなどの悪性疾患はリハビリテーションの適応外である．
・リハ科の医師は何をする医者なの？（リハ科の医師は自ら治療行為はしない医者である．直接治療することはない．）

1. 医学的・社会的リハビリテーションの歴史と概要

1）世界のリハビリテーションの歴史

現在の医療の変革のなかで，リハ医学・医療が必要とされる背景には，
・医療から医療福祉モデルへ
・疾患重視から機能不全，生活機能，社会参加重視へ
・延命至上主義から日常生活活動（activities of daily living：ADL），QOL重視へ
・医師の監督・指示から協力，指導，助言へ（医師の指示から医療福祉チームへ）
・医療機関個別から地域ネットワークへ

などの流れがある．そうしたなかでのリハビリテーションの理念は，その使われ方の歴史的な過程をたどると理解しやすい．

リハの用語は，新しいものではない．古代ギリシャ時代では，身障者は，厄介者，呪われた者，醜

い者として組織的に偏見をもたれ，差別されていた．中世ヨーロッパでは，フランスのジャンヌダルクは，15世紀のイングランドとの百年戦争で相手側を支持した魔女との疑いで宗教裁判の結果破門され，火刑に処せられたが，彼女の死後25年経った裁判で魔女であるとの宣言が取り消され，この裁判が「リハビリテーション裁判」とよばれたのである．つまり，名誉の回復といった人間の尊厳にかかわることがリハビリテーションの語源であった．近代に入ると，地動説を唱えたガリレオ・ガリレイは，1634年，法王庁から「異端の説を唱えた」として自説を否認させられた．その後，法王ヨハネ・パウロ二世はガリレオが無実であったことを認定したが，そのときも「ガリレオのリハビリテーションなる！」とのニュースが報じられた．20世紀初頭では犯罪者の更正や，非行少年の善行，政治の世界では，特にアメリカなどで失脚後政治家が政界復帰したときもリハビリテーションということばで報じられる．また，これまでの disabled persons（病気，変調などによる機能損傷・不全などに起因する能力の低下を意味するので，本稿では以下，能力低下者とするが，ICFに関連している場合，社会参加制約者を用いる）に対する主な援助は，貧困・弱者対策の一環とし慈善の精神で行われてきたが，現代は，慈善や善意だけでの対策をはるかに超えた財源を要する時代である．

医学の一領域であるリハ医学は，研究を基軸にして，臨床現場に応用可能なリハ医療体系を開発して提供するための学問であり，実践的医療でもある．これは物理医学（physical medicine）として始まり，American Electro-Therapeutic Association（AETA）が1890年に創設され，電気治療と放射線治療が物理医学の主要な介入手段であったためであろう．1923年には American College of Radiology and Physiotherapy が創設され，そこから放射線医学会が独立して1925年に理学療法部門が American Congress of Physical Therapy となった．

1917年，第一次世界大戦中のアメリカ陸軍病院に傷病兵の社会復帰のために「身体再建およびリハビリテーション部門」（Division of Physical Reconstruction and Rehabilitation）が設置されたが，これは能力低下者に対して創設された最初の施設であった．

歴史的に戦争は医学を飛躍させてきた一つの要因であり，第二次世界大戦で多くの戦傷者が生じたことにより，1942年全米リハビリテーション協議会で，「リハビリテーションとは，戦傷者を可能な限り最高の身体的，精神的，社会的，職業的および経済的な有用性をもつまでに回復させることである」という国際的な定義が採択された．第二次世界大戦後，アメリカ合衆国のRuskは戦傷者について「リハビリテーションを行うことによって，tax consumer（税金の消費者）から tax payer（納税者）になりうる」と説得している．

そして，1955年，国際労働機関（International Labour Organization：ILO）は，能力低下者のリハビリテーションを次のように定義している．「職業的リハビリテーションは，職業指導，職業教育などの職業サービスの提供を含んだ継続的，総合的なリハビリテーションの一部であって，能力低下者の適切な就職の確保と継続ができるように計画されたものである」．

リハビリテーションの分野ではアメリカ合衆国が模範のようにいわれていた．しかし一方で北欧やイギリスの進んだ能力低下者の福祉，イタリアの肢体不自由児の医療・福祉システムはアメリカ合衆国よりも優れた面をもっていた．先進国のリハビリテーションは，技術的に優れたアメリカ合衆国と，福祉制度の優れたヨーロッパに分かれる．

1968年に世界保健機関（World Health Organization：WHO）によってリハビリテーションは，次のように定義された．「リハビリテーションとは，医学的，社会的，教育的，職業的手段を組み合わせ，かつ相互に調整して，トレーニングあるいは再トレーニングすることによって，能力低下者の機能を

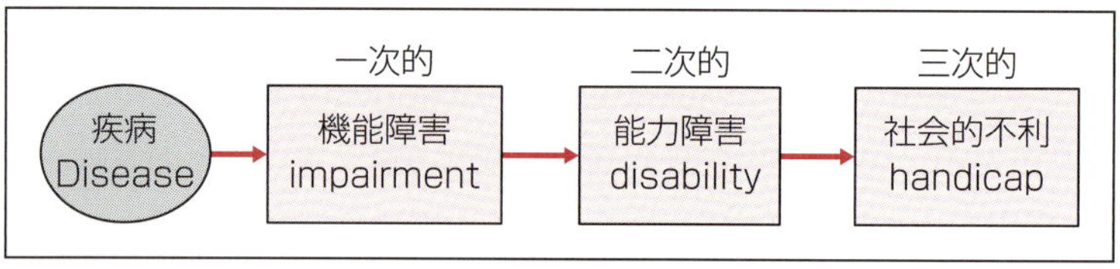

図1 国際障害分類（ICIDH）の障害構造：1980

（World Health Organization（WHO）：International Classification of Impairments, Disabilities, and Handicaps：a manual of classification relating to the consequences of disease. Geneva, World Health Organization, 1980 より改変）

疾病 Disease → 一次的 機能障害 impairment → 二次的 能力障害 disability → 三次的 社会的不利 handicap

可能な最高レベルに達せしめることである」（日本語訳を一部改訂）．

さらに1982年，国連能力低下者世界行動計画（World Programme of Action Concerning Disabled Persons）によって，リハビリテーションは，「リハビリテーションとは，身体的，精神的，かつまた社会的に最も適した機能水準の達成を可能とすることによって，各個人が自らの人生を変革していくための手段を提供していくことを目指し，かつ，時間を限定したプロセスである」と定義された．

これらの定義は，いずれもリハビリテーションとは，能力低下者が通常の生活を回復することである．人間としての生き方の回復とみれば「人権の回復」ともいえる．

一方，能力低下者の立場からは，1970年のはじめにアメリカ合衆国で自立生活運動（independent living：IL）が発達した．カリフォルニア州に住むポリオによる重度の四肢麻痺患者の主張から始まった運動で，全米の能力低下者運動となった．その主張は以下の内容である．

1. 身の回りのことその他に他人の助け（介助）を借りることは必ずしも価値の低いことではない．
2. 職業を身に付けることを最高の目標としない．
3. 能力低下者の自己決定権を尊重すべきである．
4. 脱施設，脱病院によって市民として健常者の住む社会で生活する．
5. 能力低下者の自己決定権は同時に当人が責任と義務を負うことを意味する．

これは従来の援助の対象になっていた能力低下者の自己決定権を認め，日常生活での自立をゴールとする方法とは違って，「人の助けを借りて，15分かけて衣服を着て仕事に出かける人間は，自分自身では2時間かけて衣服を着るが，家にいるほか仕方がない人よりは自立している」と表現し，ADLの自立より，本人の主体性を重視し，本人らしい生活の質が充実した人生をおくることができることを目標とした．これらの運動は，1978年アメリカにおけるリハビリテーション法の改正へと結びつく．

このような世界的な流れは，1981年を国際障害者年として，能力低下者の完全参加と平等という目標をかかげ，10年間で各国がこれを実現するよう国際的な取り組みが行われた．国際障害者年の前年である1980年には，国際障害分類（International Classification of Impairments, Disabilities, and Handicaps：ICIDH）がWHOによって報告された．これは，疾病によって引き起こされる機能損傷・不全を，①機能障害（impairment），②能力障害（disability），③社会的不利（handicap）の3つに分類した（図1）[1]．その後この分類は，機能障害に医学の進歩が反映されていないことや，「機能障害→能力障害→社会的不利」の一方向性のモデルが不適切であること，社会的不利の分類項目が少ないことなどで課題があり，2001年5月のWHO総会でICFと名称が改められ新しく分類された．これは生活機能（心身機能，身体構造，活動と参加）と背景因子（環境因子，個人因子）からなる（図2）[2]．1983年，ILOの総会では，能力低下者の職業リハおよび雇用に関する条約を採択した．

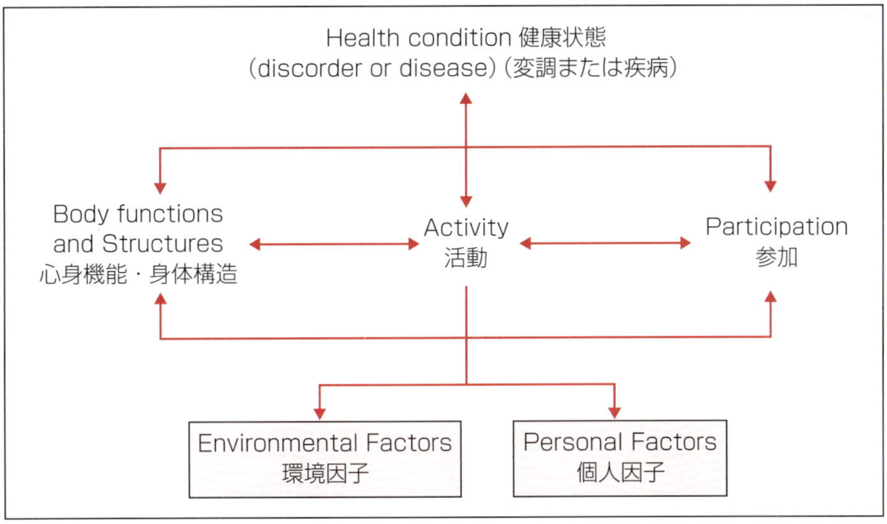

```
              Health condition 健康状態
              (discorder or disease)(変調または疾病)
                          ↕
   Body functions                              
   and Structures  ←→   Activity    ←→   Participation
   心身機能・身体構造      活動              参加
              
         Environmental Factors    Personal Factors
         環境因子                  個人因子
```

図2 国際生活機能分類（ICF）：2001
（世界保健機関（WHO）：国際生活機能分類（ICF）―国際障害分類改訂版―．厚生労働省社会・援護局障害保健福祉部，2001より引用）

さらに地域リハビリテーション（community based rehabilitation：CBR）の概念も浸透してきた．これは発展途上国で能力低下者が社会資源を用いて活動してきたことに由来するが[3]，この考え方は先進国にも通じるものと認識されるようになり，1994年，ILO，ユネスコおよびWHOが共同でCBRを次のように定義した．「能力低下者のすべての人々のリハビリテーション，機会の均等，そして社会への統合を地域のなかにおいて進める作戦である．CBRは能力低下者の人々とその家族，地域，さらに適切な保健，教育，職業および社会サービスが統合された総体として実践される」．これによって，能力低下者の社会参加はさらに推進され，2016年のロンドンオリンピックでは，従来パラリンピックの参加しか認められなかった義足のランナーが，長年の念願であったオリンピックに国の代表として参加した．しかし，機能不全がありながら，実力のある能力低下者にとっては，ここに至るまで時間がかかりすぎた感がある．

2）日本のリハビリテーションの歴史

日本のリハビリテーションは，1942年に東京大学教授高木憲次によって日本最初の肢体不自由児施設として設立された旧板橋整肢療護園から始まった．そして戦時中は戦傷兵の切断や脊髄損傷について治療が行われた．日本はドイツ医学を模範としてきた経緯がある．しかし，第二次世界大戦後，1947年にアメリカ合衆国で専門医制度が発足すると，それがリハ医学・医療として日本に導入された．そして急増した脳卒中患者に対するリハ医療が温泉病院を中心に始まり，1948年理学診療科（または放射線科）が認可された．

高度成長期が始まった1960年頃には，リハビリテーションのゴールは，職業リハによって就職を促進して，納税者を増やすことで，国が利益を得るという経済優先の思想が支配的であった．しかし，その後，介護を要しても患者の主体性を重んじるリハビリテーション本来の理念が徐々に実践されるようになり，リハ医療は大きな転換期を迎えたのである．それが1963年の日本リハビリテーション医学会の創設につながった．また同年日本初の理学療法士，作業療法士の学校が旧国立療養所東京病

院付属リハビリテーション学院として開校された．

1980年には，リハ科専門医制度が発足した．これによってアメリカ合衆国に遅れること33年にしてようやくリハビリテーションを専門とする医師の存在が認知されたことになる．1996年には，標榜科として「リハビリテーション科」が承認され，現在では診療部門としてほとんどの病院にリハ部が設置されている．また現在80ある医学部・医科大学のうち20の大学にリハ医学講座が設置されているが，すべての大学とはいわないまでも，今後さらにその数が増えることが望まれる．

3）ハビリテーションとリハビリテーションの違い

リハビリテーションという用語に類似した用語にハビリテーションがある．リハビリテーションは，生後になんらかの機能損傷・不全が生じた状態を可能な範囲で以前の機能・能力に再度（re）回復を図ることである．しかし，先天性的あるいは出生児に生じた機能損傷・不全に対しては，当初から心身の機能・能力を習得する必要があるため再度（re）を付けないで，ハビリテーション（habilitation）という用語を使うのが正しい．しかし，その治療は，理学療法や作業療法，言語療法などリハビリテーションと共通するものが多く，広義に解釈してリハビリテーションの中にハビリテーションを含む場合が多い．ハビリテーションの主な対象となるのは，低出生体重児，脳性麻痺，知的・精神発達遅滞，自閉症などである．発症リスクの高い低出生体重児には，機能不全の予防や回復を目的として早期からのハビリテーションが必要である．それぞれの機能不全の種類によって，各関連専門職が新生児特定集中治療室（neonatal intensive care unit：NICU）で早朝よりリハを実施するが，詳細は割愛する．

歴史的にみれば，知的・精神発達遅滞のある対象者に限定された地域で安全な生活の場を提供してきた経緯がある．それを支えたのは1969年のノーマライゼーション（normalization）理念の確立で，各国でそのような対象者が地域において健常者と一緒に生活する運動が世界中に広まった．それに先立ち，ノーマライゼーションは，1958年にデンマークの役人で戦争中ナチスの収容所に監禁されたバンク・ミケルセンが提唱した理念である「若者も高齢者も，健常者も能力低下者もすべて均等に人間として普通に生活するためにともに生きる社会が健全であり，高齢者や能力低下者の施設を遠隔地に設けて隔離する社会は不健全である」との考えに準じている．また，1969年には，スウェーデンのニルィェによってノーマライゼーション原理が提唱された．1981年の国際障害者年のテーマであった「完全参加と平等」はこの理念に基づき，現在は知的・精神遅滞者だけでなく，すべての能力低下者を含むようになっている．従来，リハビリテーションでは，「自立」，「独立」といえば，日常生活の自立を意味し，それによって職業につき経済的な独立が得られると理解されていた．しかし，自立生活運動での独立とは，ADLで自立しておらず，介助を要する人でも，知的，社会的に価値の高い活動可能な人は独立しているとみなしている．

2. リハビリテーション専門医師とその役割

リハ医療の大きな特徴は，リハ科医師のほかに関連専門職がチームを組んで患者の治療にあたることである．最近では病院内だけでなく地域にまで及んだチーム医療や連携の大切さが強調されているが，以前からリハ医療のなかではこうしたチーム医療は当然のように行われてきたため，リハ医療に携わる者としては特に新しいことであるとの意識はない．

では，このチーム医療のなかでリハ専門医師は何をしているのか．残念ながら一般の人々にはもち

ろんのこと，同じ医師の間にもいまだ十分に認知されていないのが現状である．それは，医学部教育のなかでリハ医学の授業を開講している医学部，医学科がきわめて少ないため，学生のリハ医学に関する知識が不十分であることに最大の理由がある．

　これまでの医学・医療において，医師はまず「疾患」ありきで診察してきた傾向がある．疾患（disease）とは治療者の視点から生物学的課題として捉えられてきたのである．一方，病（illness）は，患者・家族がいかに症状や能力低下を認識し，その状況下で生活し，対処するのかが鍵になるのである．疾患のコントロールには限界があり，病のコントロール，すなわち進行中の疾患や末期の病気でも心身の不調和を緩和することを目指す必要がある．そのためには，患者自身の気持である主観的「物語」に傾聴することで，患者自身の自己認知を高めて存在性を肯定し，生きいく力を引き出すアプローチが重要である．これを narrative based medicine（NBM）とよんでいる．

　リハ医療における主治医としてのリハ専門医師の基本的役割は，患者の医学的管理である．リハ医療の対象となる機能損傷・不全が重度であっても，機能改善や生活の再建を目標にするためには安静をとらせるのではなく，運動プログラムの内容とその量を決定して機能回復を促進する必要がある．そして，社会参加をいかに援助するかを考え，社会参加制約者のQOLの改善を常に考えなければならない．リハ専門医師として疾患の理解は当然であるが，そこから派生する機能損傷・不全に対して予後予測を立ててリハ治療のプログラムを考える必要がある．その重要な情報交換の場がカンファレンスでありリハ専門医師はそのリーダーとして多種多様な意見をとりまとめる．しかし，必ずしもリハ専門医師ではなくてもリーダーはその資質があればどの職種がその役目を担ってもよいと考える．一般に医師をメディカル，その他の関連専門職をコメディカルスタッフとよぶが，医療人のすべてをメディカルスタッフとよぶことが望ましく，それによって全スタッフでの綿密なチームアプローチが具現化すると考える．

　また，高齢化社会のなかで，リハ専門医師は，疾病後の機能損傷・不全を呈する患者のリハビリテーションばかりでなく，転倒・骨折予防，生活習慣病予防，介護予防など予防医学・医療も担うことが求められ，今後さらに対応すべき医療範囲は広がるとともに，こうした予後予測，予防の大切さを認識する医師の存在はますます必要性が増すと思える．

　リハ専門医師は，リハビリテーションの処方箋を書くが，病院によってはリハ専門医師が常駐せず主治医が処方する病院もあり，処方手順には次の3つのパターンが考えられる．
①すべてリハ専門医師がリハ処方箋を書く．
②リハ専門医師および専門科医師（整形外科，循環器外科・内科，呼吸器外科・内科）が処方箋を書く．しかし，それぞれの専門医師（主治医）が直接処方箋を書くが，たとえば，必要に応じて脳卒中合併症例などはリハ専門医師が主治医からコンサルテーションを受けて共同で処方を出す場合もある．
③主治医が処方箋を書く．リハ専門医が常駐しない病院ではこのパターンであり，セラピストに任せきりになるケースがある．

　①や②で主治医とリハ専門医師で十分に情報を交換したうえで方針を確認して処方箋を書くが，それでも，セラピストと綿密なコミュニケーションをとり，相互にフィードバックすることは大切である．
　リハ専門医師の処方箋は，ICFに基づくリハビリテーション診断に基づいて書くが，機能損傷・不全，生活機能などの予後予想をしたうえで課題点に対するリハプログラムを処方する．それには，医師としてリスクを十分に把握してセラピストにわかりやすく処方することが必須である．的確性に欠ける処方内容は医療事故につながり，その場合のすべての責任は，リハ専門医師が負うことになる．

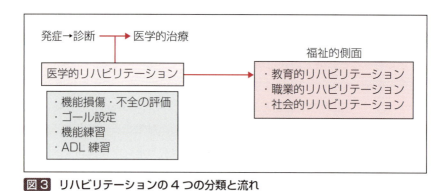

図3 リハビリテーションの4つの分類と流れ

しかし，それだけでリハ専門医師の業務が終わることはなく，常にリハの経過を把握してリハプログラムを変更することもある．その場合は，関連スタッフとのカンファレンスで情報を共有して，リハチーム医療の一環として軌道修正する．

3. 医学的リハビリテーションの対象者，対象疾患とそのプログラムの概要

　リハビリテーションは，医学的，教育的，職業的，社会的リハの4分野に分けられるが（図3），それらが有機的に結びついてこそ，生活機能改善のために最善のサービスを提供できる．そのなかでリハ医療の役割は，機能損傷・不全およびその背景を医学的立場から診断・評価し，予後予測をして治療にあたる．病気が起因となって機能損傷・不全が生じると，患者は病院でリハ医療を受けることになる．それはリハ医療の一連の過程の一つであり，医学的リハとよばれる．そして，退院後は社会福祉サービスとしてのリハビリテーションを受ける．そのなかには職業的，教育的，社会的（地域）リハビリテーションが含まれる．

　「リハビリテーション」の対象となる患者は，身体的機能低下だけではなく，精神，発達，加齢などによる機能低下もある．低出生体重児や脳性麻痺児，高齢者の廃用症候群（生活不活発病），がんの末期患者まで，生活に支障をきたしている人をすべて対象とする．このような患者を対象とする「リハ」の役割は，「対象者の方が望む生活の場で生活を再構築し，その生活の維持・向上を図る」といわれ，広く捉えるようになってきている．そのために，生活機能の内容や程度，年齢やリハビリテーションの目的などにより，医学的側面からだけではなく，教育的・職業的・社会的側面からのリハビリテーションが必要とされている．

　リハ医療・ケアの流れは，まず急性期病院における急性期リハに始まる．ここでは早期離床を促し廃用症候群を予防し機能の回復を図る．次の回復期リハは日本独自の回復期リハ病棟などで行われ，高次脳機能不全など回復に努め，在宅・社会復帰へのソフトランディング的な退院を目指す．適応期（維持期・生活期）のリハは，在宅や施設などで行われ社会参加への支援や閉じこもりの予防を図る．終末期（緩和ケア）リハはがん患者の末期の苦痛などに対して在宅・施設・病院で最後まで人間らしい尊厳を保証することが目的である（図4）．

　リハビリテーションは決してバイタルサインが安定してからスタートするものではない．急性期リハの効果は，次への展開として回復期や適応期リハにシームレス（継ぎ目のないこと）に継続されるべきで，最終的に地域との密接な連携がなくては完結できない．つまりは急性期リハを単独で考える

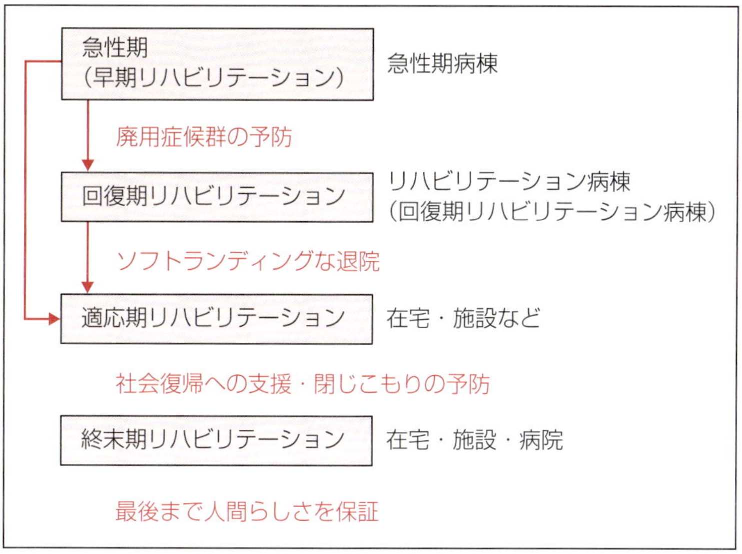

```
┌─────────────────────────────────────────────────┐
│  急性期
│  (早期リハビリテーション)      急性期病棟
│        │
│        │ 廃用症候群の予防
│        ▼
│  回復期リハビリテーション     リハビリテーション病棟
│                               (回復期リハビリテーション病棟)
│        │
│        │ ソフトランディングな退院
│        ▼
│  適応期リハビリテーション     在宅・施設など
│
│        社会復帰への支援・閉じこもりの予防
│
│  終末期リハビリテーション     在宅・施設・病院
│
│        最後まで人間らしさを保証
└─────────────────────────────────────────────────┘
```

図4 リハビリテーション医療・ケアの流れ

のではなく，また急性期リハだけを無事にすませばよいという考えではなく，回復期や適応期へ連動するスタートポイントに該当するとの位置づけであり，急性期から患者の将来にわたる生活の質を見据えたアプローチを実践していくことが重要である．

急性期リハは，固定化しつつある機能不全に対して受動的に対応する医療ではなく，疾患の発症から積極的に介入し，起こりうる事態に的確に対応できる医療であることが求められる．在院日数短縮が叫ばれるなか，それはリハビリテーションを単に早く始めればよいとの開始時期だけの課題ではない．急性期医療では救命や疾患の治療が優先されるが，そのなかでリハビリテーションも疾患に対する医療と並行して行われることが大切である．なぜかといえば，そのことで廃用症候群などの合併症を予防するためだけでなく，患者の退院後のQOLをも高める結果をもたらし，病院全体にもメリットをもたらす医療となるからである．

4．チーム医療

団体スポーツでは，チームワークの重要性が強調される．チームワークとは，個々のメンバーが集団全体の目的をよく理解して，コミュニケーションをとりあいながら，必要に応じて互いの考え方や行動，態度などを調整しあうことである．スポーツに限らず，組織や社会生活のなかでもチームワークを強化することは，人間にとってより安全で幸福な生活を営んでいくために不可欠な要素である．チームとは，価値のある共通の目標や目的の達成あるいは職務の遂行のために，力動的で相互依存的，そして適応的な相互作用を行う2人以上の人々からなる境界の明瞭な集合体である．なお，各メンバーは課題遂行のための役割や職能を割り振られており，メンバーである期間には一定の期限がある．

リハ医療が他の医療と大きく異なる点は，チーム医療を前提としたシステムとして機能することである．一人の優秀なリハ専門医師がいてもその力には限界があり，関連専門職間でチームとして相互にかかわりあうことで初めて患者に良質な医療と高いQOLを提供できると考える．

戦前は，身分法のある職種は医師と歯科医師，看護婦と薬剤師だけだった．しかし戦後多くの職種

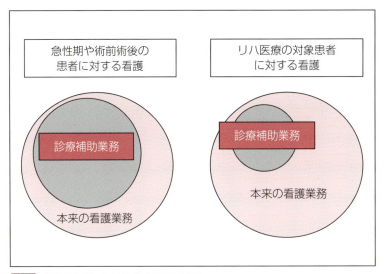

図5　看護業務における自由裁量の違い

が法的に承認され，国家資格として誕生した．1965年に理学療法士と作業療法士，1987年に社会福祉士と介護福祉士，臨床工学士，義肢装具士，1997年に言語聴覚士，精神保健福祉士とリハ関係の多くの職種が誕生した．こうした背景には医療の高度化と合理化が関係している．看護師も加え，これで必要最低限のリハ医療チームが公認されたことになる．

こうしたチーム医療を遂行するうえで，最も大切なことは，それぞれの職種を理解し尊敬することに始まる．そのまとめ役がリハ専門医である．チームが効果的に行動できるためには，①多職種の考え方の違いを受け入れる，②それぞれが独立した役割分担である，③他職種と役割分担を頻回に話し合う，④全体の方針を常に確認する，以上のことを認識しながら医療に携わることが必要である[4]．

リハ医学にはさまざまな職種が専門職として担当する．これが従来の主治医と看護師だけで行われてきた医療とは大きく異なる点である．最近になってようやくいろいろな医療の分野でチーム医療の必要性が叫ばれているが，リハは一人の患者に多くの専門職がかかわるという画期的なものであった．つまりリハ医療はチームワークのうえに成り立っているといっても過言でない．

機能損傷・機能不全の多様なニーズに対して，多数の専門家がそれぞれの立場で患者の生活機能に取り組み，決して個々の患者の尊厳をばらばらにすることなく，連携をとりながら一つの目標つまり「患者にとって最高のニーズの実現」に向かっていく行動である．チームのための行動ではないことを絶えず振り返り確認する意識を忘れてはならない．

一人の患者に対して，医師の指示のもとに多職種が一斉に動くことで今の医療が進められているようだが，与えられた任務をそのまま遂行することがチーム医療だろうか．医師がすべてを指示しそれぞれがその役割を果たすという，一見すばらしいチーム医療のように思われるが他職種連携では，まさに超職種間連携（transdisciplinary）が望まれる．たとえば看護業務では，一般病棟では医師の指示による診療補助業務がほとんどであるが，リハ医療における看護師の業務には診療補助業務は少なくむしろ本来の看護業務を行うことができ，脳卒中片麻痺で失語症のある患者の排泄動作をいかに自立させるかをリハスタッフと協働で実践するなど自由裁量が行われている（図5）．

リハ関連職種のかかわりを描いた図をいろいろな教科書で見かける．それぞれの病院の事情により

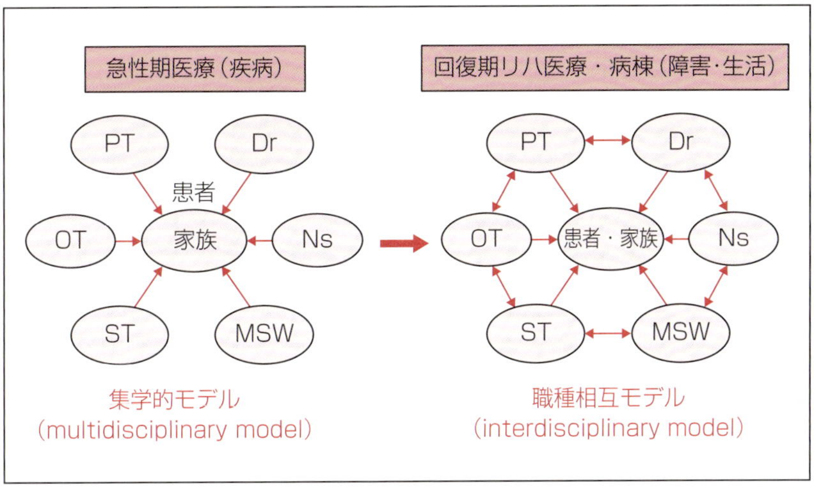

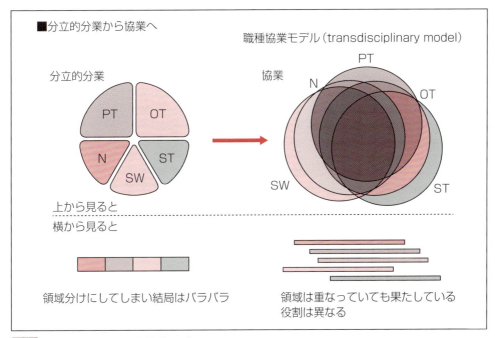

図6 チームアプローチと連携（専門的多職種集団のあり方）

図7 分立的分業から職種協業モデル
（上田 敏：目で見るリハビリテーション医学．第2版，東京大学出版会，2001より引用改変）

どれが一番いいという結論は出しにくいが，一般的に以下にあげるモデルがある．
①医療モデル
②集学的モデル（multidisciplinary model）（図6）
③職種相互モデル（interdisciplinary model）（図6）
④職種協業モデル（transdisciplinary model）（図7）

　医療モデルは，医師と患者の関係は明確だが，そのほかの職種との相互関係は不明確で医師によりその参加を促す要素が限られるという欠点がある[5]．集学的モデルは，医師がトップで管理し，それに他職種が従う官僚機構のようなものである．したがって横のつながりは弱い欠点がある[6]．職種相

11

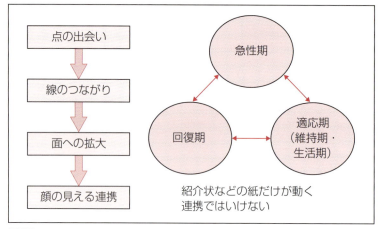

図8 他職種との情報・知識の共有化の理想的な姿

互モデルは，職種間の横のつながりが強化されている．患者もチームの一員として，カンファレンスでそれぞれの意見を出し合える．しかし実践には時間を要する欠点がある[7]．職種協業モデルは，最も新しいモデルで，職種間コミュニケーションだけでなく，一緒に治療をしていくもので職種間の壁を緩めて技術を共有するタイプである（図7）[8,9]．

他職種との情報・知識の共有化の理想的な姿（図8）は，点の出会いで始まり，それが横の線のつながりとなり，さらに面へと拡大し，顔の見える連携が築かれる．近年，リハビリテーションに限らずあらゆる医療のなかで連携が叫ばれているが，連携がうまくとれないと，たとえば医療面が強調されすぎると生活の視点が弱くなるし，ケアの部分のみでは医療ニーズを見落とす危険がある．そのためバランスのとれたチームで援助していくことが必要である（図9）．

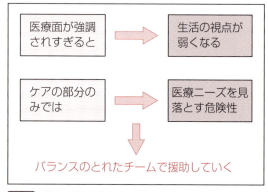

図9 連携がとれないと

押さえておきたい要点

- リハビリテーション医療とは，病気しか見ない一般的な医療と違って，「機能損傷・機能不全，生活機能低下」による個々人の生活への悪影響を診る・観るため，これ以上悪くならないようにと考えるとマイナス面を何とかしようと考えている医療である．
- リハビリテーションとは，失った機能を取り戻そうとすることではなく，新たな能力を開発し，新しい人生を創造する医療である．つまり，リハビリテーションはプラス志向の医学・医療であり，患者・家族のプラス面を診る・観ることが望まれる．
- ノーマライゼーションの考え方は，「若者も高齢者も，健常者も社会参加制約者もすべて同等の人間として普通に生活するためにともに生きる社会がより健全であり，高齢者や社会参加制約者の施設を遠隔地に設けて隔離，分断する社会は健全とはいえない．人間の民主主義

- 的生活権とは,いかなる状況であれ偏見と差別に支配されるものではない」のである.
- ■ リハビリテーションとは,患者と協働して創出する医療である.その舵取りを行うリハ専門医の役割は,まず患者の医学的管理である.そして,それぞれの疾病やけがに起因する機能損傷・機能不全などの予後予測に基づいてリハ医療のプログラムを考える.それらの重要な情報交換の場が関連専門職によるカンファレンスであり,リハ専門医師はそのリーダーとして多種多様な意見をとりまとめる.
- ■ 急性期病院における急性期リハでは早期離床を促し廃用症候群を予防し機能の回復を図る.回復期リハは日本独自の回復期病棟などで行われ,高次脳機能不全などの機能回復に努め,在宅・社会参加へのソフトランディング的な退院を目指す.適応期(生活期・維持期)のリハでは,在宅や施設などで社会参加への支援や閉じこもり,再発の予防を図る.緩和ケア(終末期リハ)ではがんの苦痛を伴う末期症状などに対して在宅・施設・病院で最後まで人間としての尊厳を保証することが目的である
- ■ こうしたチーム医療を遂行するうえで,最も大切なことは,それぞれの職種を理解し尊敬することに始まる.

もっと知りたい人のための Further Reading

砂原茂一:リハビリテーション.岩波新書,1980.

「リハビリテーションとは何であるか,何であるべきかと問うことは,医学・医療とは何であるか,ひいては人間とは何であるかを問うことになるはずである.」で終わる本書はまさに哲学書である.長い医師としての体験を通して社会参加制約者とともに苦しんだ深い思索からの哲学の凝集が本書であると感じた.

上田 敏:リハビリテーションの思想 人間復権の医療を求めて.第2版,医学書院,2001.

リハビリテーションの基本思想を説明し,医学・医療としてのリハビリテーションの課題点を中心に提言している.医学・教育・職業・社会の4つの面のリハビリテーション活動でリハビリテーション医療に携わっているすべての職種の方々にわかりやすく説明した本である.

リハビリテーション医学白書 2013年版.医歯薬出版,2013.

1963年に設立された日本リハビリテーション医学会の設立50周年記念事業として出版されたものである.日本におけるリハ医学やリハ科医師の役割,社会参加制約者に関するさまざまな最新情報をその歴史を通して理解することができる.

● 文 献 ●

1) World Health Organization (WHO): International Classification of Impairments, Disabilities, and Handicaps: a manual of classification relating to the consequences of disease. Geneva, World Health Organization, 1980.
2) 世界保健機関(WHO):国際生活機能分類(ICF)—国際障害分類改訂版—.厚生労働省社会・援護局障害保健福祉部,2001.
3) 沢村誠志,石川 誠:地域リハビリテーション白書2.三輪書店,1998.
4) Rothberg JS: The rehabilitation team: team direction. Arch Phys Med Rehabil 62: 407-410, 1981.
5) Nevlud GN, et al: The team approach; current trendsand issues in rehabilitation. Tex J Audiol Speech Pathol 16: 21-23, 1990.
6) Given B, Simmons S: The interdisciplinary health-care team: fact or fiction? Nurs Forum 16: 165-183, 1977.
7) Melvin JL: Interdisciplinary and multidisciplinary activities and the ACRM. Arch Phys Med Rehabil 61: 379-380, 1980.
8) Melvin JL: Rehabilitation in the year 2000. Am J Phys Med Rehabil 67: 197-201, 1988.
9) 上田 敏:目で見るリハビリテーション医学.第2版,東京大学出版会,2001.

Chapter 2 リハビリテーション倫理・哲学と理念

奈良　勲（金城大学），堀　寛史（藍野大学）

学習目標　何を学ぶか
- リハビリテーションという用語の成り立ちを理解する．
- 倫理学と哲学がリハビリテーションの概念にどのようにかかわっているのかを概観する．
- リハビリテーションの理念とプロフェッショナリズムについて理解する．
- 自然治癒力と治療の原則について理解する．

はじめに

　本書の前項でリハビリテーション（rehabilitation）医師の立場から，医学的・社会的リハビリテーションについて影近氏が執筆されている．本論ではリハビリテーションに関連して倫理・哲学と理念について記述する．前項で記述されているように，通常，私たちは，「リハビリテーション」と呼称しているが，残念ながら欧米から導入された用語のままであり，これについて再考する必要性があろう．

　この用語の基本語は，ハビリテーション（habilitation）である．その語源はラテン語のhabilisであり，「適した，適合した，可能」などの意味がある．ヒトは，約230万年前から140万年前には，ホモ・ハビリス（homo habilis：器用なヒト：手先の器用なヒトが道具を使う人になってきたこと）とよばれており，語源からして道具を使って環境に適応してきたことの意味がうかがえる．

　しかし，日本では，それらの用語の使い分けは専門職間でも的確ではないと思える．ハビリテーションとは，なんらかの先天的な病気や変調をきたし，それに伴うimpairments（心身の機能や身体構造など機能損傷・不全，構造的変形や配列変位など）の課題に対して，当初から医学・社会的（教育・職業を含む）適合・適応活動を遂行することである．

　一方，リハビリテーションとは，ハビリテーションの接頭語としてreが付いている．これには「再び」との意味があり，心身の機能や身体構造に対する医学的・社会的（教育・職業を含む）に善処すべき課題が生じたときに再適合・再適応活動を行うことである．ちなみに，英語には単語の前にreの付いたものが多い．上記のreとは関係ないが，メールで交信する際の件名にはregads：…に関しての略としてRe：が自動的に付く．他の英語でも節頭語，名詞，前置詞などとして多岐にわたり使用されている（readjustment, reaction, return, rewardなどなど）．よって，reは単にrehabilitationの節頭語だけでなく，広く活用されている．しかも，reject, refuse, retardation, retireなどは拒絶する，断る，遅延，退職の意味がある．

　後述するICFに準じると，その構成要素であるimpairments（本書では，状況に応じて機能損傷，機能不全，機能低下の用語を使用するが，総称すれば，心身機能不全とする），activity（ies）とactivity limitation(s)(活動と活動制限)および participation と participation restriction(社会参加と社会参加制約)にも善処することが求められる.

1. 宇宙と人類の誕生とその解釈

　この地球上に初期の人類としてのヒトが誕生したのは約700万年前であるといわれている．もちろん，地球上にはあらゆる動植物が繁殖しており，人類はそれらを生きる食材としてきた．つまり，人類は地球上の最高位の存在に君臨してきたのである．その地球であっても，宇宙の一部でしかないのであるが，この宇宙自体の創生も地球上の動植物の生命およびそのメカニズムについても未知の部分が多い．

　ヒトには，前記したホモ・ハビリスとしてだけではなく，ホモ・サピエンス(理性のヒト)，ホモ・エレクトス(火を使うヒト)，ホモ・ファーブル(創造のヒト)，ホモ・ルーデンス(遊戯のヒト)などの特性がある．これらは人類の進化の過程で派生してきたものであり，それは現代人に種々の形で継承されてきた．

　現代人だけではなく，どの時代においても，人類は特定の危機にさらされてきた．その一つは数万年に一度の氷河期である．現代では温暖化・砂漠化，大気汚染などの事象がある．そのなかでも地球の温暖化・砂漠化，大気汚染などは，世界規模における人間の生活，産業化，自動車普及などによる過度のエネルギー活用による CO_2 排出量の上昇が起因になっている．2011年3月の東日本大震災は，未曾有の地震と津波による被害に加えて，原子力発電所の破損による放射性物質の汚染を引き起こし，事態は長期化している．

　人類は，誕生以来，地球の恩恵に依存して生存してきたにもかかわらず，その事実を当然のごとく受け止めているかのようだ．もし，愛という尊い現象が存在するとすれば，地球は他の生物と共有されるべきとの考えに至ることが望まれる．「人の命は地球よりも重い」とのフレーズがある．これを単純に解釈すれば，「人の命は何よりも貴重である」ことになる．しかし，それ自体を否定するものではないが，このフレーズは人類の自己中心的な存在感を表したものと考える．なぜなら，上記したように人類は，地球を含む宇宙の存在に全面的に依存しているからである．

　人類は，誕生したとされているエチオピアから世界各地に拡散し，異なる言語や宗教などの異なる文化を創り，環境への順応と適応によると思える民族が派生することになった．そして，歴史は，民族にかかわらず，領土や資源の利権争いの要因となり，人類は紛争を続け，現在でもその現実はさほど是正されていない．これらの事象は，後述するリハビリテーションの理念とも共通する事象であると考える．

2. 宿命と運命による個々人の人生

　個々人の誕生と人生は，ヒトとしての誕生から約700万年前から継承されてきたことになる．だが，個々人がそれぞれの時代に動物の種としてのヒトとして生まれてきた背景を先人はいかに捉えてきたのだろうか．そして現存する人々はいかに捉えているのだろうか．筆者(奈良)自身，己の誕生は両親の愛の交わりの結果であることを知ったのは，当時は性教育も行われていない中学生時代であった．性を語ること自体，状況によってタブー視されてきたし，今もその事実はさほど変わらない．それは

ともあれ，己はなぜこの時代にヒトとして，男性として，日本人として生まれてきたのだろう，との疑問を抱いたのは大学生のときだった．

上記したように，直接的には両親の存在の結果だったにせよ，女性の卵子は生理の始まりから閉経までの間に相当数の受精の機会があり，男性の場合，射精 1 回当たりの精液に含まれる精子の数は，個人差もあるが 1～4 億といわれている．世界には一夫多妻制度の国もあり，日本でも後継者を残す必要性のあった特定の家族では側室制度もあった．

筆者（奈良）は，そのような事実を知ったうえで，己の誕生は己の意思・選択であったのか，つまり，必然的だったのか，それとも特定の卵子と精子とが偶然的に合体したのかについて問うた．だが，いかに考えても，子どもを持つことは両親の意思であったにせよ，卵子と精子に意思があるとは思えない．とすれば，やはり，偶然的な事象として子宮に命が宿ったことになる．これが「宿命，fate」といえる．そして，人の長い成長過程で己の意思で人生の航路を選択して生きていくことが，正しく己の命を運ぶ「運命，destiny」であろうと考えた．

卵子と精子とが合体する機会は多くあるが，卵子が受精して胎児になっても誕生することの統計学的確率はきわめて低いのである．また，近年の少子社会に至った要因として，生活上の都合で産児制限が行われるとか，女性の婚期が遅いとか，環境ホルモンなどのために精子の数が減少傾向にあることも報告されている．また，流産，死産，低出生児の事象を考えると前記したように比喩的に「人の命は地球よりも重い」とのフレーズは，別の観点からしてもきわめて意義深いメッセージである．

さらに，少子社会が進めば，多種多様な課題が生じることになる．端的に言えば，総体的には日本の人口減少に起因して国力が弱体化し，勤労者，納税者の減少，そして年金財源の減少による高齢者の年金受給の減額など，近未来の日本は深刻な課題に直面する．これは，リハビリテーションを含む社会保障制度にも多大な影響を及ぼすことから，それを必要とする国民にとっても危機的状況となる可能性がある．そして，リハビリテーション関連専門職はそのような事態に陥らない社会保障制度をいかに温存するかの立場で英知を発揮することが要請される．

3. なぜ，リハビリテーションと倫理・哲学と理念なのか

1）倫理（学）とは

倫理（学）(ethics) は，古代ギリシャ時代から哲学のカテゴリーに入っていたが，時代の変遷に伴い，倫理学として体系化されてきた．倫理と道徳 (morality，日本語ではモラル) の双方は関連性が高く，双方に共通する基本的要素は，人の行為，行動の規範に関したことである．一方，双方の相違点として，道徳は，主に倫理学者，宗教家，権力者などによって実践的，具体的な形で規定されることが多い．学問としての倫理学は，規定全体の基礎となる哲学的諸原理，行動に関する抽象的な思索・考察であり，その結果としての規範が道徳である．道徳は，人の望ましい行為，行動の価値判断を文章で定義し，人が善を啓発する役目を果たす．だが，道徳は，人の行為，行動を強要するニュアンスがあり，「……すべき」，「……すべきではない」などの語尾が使われる傾向がある．たとえば，江戸時代の会津藩の道徳の什の掟としては「ならぬことはなりません」という口調であった．

具体的な形で提示された道徳の内容を鵜呑みにするのではなく，分析的，批判的思索，すなわち meta-ethical に考察して真意を問うことが求められる．アーノルドは，「法に服従して自治的である」と述べているが，これは上記したことを意味するもので，それを怠れば，人は自ずと体制の中に拘束され，

主体性や自由が去勢されかねない．文化人類学は，人が文化の影響をいかに受けるのかを研究する学問であるが，国や地域，会社，教育機関，組織，家族などあらゆる集団が対象になる．

第二次世界大戦前には，修身・道徳教育が「教育勅語」（明治23年）などを規範として行われていた経緯がある．また，最近，小中教育に道徳教育を導入することの必要性が政府の中で審議されている．その是非はともかく，人間性のなかには真善美を追い求める要素が含まれている事実は，これまでの歴史的な文化・知的財産として残されている．また，人間社会に貢献した歴史上の人物も多い．

古代中国思想である性善説（孟子）と性悪説（荀子）の解釈にはいろいろあるが，前者は，「人はもともと善であるが，成長過程で悪も身につく」，後者は，「人はもともと悪であるが，成長過程で善が身につく」との解釈が現実的であると思える．人や動物の赤ちゃんはなぜか可愛いと感じる人は少なくないと思う．おそらく，赤ちゃんは，無垢で無邪気で無抵抗な存在であるため，周囲の人々の加護したい気持ちをそそるのだろう．しかし，成長とともに悪知恵が芽生えてくると，一変して憎たらしい存在になりうるのである．

通常，国家には憲法があり，国家権力の組織や権限，統治の根本的規範となる基本原理・原則を定めた法規範として，国家を治める根幹となる．しかし，その憲法を基盤として社会の中にはありとあらゆる法律，規約，規則など数えきれないほどの規範があり，多岐にわたる制約があるのは周知のとおりである．この事実は人々は社会生活を送るうえでいかにも自由度の少ない状況下にあると思える．しかし，社会生活のみではなく，多くの人々は複数の組織に属しており，そこでの秩序を保つ点からも，外部的規範を必要とする．だが，種々の規範は，いわゆる常識的な範疇として定めてあるため，平均的に善悪の判断が可能な人々にとって，自由度が制約されているとの感覚は少ないと思える．個々人の自由は，日本国憲法で容認されている事項として，職業，言論，思想，宗教，集会，結社などの自由が担保されており，規制範囲の中で存分に自由に生きることを誰も阻止することはできないのである．

さらに，日本国憲法は民主主義（democracy），ギリシャ語ではdomes（人民）をも政治体制の基盤にしている．諸国の民主主義制度の概要にも解釈の幅があるが，その基本原則は，国民に主権があることである．選挙で選ばれた国家の権力者も国民と同等の構成員であり，政府の意思決定は国民の合意により施行される体制・政体である．そして，立法・行政・司法の三権分立によって，特定の機関に権力が集中しないことと各権力相互間の抑制・均衡を図り，国民の人権・自由の確保を保障する制度である．これは，国民がいかなる状況に陥ることがあっても，リハビリテーションサービスを受ける権利が担保されているということでもある．

2）哲学とは

哲学（philosophy，ギリシャ語：philosophia）のことばは，紀元前6世紀にギリシャのピタゴラスによって使われ始めたとされている．その意味は，philo（愛），sophia（知，知恵）の合成で知を愛することである．初期のギリシャの哲学者らは自然界の起源と本質論を探究していたが，ソクラテスは哲学を人間の存在の探究を主な目的とした．その後，プラトン，アリストテレスらは哲学を学問として体系化し，デカルトは近代哲学を確立したとされている．デカルトは，「哲学原理」の序文に全体を1本の樹にたとえている．その根は形而上学，幹は自然科学，そこから伸びる枝々は他のすべての学問であると述べている．その後も哲学は学問（sciences）の同意語として用いられていた．しかし，14～16世紀に，古典古代ギリシャ，ローマの復興文化運動として派生したルネサンス（フランス語）以降，

形而上学を主体とする哲学は科学から次第に乖離することとなった．

　科学が世に広まる大きな契機になったのは，ベルナールの「実験医学研究序説」である．その後，実験的諸学は数学的，統計的な方法論を活用して整合性と厳密性を高め，哲学的精神を裏付ける合理性を確立することになってきた．また，人文諸科学も自然科学ほどではないにせよ，数学的，統計的な方法論をとり入れるようになってきた．では，哲学の存在性は価値を失ったのだろうか．哲学の由来「知もしくは知恵を愛する」観点で捉えるホモ・サピエンスとして物事を理性的に考えて良識的に判断することの重要性は，たとえ科学が発展したとはいえ，変わりはない．科学は万能ではないと歴史が示すごとく，ときに人々に弊害をもたらすことも多々あるからである．科学は部分真理，哲学は全体真理の追究であるといわれているため，科学の発展を志向するにせよ，その背景には，科学的産物が人々の生活から真・善・美を奪うことがないことを哲学することが求められる．

　哲学書を読むことは，他者の物事への思索を学びながら，著者と対話することでもあるが，デカルトは，「我思う故に我あり」と述べ，思考することと実存することを同意語的に表し，パスカルは「人間はひと茎の葦にすぎなく，自然の中で最も弱いものである．だが，それは考える葦である」と述べ，人間は弱い存在であり，思考することでそれを超える偉大さがある，と解釈される．

　アランは，「精神のすべての手段は言語の中に閉じ込められている．言語について熟考したことのない者は，何も思考したことがないことと同様でる」と述べ，言語と思考の関係性を表した．ことばの創生をも示唆していると思える．

　哲学は学問の起源とし，同時に学問の展開と原動力になってきたといえる．ヒトから人，そしてより人間的な実存者として人類が継承される過程で哲学することの意義は，今後ますます重要性を帯びてくるだろう．よって，哲学することの意義は，諸学者のみではなく，後述するあらゆる専門職種，そして広くは国民にとってきわめて大切なことだろう．

3）理念とは

　理念とは，たとえば，ある物事について，こうあるべきだという根本的考えを尊重することである．哲学において，理念は純粋に理性によって立てられる超経験的な最高の理想的概念とされている．大学教育の理念（建学の精神や大学の憲章），経営理念（business philosophy）は，組織の存在価値や使命を表明し，会社や組織の存在性を内外に周知することである．

　理念とは，プラトン哲学の根本用語である．英語のidea（ギリシャ語はedios）は発想，着想などの意味で用いられる．カントの観念論（idealism）としての「純粋理性批判」では，認識の妥当性は物事の存在とあり方は観念によって規定されると述べている．観念（idea, notion）とは，人が意識する対象への主観的な像，イメージである．個々人は種々な事象に関する観念を抱いているが，それが主観的であるがゆえに，客観的に認知することが難しい．ギリシャ語の「イデア」とは「見る」という意味の動詞（idein）に由来し，見られるもの，つまり，ものの姿を見ることである．プラトン哲学では，時空を超越した非物体的で永遠の実在物である感覚的世界の個物の原型とされ，純粋な理性的思考によって認識できるとされる．

　私たちが外界の現象を客観的に認識，認知して行動しているのは，大脳の旧・古・新皮質のどのレベルによるものなのかについては未知の部分もあるが，系統発生的にヒト⇒人⇒人間に進化する過程でより新皮質の活動性が高まってきたことは明らかである．しかし，本能，情動，食欲，性欲などは古・旧皮質によるとされていることから，どのレベルの活動も重要と思える．大切なことは，社会的

動物としての行為，言動が新皮質でコントロールされることであろう．人はなんらかの強迫観念に苛まれることがある．己のもろもろの事象について観念を持ち，確かなものにすることは大切であると思えるが，観念論だけが優先すると，客観性を失うことにもなりかねないといえよう．

また，経営理念・ビジョン（business vision）は，その理念のもと，会社などの目指す将来の具体的な姿を，社員や顧客，社会に対して表記したもので，哲学的概念であるとすれば，展望は，企業の目指す姿・形を提示したものである．

近年では，大学などの教育施設でので plan-do-check-action（PDCA）サイクルに基づいて運営を行っている所が増えている．このサイクルは，特定の事業について計画，実行，検証，改善を繰り返して，能率と合理化を図るためには有効である．PDCA と類似している呼称として，中長期計画として企業や大学などで導入している．ちなみに，個人的な目標達成においても生活設計を立てて人生に挑むことは有益であると思える．

リハビリテーションに関する理念の基本は人権の担保であろう．たとえば，歴史的にはカトリック教会を破門された信者が悔い改めて教会に復帰する事象をリハビリテーションと表現した．15 世紀のフランスとイングランドの戦いで女性軍人のジャンヌ・ダルクは，フランスに勝利をもたらしたが，後にイングランドに捕えられ 19 歳のときに異端とされ火刑になる．それから 25 年後にフランスは彼女の復権を認め聖人として敬われるようなった，などの事象もリハビリテーションと表現されてきた．

日本にリハビリテーションが導入された約 50 年前から，その理念は種々のことばで表現されてきた．それらは，「社会復帰への支援」，「自立生活の支援」，「生活権の回復・復権」，「ノーマライゼーション」などである．これらを要約すれば「社会生活を取り戻すために，医学的・社会的に全人的に個々人の生活権を尊厳する活動」といえる．

本節では，倫理・哲学，理念の概要を記述してきたが，なんらかの医学的，社会的課題のある対象者に対するリハビリテーション活動においても，人間の存在性を深く理解して尊厳することがその基盤にあることが望まれる．よって，リハビリテーション関連職種は，日頃より，対象者のことはもとより，己の世界観（価値観）を常に確認しながら，臨床の知を掘り下げてそれぞれの役目を遂行していく責務がある．

4．プロフェッションとしての関連専門職種の姿

1）プロフェッションとは

プロフェッション（professions）とは，中世期のヨーロッパにおいて医者，弁護士，聖職者の三大専門職が与えられた裁量権（専門職としての権限）を国民もしくはクライアント（依頼人，来談者など）の利益のために優先的に行使することを誓う（profess）ことである．時代の変遷に伴い専門職の範囲は広がり，理学療法士・作業療法士などのリハビリテーション関連専門職もその範疇に含まれている．ときに，専門職の裁量権が私利私欲のために利用されている例が報道されているが，これは，専門職としての誓いに反する行為である．

プロフェッションの条件あるいは定義は，学者によって多少の相違点はあるが，筆者（奈良）は最低限の条件として 4 つの側面（①高度な教育，②法的・社会的承認，③利他主義：職業倫理，④公的サービス）をあげている．筆者（奈良）は，過去 14 年間（1989〜2003 年）公益法人日本理学療法士協会（以下，協会と略）の会長を務めた．その際，マスタープランのキーワードをプロフェッションの

構築とし，ピラミッドの4面の錐体にたとえて図示した（図1）．

協会の役員任期は2年間であるため，原則的に短期(2年)，中期(3〜6年)，長期(7年以上)にわたる事業運営に関する到達目標を協会のマスタープラン(基本計画：前述したPDCAや中長期計画と類似した用語)として掲げ，その内容を会員と共有することで，結束力を高めると同時に，リーダーとしての説明責任を果たすことに努めた．このマスタープランの目標到達度であるが，『理学療法士及び作業療法士法』(1965年制定)の条文の一部の内容や文言は現状に準じて改訂されている．しかし，いまだ理学療法・作業療法の定義，3年以上の教育年限，処方形態などの抜本的改正には至っていないが，それ以外は，ほとんど実現したといえる．よって，いまだ達成されていない目標および新たに生じる課題は絶えることはなく，協会は常に，「到達目標を会員間で共有し果てしなく夢を追い，今に生きて未来を読む」ことが求められる．それによって，個々の会員で構成される協会は，国民の信頼と要請を受け，その存在価値を確固たるピラミッドのごとく構築し続けるだろう．

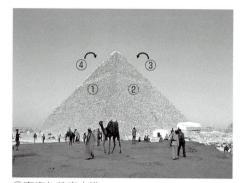

①高度な教育水準
②法的・社会的承認
③利他主義
④公共へのサービス

図1　プロフェッションの条件
筆者(奈良)が提唱した平成元年度以降の協会マスタープランのプロフェッションの構築．

上記したように，プロフェッションとしての理学療法(士)は，未来に向けて無限に拡充していく必要性があることはいうまでもない．とすれば，近未来に理学療法界のリーダーになるであろう理学療法士をはじめ個々人の理学療法士のプロフェションとして4条件をより高度な水準で遂行すべく自己研鑽することのほかに方法はないと思える．そして，理学療法士であることを誇りに感じて責務を果たすことが，己と国民への責任であろう．

2）職業倫理

前述したように，社会のなかで特定の責務を担う専門職が，倫理・哲学的な人間観を追究すれば，リハビリテーションの理念とプロフェッショナリズム (professionalism) が自ずと芽生えるといえよう．つまり，生身の個々の専門職が生身の個々の対象者を診る際に，人間存在の意義や価値などについて己の職業倫理と理念を確かめながら対応することが求められる．それぞれの専門職種の組織・団体には，倫理要綱・規定・規程と称した基本的精神や順守条文が提示されている．しかし，こららの条文は詳細に記載された文言ではなく，そのガイドラインとして受け止め，種々の状況に応じて個々の専門職が判断して遂行するものである．参考まで，日本理学療法士協会と日本作業療法士協会の倫理規程・綱領(表1, 2)を提示しておく．

近年，エビデンスに基づいた医療 (evidence based medicine：EBM) の重要性が提唱されている．これは，経済効果との兼ね合いもあるが，その時代の最善あるいは先端の医療を提供することを提唱していると解釈される．この中には，医療技術の効果にのみ限定された事象だけではなく，各専門職の対象者への介入内容も包含されていると考える．

表1 社団法人日本理学療法士協会倫理規程

日本理学療法士協会は，本会会員が理学療法士としての使命と職責を自覚し，常に自らを修め，律する基準として，ここに倫理規程を設ける．

基本精神
1. 理学療法士は，国籍，人種，民族，宗教，文化，思想，信条，門地，社会的地位，年齢，性別などのいかんにかかわらず，平等に接しなければならない．
2. 理学療法士は，国民の保健・医療・福祉のために，自己の知識，技術，経験を社会のために可能な限り提供しなければならない．
3. 理学療法士は，専門職として常に研鑽を積み，理学療法の発展に努めなければならない．
4. 理学療法士は，業務にあたり，誠意と責任をもって接し，自己の最善を尽くさなければならない．
5. 理学療法士は，後進の育成に努力しなければならない．

遵守事項
1. 理学療法士は，保健・医療・福祉領域においてその業の目的と責任のうえにたち治療と指導にあたる．
2. 理学療法士は，治療や指導の内容について十分に説明する必要がある．
3. 理学療法士は，他の関連職種と誠実に協力してその責任を果たし，チーム全員に対する信頼を維持する．
4. 理学療法士は，業務上知り得た情報についての秘密を守る．
5. 理学療法士は，企業の営利目的に関与しない．
6. 理学療法士は，その定められた正当な報酬以外の要求をしたり収受しない．

(1978年5月17日制定)
(1997年5月16日一部改正)

表2 社団法人日本作業療法士協会倫理綱領

1. 作業療法士は，人々の健康を守るため，知識と良心を捧げる．
2. 作業療法士は，知識と技術に関して，つねに最高の水準を保つ．
3. 作業療法士は，個人の人権を尊重し，思想，信条，社会的地位等によって個人を差別することをしない．
4. 作業療法士は，職務上知り得た個人の秘密を守る．
5. 作業療法士は，必要な報告と記録の義務を守る．
6. 作業療法士は，他の職種の人々を尊敬し，協力しあう．
7. 作業療法士は，先人の功績を尊び，よき伝統を守る．
8. 作業療法士は，後輩の育成と教育水準の高揚に努める．
9. 作業療法士は，学術的研鑽及び人格の陶冶をめざして相互に律しあう．
10. 作業療法士は，公共の福祉に寄与する．
11. 作業療法士は，不当な報酬を求めない．
12. 作業療法士は，法と人道にそむく行為をしない．

昭和61年6月12日
(第21回総会時承認)

　ちなみに，それ以外にも，対象者に対して診断，治療，予後などについて十分な説明をしたうえで同意を得て治療介入する「説明と同意(informed consent)」，対象者の訴え，質問，相談などを傾聴

する「物語の医療(narrative based medicine)」などをどれほどていねいに行うかなどの専門職の姿勢も職業倫理に関係していると考える．これらを診療時間にゆとりのない日本の診療制度のなかで遂行することは容易なことではないが，工夫しながら要所要所で実践することが望ましい．誰しも，歯科医や外科医の治療・手術を受けたことがあると思う．筆者（奈良）の体験では子どもの頃，虫歯の治療や歯を抜かれる前の麻酔薬注射は嫌であった．最近では歯科医も医師もていねいな「説明と同意」を行い，不安の解消に努めていることは患者の立場からすれば喜ばしいことである．

筆者（奈良）は，数10年前に左手のデュプトレン拘縮の手術を受けて2週間入院したことがある．この際にも，手術前の診察時に説明と同意を得た．手術は全身麻酔下で2時間を要し，縫合は50か所であり，滲出液を吸収する小さなチューブをガーゼで覆い，その

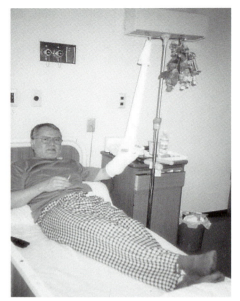

図2　昼もベッド上では患部を挙上

上にスプリントで手の良肢位が保たれていた．手の血液循環の低下を防ぐために，日中も睡眠時も患部は常に挙上しておくことと水を多めに摂ることが求められた（図2）．歩行時には自動的に患部を挙上し，睡眠時には患部を長いガーゼで吊り上げていたため，寝返りが困難であった．また，回診時やガーゼ交換時には，患手の回復が気がかりであった．だが，医療人でもある者として，担当医に対して懐疑的な質問をすることに躊躇した．しかし，担当医が患部の回復状態を診るときの表情と説明には注意を払っていた．手の浮腫や皮膚の色と手の動きが回復状態を判断する目安になることも説明を受けた．皮膚の色が黄金虫のようであれば血行不良のサインでもるといわれたときに，その色を想起できなかったので，その後に調べると赤紫であることを確認した．

ともかく，「医療は技術である」ともいわれてきたし，今でもそれは変わらないと考える．しかし，医療関連専門職の対象者への接遇内容も職業倫理にかかわることであり，対象者の心理・精神的な側面へのアプローチは，きわめて重要な課題である．同時に，対応やケアが不十分であれば過剰な不安や恐怖心は，対象者へのストレスとなり，後記する自然治癒力を妨げる要因にもなりうるのでたいへん重要な事象である．

5. 自然治癒力と治療の原則

1) 自然治癒力

自然治癒(spontaneous cure)とは，生まれながらに心身に備わっており，損傷や病気などを治す程度を力として表すと，自然治癒力とよばれる．古代ギリシャの医者であったヒポクラテスもすでにその力に気づいていたらしい．そして，自然自体の作用が最善の治療法であり，治療者の主な役目は，治癒する阻害因子を取り除き，心身の自然治癒力の働きを促進することであるとの原則論を述べている．なお，「自己再生機能」と「自己防衛機能」は，自然治癒力の範疇に含まれる．たとえば，創傷治癒，炎症反応，異物除去など自生体内の自浄作用が働き，殺菌，表皮増殖などが行われる．

損傷や病気を治す学問としての医学は，古代ギリシャだけではなく，世界各地で重要な学問として発展してきた経緯がある．便宜上，東洋医学と西洋医学とに二分されてきたが，それらのなかには，特有な医学史が刻まれている．また，代替医学・医療（altertive medicine）と称される補完，相補医療の要素も包含されているといえる．近年，薬物の開発は顕著であり，その開発に費やされる研究費や臨床試験は莫大である．だが，薬物の効用と副作用は二律背反（特定の命題について相反する現実と論理とが存在すること）のごとくである．効用と副作用とのどちらをとるかの課題は，近年では，医療人よりも対象者の自己決定もしくは家族に委ねられる傾向がある．ともかく，自然治癒力が低いと，いかなる治療も効果的帰結は得られないため，日頃の生活リズム，栄養，活動と休養などの自己管理，定期的健康診断に努め，免疫力，体力を高めておくことが賢明であろう．

2）治療の原則

　これまで全般的な治療の4原則は，①除去：望ましくない組織などを取り除く外科的治療など（これは医師の業務であり理学療法・作業療法には含まれない），②刺激：注射，薬物療法の生化学的刺激作用によって生体反応を起こす．また，物理療法によって温熱，冷却，電気刺激などによって望ましい生体反応を起こすなど，③誘導：薬物，運動，栄養などよって生体を望ましい状態に導くなど，④補助：ペースメーカーを心臓に埋め込み，その心拍リズムを整える．生体に不足している栄養やビタミン剤などを補給する．自助具，補装具，福祉用具などで身体機能を補うなどであった．筆者（奈良）は，この4原則に加えて，⑤情報：外界の情報（個人・環境因子）や運動情報を中枢プログラミングする運動の再学習，認知症の情報回路を活性化することなどを加えて，治療の5原則として提唱している．

　全般的な治療（treatment）の動詞，treatの意味には，取り扱い，処遇，接遇，処置，手当てなどがある．治療とは，損傷部位や患部に医療行為を施すのであるが，テレビなどの事故の報道では，今でもほとんどのアナウンサーは，「受傷した方々は現在病院で手当てを受けています」と表現している．つまり，treatの根本的姿勢は，生体が危機に瀕している人間に対する思いやり処遇，接遇なのである．私たちも，頭痛，腹痛などを感じたときに己の手を無意識に患部に当てていることがある．また，子どもが痛がっている部位に親が手を当てている場面を目にすることがある．

　なぜ，手を当てることが，治療の原点になったのかについては，過去の世界各地では手当て療法，触手療法，手のひら療法とよばれる治療方法があったし，現在でも施行されている国もある．ともかく，診察場面において，問診，触診，打診，聴診，視診などは現在でも初歩的な検査法である．そのなかで特に触診，打診は手を直接的に用いることから，これもtreatの範疇になろう．身体の中で手と顔の大脳皮質の運動連合野と感覚野の支配領域は広い．そして，それらの間に介在する大脳皮質連合野は高次精神活動に関与するし，これは手の器用なホモ・ハビリス，知性・情意の豊かなホモ・サピエンスとして，人らしさとしてのエネルギーや思いやりを手や顔の表情で表出する最も合理的な手段であると思える．手相，人相の信憑性については定かではないが，上記したように人の思考と言動は精神活動を司る大脳皮質連合野であるとすれば，それが手や顔に表出されても不思議ではないと思える．

3）治療とその特定の治療法

　理学療法の英語はphysical therapy（PTと省略する場合があるが，それは理学療法士との区別が

つかないことがあるので，文中での使用は望ましくない），英国圏では physiotherapy である．作業療法の英語は occupational therapy（OT の省略も上記と同じ）である．therapy でも特定の治療法の場合，その前に治療手段を付ける．その例は，外科療法（surgical therapy），薬物療法（drug therapy），放射線療法（radiation therapy）などである．

4）リハビリテーション医療の概念

リハビリテーション医療は医療の一分野であり，損傷，機能不全さらに変調や病気の治療は疾患の種類によって，それぞれの専門医が診断（diagnosis）し，治療方針が定められる．近年，専門分野の分化が進み，対象者を身近な診療所などでトータルに診てもらえるプライマリーケアや総合医療の重要性も認識されている．

医師による診断と治療方針が決まり，理学療法，作業療法，言語聴覚療法などそれぞれの分野の治療（therapy）の必要性があれば，医師は必要な部門に処方箋を書く．理学療法士，作業療法士，言語聴覚士などの医療関連専門職は，その内容に応じて，検査・測定/評価を行い，到達目標を含む治療計画に従って治療を行う．対象者の診断や予後（prognosis）によって，各専門職種が協働し，ICF に準じて社会参加，いわゆる家庭生活，教育，就労などへの復帰，地域リハビリテーションの継続などの過程まで関与するとすれば，これをリハビリテーション医療の概念として捉えるのが妥当と考える．つまり，仮に対象者が心身機能不全の過程で完治したとすれば，あえてリハビリテーション医療の範疇に含むことはないと考える．たとえば，私たちが歯科診療を受けるとき，あるいは骨折で整形外科で診療（手術を含む）を受けて，理学療法や作業療法を受けたとしても，これをあえて，リハビリテーション医療の概念に含むことはないと思える．前記したように筆者（奈良）は，デュプトレン拘縮の手術を受けて，2週間で退院して仕事を再開したが，これもリハビリテーション医療の概念に含まれているとは思わなかった．学生の症例報告や専門職の論文中には，リハビリテーション医療の概念を拡大解釈している傾向があると感じられる．理学療法，作業療法，言語聴覚療法などは therapy 手段であり，そのすべてがリハビリテーション医療の概念に含まれるものではない．

治療の原則で記述したが，除去の原則は別として，リハビリテーション医療とは生体に刺激，誘導，補助，情報などの原則を input して望ましい output を期待することであろう（図3）．

6. ICF に準じた脳卒中簡易総合評価システムとアプローチ

筆者（奈良）は，ICF の改訂版が出る前に，脳卒中患者を対象にして，患者の残存能力が日常生活活動としてどれほど表出されているかについて研究して報告している．その後，ICF の枠組みとその背景を考慮して，73人の脳卒中患者を対象に，それぞれの構成要素である impairments を3項目，activities を3項目，participation を2項目，合計8項目を5段階順位尺度で検査し，それらをレーダーチャートに記録することで，患者をトータルに捉える研究をして報告している．残念ながら経時的な評価は行っていないが，レーダーチャートには異なる色で記録すれば，患者の変化を視覚的に確認できるため，患者への説明と同意事項など，チームスタッフとも即時に情報を共有できる（図4）．また，総点は単純に8項目のスコアを合算したものである．

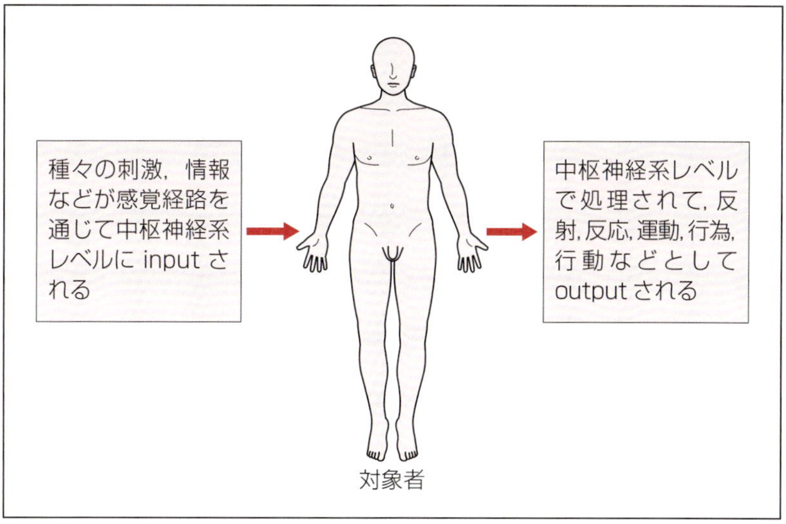

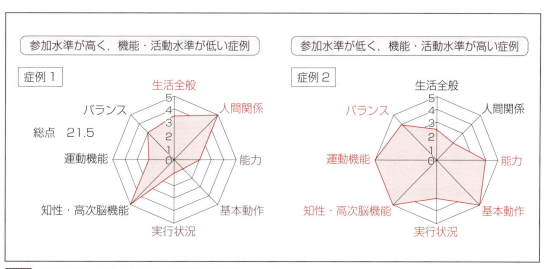

図3 リハビリテーション医療による対象者の生体へのinput→output

図4 ICFに準じた脳卒中患者の簡易総合評価システム

7. リハビリテーション専門職種に求められる諸要素

　各専門職には，それぞれの特定の業務範囲が法的に定められているが，回復期病棟や介護老人保健施設，訪問リハビリテーションなどでは，各専門職の役割が重複していることは，包括的ケアの観点から途切れのないサービスを提供するためには重要である．しかし，各専門職に特化したサービスが希薄になると，それぞれの専門性が発揮されなくなることは危惧される．
　以下，リハビリテーションに関与する各専門職に求められる基本要素（10か条）を順不同で掲げておきたい．
　①「己の心身の健康管理」：対象者のキュアとケアに関与する専門職は，日頃から己の心身の健康と健全な社会生活を営むことに心がける．healthとは，heal(ing)は癒しであり，日々の生活の

なかで心身が癒され，疲労が蓄積しないことが望ましい．これは，前記した自然治癒力を高めておくことと同様の意味であるが，己と対象者を「元気」にする源，エネルギーをどこから獲得するのかが課題となる．

②「キュアとケアのバランス」：キュアは心身の損傷や病いを治すことであるが，ケアは対象者の全般的な世話，管理，教育などを同時並行で行うことであり，双方のバランスが求められる．

③「利他主義」：人は根源的に自己中心的であると思うが，専門職としての裁量権は，対象者の利益を優先することを誓う(profess)ことにある．よって，いかに利他主義の域まで昇華して，対象者の総体的な福祉(wellbeing)に寄与できるかが課題となる．

④「共感」：そのためにも，対象者の苦悩への同情(sympathy)や感情移入ではなく，どれほど共感(empathy)できるかが求められる．

⑤「苦難に耐える」：専門職の責務を遂行していく過程で種々の苦難に遭遇することがある．その際に，それを回避することなく，必要に応じて親しい人（同僚など）に相談して，どこまで耐え抜いていけるかが課題となる．

⑥「知と技の融合，そして無知の知」：大多数の専門職はそれぞれの臨床現場(field)で勤務している．現場ではそれぞれの分野の最善の「知と技」が対象者に提供される場である．また，現場は現実的な課題が潜在している所でもある．よって，現場の種々の課題を認識して善処するための研究活動が求められる．また，「患者さんは教師でもある」といわれてきた．しかし，そのためには専門職自身が謙虚な姿勢として，ソクラテスの弁「無知の知」を認識しておく必要がある．

⑦「幅広い探究心」：研究や開発は，研究機関や大学でも行われるが，特に基礎研究は，将来的に臨床に応用可能な内容が望ましい．つまり，研究成果が臨床現場に活かされなければ，その意義はない．また，研究成果が教育の教材，文献となることで，各分野の発展に寄与することになる．

⑧「コミュニケーションは必須」：リハビリテーション医療としての観点からは，各専門職の独自性・専門性と共通の業務があるため，相互の連携・協働作業（チームワーク）が求められる．そのためには，相互の業務，それぞれの職場の役割を理解しておく必要がある．しかし，それらの基軸になるのは「コミュニケーション」に他ならない．

　コミュニケーション(communication)の方法にはいくつかの方法があるが，人の特性としては，ことばをその基本ツールとすることである．そして，ことばは同時に思考のツールでもある．コミュニケーションとは，common，共通の，共有の意味があることからも，個々人の相互の意思を交えることである．その内容を理解するとか，賛同，反対するかは別の課題である．コミュニケーションの4原則は，(1)聞く，聴く，(2)話す，(3)読む，(4)書くであるが，人の言語学的学習段階でもその4原則の順に進む．よって，書くことが最も難しく，その水準が言語能力を表すともいわれている．コミュニケーション能力は人間関係構築にも重要な要素である．対象者や職員間での信頼関係は人格との兼ね合いもあり，人格は，コミュニケーション能力に含まれるとすれば，人にとってその能力はきわめて重大な課題となる．

　世界の国と地域には200以上の異なる言語がある．これは，ヒトが誕生した後に世界各地に移動する過程で種々の文化の一つとして，生み出されたコミュニケーションのツールである．しかし，言語を含め異文化であっても，その根本的な背景を探ると，そこには共通する意味やサインが含まれている．地球人もしくは国際人でもあることを自覚すると，そこには多くの共通する情報や文化が存在していることに気づく．それらを共有し，分かち合う哲学を培えば誰にとっても

貴重な財産となろう．
⑨「刷り込まれた文化の功罪」：刷り込まれた文化の功罪とは，種々の文化の環境下で育ってきた誰もがその功罪を無意識的に受けているため，特定の文化に染まり過ぎていると功罪の価値判断が困難になる（文化人類学の研究対象）．長い時代を経て培われた文化の環境下であっても，民主主義としての市民の人権の尊厳の水準を尺度として識別すれば，その判定はさほど難しいとは思えない．ちなみに，ことばのなかには差別用語，放送禁止用語などがあるが，リハビリテーション界をはじめ日本社会のなかでは「訓練」，「障害」，「障害者」などはいまだ使用されている．己が刷り込まれた文化の功罪を検証して，「罪」に該当すると思えば，それらを是正し，過去の文化の「功」を温存して，さらに新たな文化を創出することが期待される．

⑩「若い世代の理学療法士は逞しいか？」：かつて，テレビコマーシャルで「わんぱくでもいい，たくましく育って欲しい」とのフレーズが流れていた．この内容と少子社会になり，子どもの存在価値が貴重になってきた現代社会を対比して考えると，子の存在価値が大切にされることは理解できるが，その結果として子どもや青少年の逞しさが希薄になっており，近未来の日本を背負う人口層の存続が危惧される．しかし，古今東西，時代背景との関連もあるが，子どもへの対応は多種多様であった．第二次世界大戦時代の日本では「産めよ増やせよ」のスローガンがあり，終戦後（1945年）に生まれた方々（前期高齢者）は，「団塊の世代」とよばれている．

　人の宿命と運命についても前記したが，個々人とそれぞれの時代に命を授かった集合体としての人間として，いかなる近未来の社会やリハビリテーション界を築いていくのかは，国民が選んだ一部の政治家などに委ね過ぎると歴史が物語るように大きな禍根を残しかねない．選挙権を18歳に引き下げるか懸案事項が日本政府で検討されている．それは日本の青少年にとって人権の拡大にもつながることであり，いかなる分野の専門職を志向するにせよ，日本の青少年のこれまで以上の飛躍が期待される．

おわりに

　「リハビリテーション倫理・哲学と理念」と題して，筆者らのこれまでの臨床・教育・研究の体験と表題に関する思索を通じて整理した内容を記述した．いかなる分野にせよ，己が選択した専門職の業務に携わる過程で，まずは，人間として，そして専門職として成熟していき，徐々に個々人の個性を自己実現することは，ごく自然の現象であろう．だが，日々の多忙な仕事と生活に追われると，何のために己が実存しているのかという感覚が希薄になりかねない．よって，折に触れ己を含む社会や外界にも感性と思考を注ぎ，己の時空間を認知することは，自己責任でもあるといえる．

　ベルクソンの直観（intuision）の哲学は，思考自体を否定するものではないが，近代自然科学的思考ではなく，持続的認識による創造的進化を唱えた哲学者である．これを別のことばで表現すると教育的な第六感（educated guess）ともよぶ．科学としてのリハビリテーション医学・医療を追究することはいうまでもないが，それを基軸にして個々の対象者のニーズに応えるためにはアート性，つまり，画一的な味付けではなく，対象者の個別の立場，価値観に合致するように味付けしたリハビリテーションプログラムの創作活動も求められる．

押さえておきたい要点

- rehabilitation(再適合・適応)とは,habilitation(適合・適応)という用語が基盤になっており,それらの用語の背景には,医学・医療的アプローチにおいて心身の機能・構造の再建にとどまらず,人権,生活権の社会的保障を含み,ICFに準じると「社会参加」を支援する一連の活動である.
- 上記した双方の対象者は多岐にわたることから,関連専門職種のチームアプローチは不可欠であり,各専門職の自立性を基本にしながらも,相互間の協調性が求められる.
- 対人サービス業でもある専門職は,プロフェッションとしての観点から常に倫理・哲学的思索により,最善のキュア・ケアを提供するための探究を継続することが望まれる.

もっと知りたい人のための Further Reading

奈良 勲(編著):理学療法概論 第6版.医歯薬出版,2013.
理学療法学を学ぶための基礎的な役割を担うために重要な位置づけにある書籍である.また,理学療法学の中ではあまり多く語られていない倫理・哲学に関して記述されているため,本書との関係性が深い.

哲学の歴史1〜12巻.中央公論新社,2008.
倫理・哲学は歴史が長い学問であるため,簡単にかいつまんで理解するのは困難である.紹介書は全12巻にわたって,幅広く倫理・哲学について紹介しており,学びを正しく広げるのに有用な書物であり,推薦する.

鷲田清一:『聴く』ことの力―臨床哲学試論.阪急コミュニケーションズ,1999.
人とのコミュニケーションにおいて話が「聞こえてくる」のではなく,「聴く」という方法を通して,他者を受け入れる姿勢を説いた本である.哲学を内容にしている書籍であるが,比較的平易な表現であり,理解しやすい内容になっているため,哲学を学んでいない人に対しても読みやすい.

●文 献●

1) 奈良 勲:日本における理学療法半世紀の歩みと未来―果てしなく夢を追い,今に生きて未来を読め―.理学療法学 41:112-125,2014.
2) 奈良 勲(編著):理学療法概論 第6版.医歯薬出版,2014.
3) 矢谷令子(監修),岩崎テル子(編集):作業療法概論 第2版.医学書院,2011.
4) 時実利彦:人間であること.岩波新書,1978.
5) 中村雄二郎:感性の覚醒.岩波書店,1975.
6) エリック・フロム(日高六郎訳):自由からの逃走.東京創元新社,1965.
7) Rogers C:On becoming a person. Houghton Mifflin Company, 1980.
8) 茅野良男:哲学的人間学.塙新書,1975.
9) 奈良 勲:理学療法の本質を問う.医学書院,2000
10) 奈良 勲:奈良勲回顧録―わが半生,日本の理学療法と共に歩んで―.文光堂,2006.
11) 奈良 勲,富樫誠二,他:心理・精神領域の理学療法―はじめの一歩―.医歯薬出版,2013.
12) 堀 寛史,平山朋子,奈良 勲:臨床哲学からみた廃用症候群―心身の老衰,緩和ケアなどにおける人間の尊厳―.理学療法から診た廃用症候群(奈良 勲,他編集).文光堂,p2-11,2006.
13) 奈良 勲,砂川尚也,内山 靖:丸ごとみよう!―ICFに準じた脳卒中患者の簡易総合評価システム―(奈良 勲,内山 靖編集).文光堂,p21-30,2005.
14) 奈良 勲:プロフェショナル・コミュニケーション論.PTジャーナル 43:735-747,2009.
15) 奈良 勲:理学療法士の立場から観たケアに関する哲学的考察①.PTジャーナル 43:735-747,2011.
16) 奈良 勲:理学療法士の立場から観たケアに関する哲学的考察②.PTジャーナル 43:950-953,2011.
17) 奈良 勲:理学療法の知と技の融合とバランス.PTジャーナル 48:270-273,2014.

Chapter 3 理学療法の概要　その1
―役割と対象者―

木林　勉（金城大学）

学習目標　何を学ぶか
- 理学療法とは何かについて理解する．
- 理学療法とリハビリテーションについて整理する．
- 各病期での理学療法（士）の役割を理解する．
- 理学療法の専門性と独自性について理解する．

1. 理学療法の原点

1）理学療法とは何か

　理学療法は，科学的根拠に基づいて，身体的治療のための知識と技術とを活用し，損なわれた身体の基本的な運動機能を回復促進するための治療法の一つである．さらに，温熱，水，光線などの物理的エネルギーを活用し，患部の疼痛や循環の回復を促進する物理療法と治療的な体操や徒手療法などの運動療法を手段とする総体的治療体系である．その治療体系を適用して，身体の機能の基本要素である，筋力，関節可動域，バランス（姿勢制御）能力，協調性，スピード，持久性，巧緻性などを最大限に高め，機能損傷や機能不全の予防や軽減を図り，生活機能の改善に努める専門職である．

　1965年（昭和40年）6月に『理学療法士及び作業療法士法』が制定されたことで，身体や精神に機能変調のある者を速やかに社会生活に復帰させるための医学的リハビリテーションの一翼を担う専門職として位置づけられ，ハビリテーションもしくはリハビリテーションの一環として，人の尊厳のある生活，つまり，人の生活権の獲得にも関与する．理学療法士は，人の身体機能や動作についてのエキスパートであり，医師や看護師，作業療法士，言語聴覚士，義肢装具士，医療ソーシャルワーカーなど他のスタッフとのチームアプローチのなかで，対象者の基本的動作能力と全般的な生活機能の回復において大切な存在である．理学療法士の治療手技は，経験に端を発するものに偏重することなく，研究開発を推進して証拠を明らかにし，それに基づいて実施されることが望まれる．理学療法士は，手術の前後から身体の回復を効果的に促し，社会や日常生活に戻るまで支援する役割を担い，地域で対象者が満足できる生き甲斐を支援する．さらに，その他に医療機関の患者のみならずスポーツ選手や高齢者の機能損傷や病気の予防，教育や効果的な理学療法の研究に情熱を傾注するなど，その活躍の場所はさまざまであり，あらゆる人生のステージにおいて人々を支援する専門職である．

　1965年に制定された法律上の理学療法の定義は「理学療法とは，身体に障がいのあるものに対し，主としてその基本動作能力の回復を図るため，治療体操その他の運動を行わせ，及び電気刺激，マッサージ，温熱，その他の物理的手段を加えること」となっている．しかし，法律制定後半世紀が経過し，その定義は現在の実態に合致した内容とは思えないことから，奈良はICFに準じた理学療法定義の私案を提言している（表1）．

　理学療法の対象は，疾患の起因にかかわらず運動機能が低下した人，または運動機能低下のおそれ

のある人々である．これは疾患や外傷はもとより，手術や損傷により心身の機能・身体構造に変調のある人やメタボリックシンドロームなど生活習慣の予防対策をはじめ高齢者やスポーツにおけるパフォーマンス向上など健康な人々も含まれる．また，理学療法士の運動・動作の専門性を活かし，福祉用具の適用相談・採寸，住宅改修相談も行う．

表1 理学療法の定義（2010年）

理学療法定義の私案（奈良，2010）
「理学療法とは，心身の機能・身体構造に変調のある者に対し，それらの回復を図るため，主として運動，治療体操，徒手的治療および電気，温熱などの物理的介入により，活動，生活機能，健康増進などを改善し，社会参加を支援することをいう．」

対象者の主な疾患を以下に示す．

- 中枢神経疾患：脳卒中，脊髄損傷，脳外傷，中枢神経の変性疾患，腫瘍，脳血管異常，脳炎，小児発達遅滞など
- 整形外科疾患（運動器の機能損傷）：上下肢・脊椎の骨折，腰痛，頸部痛，靱帯損傷，退行変性疾患，肩関節周囲炎，腰椎椎間板ヘルニア，変形性関節症，四肢切断，その他運動器由来の疼痛など
- 呼吸不全，慢性閉塞性肺疾患，肺炎，結核後遺症，喘息，呼吸器外科術後の肺機能低下
- 心疾患，心筋梗塞，狭心症
- 内科疾患，糖尿病，廃用症候群，加齢など

2）理学療法の歴史

　紀元前3000年代のエジプトやアラビアの記録，日本の古事記や日本書紀には疾病に対する治療法として太陽の熱や火，水，温泉，マッサージなどが施行されていたとの記録がある．理学療法の原型は，近代医学の基盤をつくったといわれている古代ギリシャの「医学の父」ヒポクラテス（B.C.460〜355年）から始まり，疾患の治療法として太陽熱や水，マッサージのほかに食事療法，薬物療法（アルコール，薬草など）を利用していたとの記録がある．特筆すべき点として，痛みに対してはマッサージを勧め，疾患の回復を早めるために運動もとり入れられていた．その後，物理的手段を応用する理学療法は医療の発展とともに医師によって利用されてきた．第一次世界大戦後に多くの傷病兵がでたことやポリオが流行したことから，医学にリハビリテーションの概念がとり入れられ，その回復に向けた実現手段として理学療法が脚光を浴びてきた．特に戦時下では戦傷者の傷病を1日も早く回復させて戦場へ復帰させ，さらに退役後の職業復帰のために身体的回復を促進する必要があった．今日みられるような理学療法の枠組みとなったのは，第二次世界大戦後のアメリカ空軍の軍医であったHoward A Ruskが試行錯誤を繰り返しながら機能回復のための手法を開発・推進して，今日の理学療法体系の基礎を作り上げたとされている[1]．1949年にはアメリカで理学療法士が法的に認められ，専門職として地位が確立された．

　日本の医療施設が最初に理学療法を導入したのは大正時代といわれており，ギプスを外した後の「後療法」として筋力低下や関節拘縮を対象としたマッサージが最初の介入であった．第二次世界大戦後，日本の看護教育のなかに「理学療法」という教科科目があり，看護業務の一つとして扱われていたが，内容は現在の物理療法に近いものであったといわれている．1960年に発足した厚生労働省（当時の厚生省）の医療制度調査会では，physical therapistを機能療法士，物理療法士，または理学療法士のいずれかの呼称とする案が提案された．ちなみに，occupational therapistの呼称には職能訓練士または職能療法士であった[2]．日本にリハビリテーション医学会が創設されたのが1963年（昭和38年）で，

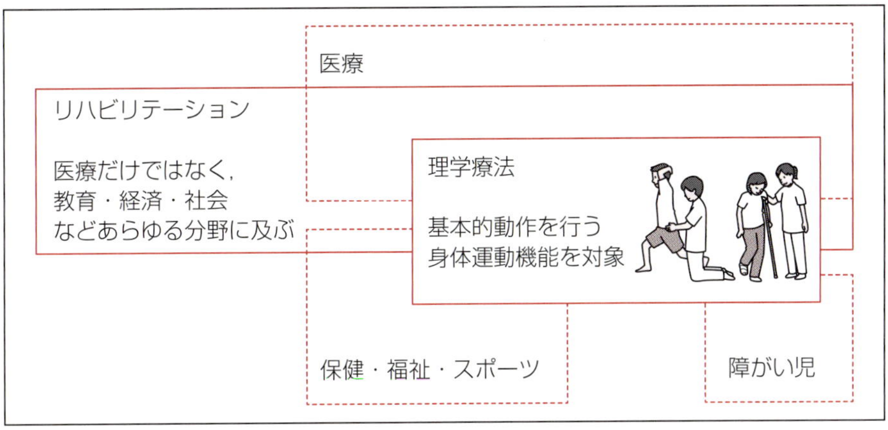

図1 リハビリテーションと理学療法の位置づけ

その翌年に第1回日本リハビリテーション学術大会が大阪で開催され，前記したごとく1965年（昭和40年）6月に『理学療法士及び作業療法士法』が制定されたのである[3]．この法律は先進諸国において制度化されていた理学療法士と作業療法士の資格制度に肩を並べることが意図されていた．1966年7月には日本理学療法士協会が設立され，第1回日本理学療法士学会と第1回全国研修会が開催されている．その後"後療法"ということばで表された時期を経て，厚生労働省による高齢社会を想定したリハビリテーション医療の誘導・拡大によって，「リハビリテーション」と「理学療法」ということばが徐々に社会に広がり始めた．さらに1974年には日本理学療法士協会が世界理学療法連盟（World Confederation for Physical Therapy：WCPT，1951年設立）に正式加盟した．近年では，医療のみではなく保健・福祉の分野でもその必要性を求められ，ますます理学療法士を目指す人々が増加していることは喜ばしいことである．

3）理学療法とリハビリテーション

本書で奈良も述べているが，日本には，いまだリハビリテーションと理学療法が混同されて用いられていることが見受けられる．reとは「再び」，常に，「連続的」になどを意味し，ハビリテーション（habilitation）は適合，適応と訳されることから，rehabilitationは再適合，再適応と解釈される．すなわち，「人体の細胞・組織・器官の故障に治療を加えて，再び適応させること」さらに広い意味では人間が地球上で共同生活を営むために必要な順応，適応行動をも意味するといえる．WHOはリハビリテーションを障がいおよびそれをきたす状態を改善し，障がい者の社会的統合を達成するためのあらゆる手段を含むとしている．さらに環境や社会に適応するだけではなく，ときにはそれらを改革することも必要であり，地域の住民を含む社会資源全体のかかわりが必要であると述べている．リハビリテーションは，あらゆる障がいや疾病のために生じた本人や家族の不利益を軽減し，自立に向けた回復を援助することであり，理学療法の終局的な目的は，日常生活に必要な基本的動作（起き上がる，座る，立つ，歩く，呼吸をする，食べるなど）をはじめ，生活機能を高める理学療法を実施することである（図1）．

さて，スポーツ選手のけがからの復帰によく用いられる略語「リハビリ」は医療におけるリハビリテーションの中の手段として用いられる「整形外科」と「理学療法」を指すケースが多いが，関節の動

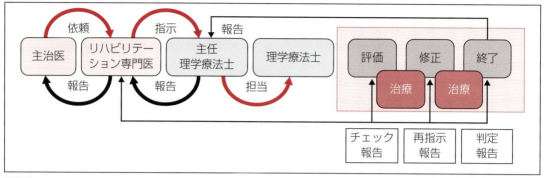

図2 医療リハビリテーションにおける理学療法実施の基本的な流れ

く範囲や筋力の回復のために行う運動・練習・トレーニングなどを一般的に「リハビリを行う」と表現されている．国家資格を有する理学療法を専門とする理学療法士は，リハビリテーションをリハビリと省略する表現はもとより，理学療法と混乱している状況をきちんと整理して社会に対して正しい情報を発信することが望まれる．

4）理学療法士の業務

理学療法士の業務を整理すると図2のようになる．評価と治療は逐次チェックと報告がなされ，共有される情報のなかで，病状や効果による変化に対して修正が加えられる．理学療法士はいろいろな職種のスタッフと協力をしてリハビリテーションを実施する．主治医やリハビリテーション専門医をはじめ作業療法士，言語聴覚士などと連携し治療計画を立案する．また，看護師など病棟のスタッフとの情報交換や医師との治療方針を確認するため，カンファレンス（連絡・確認会議）に参加する．また，対象者の退院後の生活を考えるうえでは医療ソーシャルワーカーやケアマネジャー，保健師，介護福祉士といった職種とのパートナーシップも大切である．理学療法士をはじめ多くのスタッフが共通して，対象者が自立したい，目標に近づきたいとの前向きの気持になれるように動機づけ（モチベーション）を行って支援することも大切な役割である．

理学療法士の業務は直接的なものと間接的なものから成り立っている（図3）．

a．直接的業務

（1）評価，治療計画

評価とは検査と測定，観察および情報収集を統合して解釈するものであり，リスク管理や課題の抽出も含まれる．評価が適切にできると課題に対する目標設定と理学療法プログラムの立案が可能である．

（2）理学療法

必要に応じて物理療法と運動療法を組み合わせて実施する．運動療法には運動要素別，技法別，疾患別，器具別とさまざまな切り口で分類されている．理学療法プログラムに沿って最も適切なものを選択する．

（3）説明，指導，援助

対象者へは説明と同意（informed consent）を行う．情報の開示，理解，自己決定の3つの段階を踏まえて進め，自立に向けて援助方法を提案する．

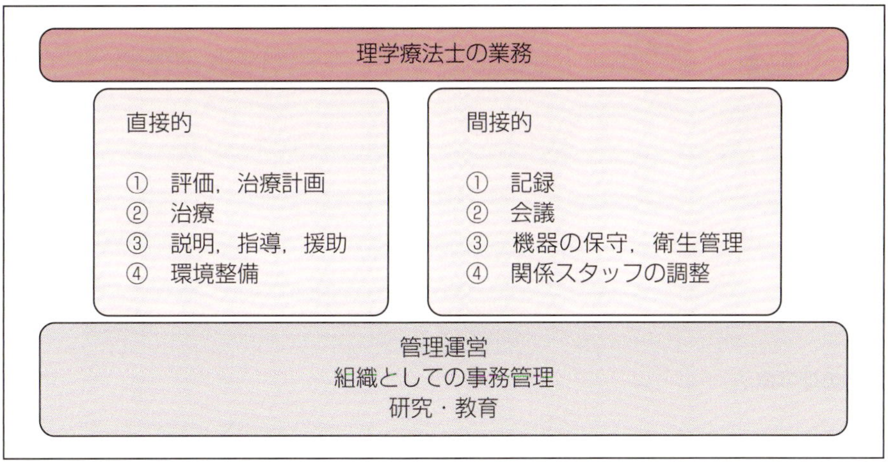

```
┌─────────────────────────────────────────────────────┐
│            理学療法士の業務                          │
│  ┌──────────────────┐  ┌──────────────────┐       │
│  │ 直接的            │  │ 間接的            │       │
│  │ ① 評価，治療計画  │  │ ① 記録           │       │
│  │ ② 治療           │  │ ② 会議           │       │
│  │ ③ 説明，指導，援助│  │ ③ 機器の保守，衛生管理│  │
│  │ ④ 環境整備        │  │ ④ 関係スタッフの調整│   │
│  └──────────────────┘  └──────────────────┘       │
│  ┌─────────────────────────────────────────┐       │
│  │         管理運営                          │       │
│  │    組織としての事務管理                    │       │
│  │         研究・教育                        │       │
│  └─────────────────────────────────────────┘       │
└─────────────────────────────────────────────────────┘
```

図3 理学療法士の業務整理図

(4) 環境整備

対象者の個人・社会的環境を調整する．家屋構造の助言や福祉用具の選定や採寸にかかわる．

b．間接的業務

(1) 記録

記録には，カルテ（診療録），業務実績（日誌，月報），経過報告書，リハビリテーション計画書などがある．診療録は5年間保存し，業務上知りえた個人情報は正当な理由なくして漏らしてはならない（守秘義務）．

(2) チーム会議

アプローチをより密にするため，関係スタッフが集まり，対象者の状況の把握や治療方針・目標設定を確認して共有する．会議の内容は対象者の課題の整理や経過報告，退院先の決定や退院後の方針などを含め，衛生管理，リスク管理などさまざまである．専門的な内容を確認することから他職種の役割を十分に認識し，組織全体の課題を考える機会になるためきわめて重要である．

(3) 機器の保守，衛生管理

理学療法に用いられる機器は一般的に流通されているものではなく，安全対策のうえでも故障には気を配る必要がある．また，衛生管理として，院内感染の防止，緊急時の対応ができる機器の常備やマニュアルを作成しておくことが重要である．

2. 各病期および各分野からみた理学療法（士）の役割

1) 急性期（手術直後や発症後早期の安静が必要とされる時期）

手術直後や発症早期で病状の安定しない時期であり，理学療法士は病や疾病の治療を目的に病態の急変などに対するリスク管理を行いながら，理学療法を遂行する．重篤な対象者に対し，24時間態勢で治療が行われる集中治療室において，不動のため安静になりやすい時期ではあるが理学療法士は体力の回復を図るために積極的に介入する必要がある．たとえば，手術直後に身体を動かさないでいることは対象者にとっては体力を失うことになり，感染症やその他の合併症のリスクが高くなるため，

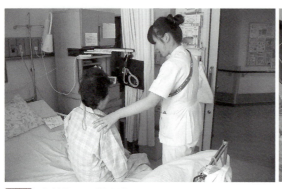
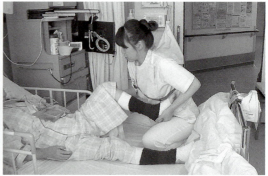

図4 急性期の理学療法

理学療法の介入は大切であり，その後の順調で安全な回復にも有益である．対象者の身体の状態は不安定で，呼吸や循環など種々の専門的な知識に基づいて状態の変化を捉えながら，安静による体力の衰退を防ぐために，徐々に活動性が向上するよう対処する．モニターなどの機器のデータやバイタルサインを確認しながら安定化を図りながら進めていくことは極度の緊張を強いられる場面もあり，対象者の容態によっては深夜や早朝に業務が入る場合もある．急性期のリハビリテーションを実施している病院は，複数の診療科を有する大規模な施設であるため，多種多様な臨床経験を積むことができるが，そこではさまざまな疾患に対応した技術と知識，応用力が必要であり，入院患者の早期離床，早期退院が重視される．疾患ごとのクリニカルパス（スケジュール表を利用して医療の介入内容を最適化したもの）に沿って治療法や日程が決められており，退院日まで効率的業務が求められる（図4）．

2）回復期（医療施設）

　回復期とは，医療施設で急性期の治療を終えた対象者が，理学療法を含めた集中的なリハビリテーション医療を受けて，日常生活・社会生活への復帰を目指す時期を指す．この時期の対象者は，回復能力の余地が多々残存しており，それを最大限に引き出すことが理学療法士の重要な役割となる．ここでは主として対象者の在宅復帰や社会復帰を想定して具体的な動作を獲得するための理学療法が実施されるが，重要なことは対象者の状況を正しく捉え，状況を見極めることで，これは「評価」とよばれ細かくていねいに繰り返し実施される．痛みはどの部位にどの程度あるのか，関節の動きはどうか，筋肉はどのくらいあるかといった点を細かく種々な動作の中で検査・測定する．そして，対象者一人ひとりに合った理学療法をさまざまな選択肢のなかから理学療法プログラムを立案して実行する．また，家族や介護者ともコミュニケーションをとりながら，運動療法を基本に実践において必要な日常生活活動の獲得に向けたトレーニングを実施する．一般的に，大規模病院や大学病院よりも，地域に密着したリハビリテーションを目指している医療施設があるため，訪問リハビリテーションと一体になって治療を提供している病院もある．身体の機能の回復力を最大限に引き出し，対象者を元の生活に戻す支援を行うことが，回復期リハビリテーションにおける理学療法士の役目である（図5）．

3）社会復帰（医療施設）

　一般的に治療が主体となる病院のほかに，医療的なケアのために長期間入院が必要な対象者のために，介護に重点をおいた療養型病院がある．対象者は長期間入院が必要な慢性疾患がある人々や高齢

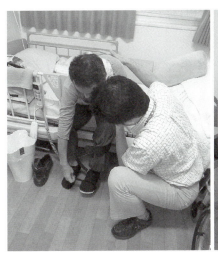
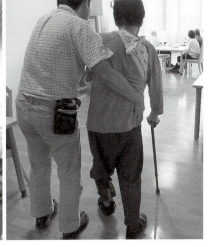

図5 回復期の理学療法

者であることから，顕著な効果を期待するプログラムよりも機能維持を図りQOLを高めることが主な目標になる．

しかし，状況の悪化や再発を防ぐことも重要であり，安心して生きるための生活，社会参加を推進することが大切である．必要に応じて，作業療法士や義肢装具士，住環境コーディネーターなどと協力して車いすや義肢などの福祉用具の選定や調整，住宅改修の相談・助言を行うケースもある．義肢装具や福祉用具の情報や適応技術の提供も自立支援のための有効な手段となる．ただし，装具は機能不全があることの象徴と感じる対象者も存在するので，よりよい自立状態を実現するためにニーズと現実とに折り合いをつけることも理学療法士の大切な役割となる．

4）自立支援（介護施設）

介護保険制度の施行により，地域や在宅でのケアを前提に利用者が福祉サービスを選べるようになった．そのような状況において理学療法士はサービスの提供者だけではなく，対象者がサービスを選ぶ際のアドバイスやコーディネートも可能な専門家として，活躍が期待されている．リハビリテーションにおいて医療分野では「治療」が中心であったが，介護施設での自立支援の場面では対象者の生活領域に密着した「ケア」を主に考えることが重要である．介護施設では実際に対象者が自宅で生活する場面を想定して理学療法を行うことになるため，自宅での生活を視野に入れて日常生活に結びつけることを重視する必要がある．疾患や臓器に関連した課題を探すのではなく，個々人の対象者を取り巻く環境（人間関係や経済性など）も理解したうえでリハビリテーションの一環として理学療法を進める必要性がある．そのためにも，対象者の尊厳を大切にしながら，臨機応変に対応できる対人関係や自己制御能力と社会学，心理学，文化人類学など幅広い見識を身につけることが求められる．

5）自立支援（在宅）

理学療法は「治す医療」から「治し支える医療」への転換も強く求められているため，対象者が従来の社会生活に戻ることができるような工夫やアドバイスを創出する能力が必要となる．対象者に残された身体機能を引き出すことだけではなく，個々人のニーズを探り，それに合わせて社会生活への復

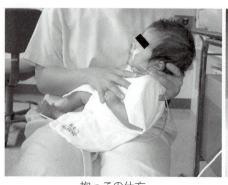 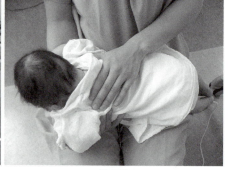

　　　　抱っこの仕方　　　　　　　　　　　排痰法

図6 小児に対する理学療法

帰や適応を支援することである．そのためには，理学療法を提供する場を病院や施設だけに限るのではなく，訪問して在宅で実施することも必要である．訪問リハビリテーションでは，バイタルサインのチェックだけではなく，何気ない会話の中から身体や心の状態を把握し，理学療法プログラムを流動的に変更する．生活の場である在宅においては，対象者の状態を考慮し，手すりの位置の決定，段差などのバリアを取り除き動きやすい環境を作ることも重要な業務である．暮らしぶりや生活のリズムを観察しながら理学療法を進めることができるのが訪問リハビリテーションの最大の利点である．屋外を歩く練習中は，速さ，距離，息づかい，疲れ，足の運びなど対象者自身が気づかない小さな変調も見落とさず観察する．訪問リハビリテーションを通じて，理学療法士は対象者により近い位置と距離で質の高い生活を支援することができる．

6）児童福祉施設（肢体不自由児施設，重症心身障がい児施設等）（図6）

　身体機能不全，精神機能変調，発達遅滞のある子どもの施設は児童福祉施設に分類され，入所と通所の施設がある．ここでの仕事は，生まれつき身体機能不全，精神機能変調，発達遅滞がある子どもを対象に，機能回復というより機能を新たに獲得していく，あるいは適応していくことを目標に心身機能の改善を図る．このような子どもたちには，「リ（再び）」を付けず「ハビリテーション」となる．治療を受けながら発育も援助するという意味で「療育」ともよばれている．必要に応じて家族を対象に療育の知識や技術の指導，生活方法の教室を開くのがよい．理学療法の方法も目標設定も成人とは異なり，健やかな成長を支援するために児童指導員，保育士，臨床心理士，ケースワーカーといったスタッフとの連携も重要なことである．

7）介護予防

　リハビリテーションは少子高齢化など社会的な環境の変化に伴って，急速にその範囲を拡大している．それとともに理学療法も柔軟に対応していかなければならない．近年，高齢化の進展と介護保険の普及を見据えて介護予防が声高に叫ばれ，急速に予防理学療法の概念が拡大してきた．2013年10月29日に開催されたチーム医療推進会議では，厚生労働省医政局から「理学療法士が，介護予防事業等において，診療の補助には該当しない範囲の転倒防止のための指導などを行っているケースがあるが，この場合，『理学療法士』という名称を用いて活動することはなんら問題がなく，特段の法的

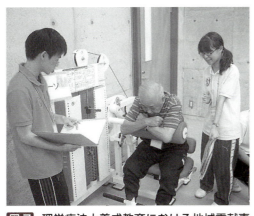

図7 理学療法士養成教育における地域貢献事業（介護予防）

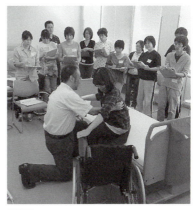

図8 理学療法士が行う介護技術講習会（介護者の腰痛予防研修）

対応の必要はない」との見解を得た．すなわち，予防理学療法実施にあっては，診療の補助に該当しない範囲であれば積極的に進めることが認められたのである．予防理学療法も，本来の運動療法を手段として活用するものであるが，これからはそれを予防分野に応用して，健康な子どもから高齢者まで関与していくことが求められる．今，まさに理学療法士に対する社会的認識が大きく変化したといえる．これを契機に，臨床で培った知識やデータを用いて運動の大切さを説き，予防分野での専門性を高め社会のニーズに応じることは急務であろう．

　介護予防の現場では，転倒や疾病のリスクの高い対象者への配慮や目配り，座る位置や声の掛け方，運動の負荷量などに留意しながら理学療法プログラムを進める．血圧などのバイタルサインを測定し，その日の体調に合わせて理学療法プログラムを調節する必要性もある．理学療法士にとって，運動の指導だけではなくリスクマネジメントも大切な業務になる．さらに，運動と健康のコーディネーターとしてだけではなく，対象者の社会生活の範囲が広がり，知り合いや仲間を増やして地域の連帯感づくりにも参画することが望まれる（図7）．

8）健康増進

　健康を保つために，乳幼児や成人の健康診査や精神機能変調に対する相談指導など，さまざまなものがある．著しい機能回復を図ることを目的とするのではなく，「健康寿命」の延伸を図るとの目的から機能維持や予防という観点から関与することもある．対象者だけではなく家族に対し，介護や健康について相談を受けたり助言をしたり，日常生活活動を援助するアイディアを提供したりすることもある．また，血圧を測定したり，身体を動かすなど対象者の身体に直接触れることで，新たな病気や機能不全や変調を見つけることもあり，適切な医療機関につなぐといったコーディネート的な役割を果たす場合もある．ときには介護者の話を聞いたり，レスパイト（介護疲れの解消策として一時休息をとること）について配慮して家族の健康についてもケアする．さらに，個人を対象とした活動だけではなく，講座や研修などで，たとえば，車いすや杖，浴槽への移動介助，介護者の腰痛予防など，理学療法を通して介護技術の向上や健康づくりにも貢献できる（図8）．

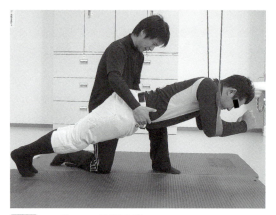
図9 スポーツの理学療法

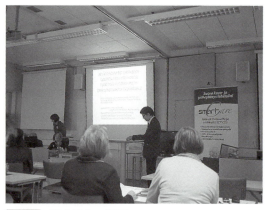
図10 学会発表の場面

9）スポーツ

　学校や職場，地域社会でスポーツが盛んに行われる一方で，スポーツによる損傷や機能不全が増加し問題となっている．鍛え抜かれた肉体や技で最高のパフォーマンスを行うスポーツ選手においても，常にけがや不調といった危険にさらされている．自分の身体のことはわかっているようにみえても，その知識は十分であるとはいえないのである．運動負荷や運動方法が不適切な場合は，思わぬ事故やけがの要因になる．適切な運動は健康増進に効果的であることから，スポーツ医学の発展とともに機能損傷・不全の予防や治療，事故防止，効果的なトレーニングの研究開発といった分野でも理学療法士の能力が求められている．理学療法士は，プロスポーツでもトレーナーやコーチとは別に選手の損傷を最小限に防ぎ現役生活を長くするために必要な存在として認識されるようになってきている（図9）．

10）教育と研究

　理学療法士を目指す人材を育てることも重要な業務である．2014年9月現在，理学療法士の養成校は249校（大学95校，短大6校，専門学校148校）で，それに伴い教員数も増加しており，専門分野の研究をしている教員の活躍も注目されている．理学療法士の養成教育に関する基本的な規則は，理学療法士作業療法士学校養成施設指定規則で定められており，修業年限は3年以上となっている．しかし，1992年に広島大学医学部保健学科が初めて4年制大学として開設され，この時期以降に4年制が増えてきている．これは近年の医学の著しい進歩に伴って，理学療法士として学習すべき知識と技術が，質・量ともに従前と比べ膨大なものとなり，修学年限の拡大が望ましいとの意見が増えているためであり，卒業教育としての大学院の設置も増えている．

　2014年9月現在，研究論文を作成して研究能力の基礎を身につける場所として，教育・研究者・実践的臨床家を育成する大学院は56校である．ちなみに，アメリカの理学療法教育は1980年には6年制教育（修士課程）を最低基準とし，2020年を目途に最低基準が博士課程修了とする計画を進めている[4]．また，理学療法士の養成課程で重要な位置を占める臨床実習では，臨床経験を3年以上積んだ"臨床実習指導者"が臨床現場で実習生の教育に関与している．座学では決して学べない臨床を通じた生きた教育が理学療法士の専門性と課題解決能力としての臨床推論の能力を高めることになる．よって，科学的証拠に基づいた理学療法を実施することを期待するのであれば理学療法士自身，研究者としての姿勢を併せ持つ必要がある（図10）．

3. 専門性と独自性

　専門家の意識は，業務を通して学ぶ姿勢や自ら学んだことを仕事に反映する姿勢を持ち続けることが望ましいことはいうまでもない．理学療法は発展途上の分野であり，未来に向けた展望を確認しながら挑戦し続ける常に新しい情報や知識をとり入れる努力が求められる．幸い多くの先人たちが学習や研究を積み重ねて理学療法の知の遺産を残している．理学療法は，紀元前からの長い歴史があり，経験に基づいた「技能」の積み重ねは，学問として体系づけられたものとは異なり，今後は専門家としての研究体制をさらに整備して，実践すればより高度な専門性の確立につながると確信する．臨床と研究は切り離して考えることはできない．最近の研究内容は，理学療法特有の分野にとどまらず，多職種との共同研究，共同発表も増えてきた．これは研究の幅を広げ見識を深め，理学療法士の専門性をさらに高めていくだろう．

　理学療法士の高い専門性には，企業も注目している．研究用に自社製品を寄託して研究成果を製品開発に役立てる運動機器メーカー，福祉機器メーカーが増えている．企業と連携することで，リハビリテーション活動の技術的な向上に寄与することも理学療法士の独自な業務といえる．

　また，特定疾患（原因不明，治療方法未確立であり，かつ，後遺症を残すおそれが少なくない疾病または，経過が慢性にわたり，単に経済的な問題のみならず介護に著しく人手を要するために家庭の負担が重く，また精神的にも負担の大きい疾病）の治療について，自らの専門分野として深く追求している理学療法士もいる．その他，整形外科の診療所で物理療法を中心に研究と同時に技術を磨き，ホスピスやがん専門病棟で痛みや浮腫を和らげて QOL を維持する「緩和ケア」を行っている理学療法士もいる．

4. 理学療法士になってから

　教科書にあるような疾患特性がそのまま対象者にあてはまることは少なく，一人ひとりの個人差があることを感じるだろう．また端的に身体機能を高めることが対象者のためになると考えていたが，対象者の性格や人間性，その社会的背景を含めて相対的に接していかなければならない難しさも経験する．対象者も理学療法士も生身の人間同士であり，双方に悩みは尽きないと思える．一般社会で理学療法の認知度をさらに高めるために，地域内で理学療法士の顔の見える活動を拡大するとか，学術集会などで研究成果を発表するなど，理学療法士自身が情報の発信者となって，その専門性をアピールすることも今後の大切な仕事として期待される．今日の医療の世界では EBM（evidence-based medicine，科学的根拠に基づく医療）が重要視されており，この流れはそのまま理学療法の分野にも導入されている．理学療法で用いられる運動療法も，これから積極的に研究開発が進められて，確かな証拠を明らかにしていくことが重要である．

　一方，理学療法士は疾患や機能損傷・不全だけを診ている専門職ではない．関与した対象者の数が多ければ多いほど理学療法士の「臨床の知と技」および人間としての世界観は大きく成熟すると考える．対象者にとってよりよい理学療法とは何か，その問いには正解のない永遠の課題かもしれないが，常に真摯な姿勢で善意を抱いて最善を尽くすことが，理学療法士の使命であるといえよう．

押さえておきたい要点

- 理学療法とは，科学的根拠に基づいて，身体的治療のための知識と技術とを活用し，損なわれた身体の基本的な運動機能を回復促進するための治療法であり，温熱，水，光線などの物理的エネルギーを活用し，患部の疼痛や循環の回復を促進する物理療法と治療的な体操や徒手療法などの運動療法を手段とする総体的治療体系である．
- リハビリテーションは，あらゆる障がいや疾病のために生じた本人や家族の不利益を軽減し，自立に向けた回復を援助することであり，理学療法の終局的な目的は，日常生活に必要な基本的動作（起き上がる，座る，立つ，歩く，呼吸をする，食べるなど）をはじめとする生活機能を高めることである．
- 理学療法士は，急性期，回復期，生活期をはじめ介護施設や在宅での自立支援，児童福祉施設，介護予防，健康増進，教育と研究の分野で科学的証拠に基づいた理学療法を実施している．
- 専門家の意識は，業務を通して学ぶ姿勢や自ら学んだことを仕事に反映する姿勢を持ち続けることが望ましい．理学療法は発展途上の分野であり，未来に向けた展望を確認しながら挑戦し続ける常に新しい情報や知識をとり入れる努力が求められる．
- 今日の医療の世界では EBM（evidence-based medicine，科学的根拠に基づく医療）が重要視されており，理学療法で用いられる運動療法も，これから積極的に研究開発が進められて，確かな証拠を明らかにしていくことが重要である．

もっと知りたい人のための Further Reading

奈良　勲（編）：理学療法概論 第6版．文光堂，2014．
理学療法についての大要を述べたものであり，そのあらゆる分野を総体的に理解するうえで手助けになる．

奈良　勲，内山　靖（編）：理学療法検査・測定ガイド 第2版．文光堂，2011．
各種 ADL 評価の項目と判定基準が示されており，検査のポイントが理解できる．明日からの臨床にすぐに役に立つ書籍である．

奈良　勲，神戸晃男，山崎俊明，木林　勉（編）：理学療法から診る廃用症候群―基礎・予防・介入―．文光堂，2014．
超高齢化社会にあって避けては通れない廃用症候群の基礎的な側面とその予防，臨床的介入を探ることを目的として整理されている．

●文献●

1) 小池文英（監訳）：Rusk リハビリテーション医学．医歯薬出版，1973．
2) 中島喜代彦：理学療法の歴史．理学療法概論テキスト2版，細田多穂（監修），p.1，南山堂，2013．
3) 中央法規：平成24年版 医療六法．p.1583，中央法規出版，2012．
4) 森田正治：世界における理学療法教育の変遷．理学療法概論テキスト2版，細田多穂（監修），p.91，南山堂，2013．

Chapter 4

理学療法の概要 その2
—理学療法現場における業務,評価とアプローチ—

古西 勇,大西秀明(新潟医療福祉大学)

学習目標 何を学ぶか
- 理学療法士の働く現場の最近の動向を説明できる.
- 患者一人ひとりに合わせた理学療法介入の意義を説明できる.
- 理学療法の評価から治療・介入計画の作成に至るまでの過程を説明できる.
- 主な理学療法について述べられる.
- 科学的根拠に基づく理学療法について説明できる.

1. 理学療法現場における業務

1) 理学療法現場の環境

　理学療法士の業務は,現場が医療施設かそうでないか,規模が小さいか大きいか,施設基準や勤務形態(常勤かそうでないか)の違い,他の従事者数,職位などにより,当然ながら内容も異なる.

　病院の従事者として働く理学療法士の数は,他の職種に比べて増えている.平成25年10月1日現在で調査された厚生労働省の「病院報告」では,病院の職種別にみた従事者数として理学療法士は61,700人以上であり,対前年増減率は8.6%と全職種の中で言語聴覚士(8.7%)に次いで高い[1].

　施設別理学療法士就業比率でいえば,日本理学療法士協会の平成22年の調査では,主たる職場が医療施設と回答した理学療法士は7割半近くと,社会福祉施設(介護予防を含む)(約20%)や教育機関(約5%),行政関係施設と健康産業施設・営業施設,その他(合わせて数%)と比べて多かった[2].

　しかし,社会の需要という面では,理学療法現場の多様化は今後も進むと考えられる.そのことは,理学療法士養成学校・養成施設卒業者の求人・就職状況の推移からも読みとれる.日本理学療法士協会の平成22年度の調査によれば,同年の求人数は医療保険領域施設では4,5年前に比べてほぼ同じ程度でありながら求人施設数は大きく減少していた.その一方で,介護保険領域施設では求人数,求人施設数ともに大幅に増加していた.

2) 理学療法現場のマネジメント

　どのような現場でも,主任,係長,課長,科長といった職位にある理学療法士,およびそれに準ずる責任のある立場の人たちや一人職場の人たちは,理学療法の現場におけるマネジメントという一般職員としての理学療法士の業務を統括し他部門と調整する役割がある.マネジメントには,組織としての経営にかかわる効率化を図るという当然の目的もあるが,医師から処方された理学療法対象患者を誰が担当するかの決定も含まれる.通常は,免許取得からの経験年数や専門性などそれぞれの理学療法士のキャリアを考慮して,職場全体として最善の理学療法を患者に提供できるように配慮されているはずである.

同様に，理学療法士養成校から受入れを依頼された臨床実習の学生の教育を誰が担当するかを決めることも，マネジメントに含まれる．患者治療と実習生の教育との両立は，理学療法現場のマネジメントと臨床実習教育者個々人の熱意に負うところが大きい．

3）理学療法現場における連携

理学療法士が現場で連携を取り合う相手は，日本理学療法士協会の平成22年の調査結果から，多くの職種にわたっていることが伺える．アンケートの回答（複数回答）では，主たる職場内で実際にチームを構成している職種は，医師（リハビリテーション専門医36.0%，それ以外76.6%），看護師・保健師（84.8%），作業療法士（72.1%），言語聴覚士（55.6%），ソーシャルワーカー（53.8%），栄養士（37.1%），介護福祉士（36.5%），介護支援専門員（30.6%），義肢装具士（15.3%）であった[3]．

他職種との連携の持ち方として，カンファレンス（ミニカンファレンス）や義肢・装具の検討会などがあるが，週に1時間未満という場合が多いようである．前述のアンケートの回答では，平均的な1週間の勤務時間内でカンファレンスなどにかける時間は，30分未満が34.2%，30分以上1時間未満が33.7%，1時間以上が23.1%となっている．義肢・装具の検討時間は，30分未満が36.8%，30分以上1時間未満が7.1%，1時間以上が3.2%であった．

チーム内の他職種の職員が見える場所で理学療法を行うことは，さらに効果的な連携を可能にする．前述のアンケートの回答では，主な理学療法実施場所が病棟や病室，居室などの場合が回答者の15.2%であった．平成26年度診療報酬改定で「急性期病棟への理学療法士の配置」が創設されたが，その先行的な取組事例からも理学療法士が病棟に配置されることの効果が伺える[4]．

4）理学療法現場における個別の業務

理学療法の現場では，医療施設かそれ以外の施設か，規模が小さいか大きいか，どのような施設基準で理学療法を提供するかにより，その環境やマネジメント，そして理学療法士が担当する患者一人ひとりを中心とした他職種との連携のとり方が多様化している．しかし，それらは理学療法の本質ではなく周辺部分であるといえる．「理学療法の本質は治療」（半田，2014）であり，その核の部分は普遍的なものである[5]．

理学療法は，リハビリテーション医療を構成する治療法の一つである．治療法は，科学的検証があって初めて「効果あり」と認められるものである．理学療法は，普遍的な治療法として「効果あり」とされながらも，患者一人ひとりに合わせた適切な理学療法介入ができなければ，期待される効果が得られなく，むしろマイナス要因となることが危惧される．

理学療法士は，患者一人ひとりに合わせた理学療法をいかに適切に実施できるかという生涯にわたる課題を抱えて働いている．養成校の学内と学外での臨床実習教育を受け，国家試験で幅広い知識と応用能力を試され，それに合格して初めて理学療法士との名称を使うことができる．それは，基本的な理学療法を適切に実施でき，患者一人ひとりに合わせてその効果を最大限に発揮できるよう常に研鑽に励む者に，リハビリテーション医療における理学療法という治療法を任せるという法的な枠組みともいえる．

では，理学療法を適切に実施するために留意すべきことは何か．日本理学療法士協会の「理学療法士業務指針」（平成7年12月9日制定，平成24年4月1日一部改正）によれば，理学療法士は「医師の指示の下に理学療法を実施」するものであるが，個別の業務を行うにあたって「その都度医師の具

体的な指示を受けることを必ずしも必要としない」．ただし，その業務は「全体として医師の指示により行われる」ものとされている[2]．

マネジメントのところで述べたように，医師からの指示が出されたら，その患者を誰が担当するかが決定される．理学療法士は，通常 1 日に治療する患者の人数に応じてスケジュールを立てて働いているため，指示が出された時点で，それぞれの担当患者の人数やスケジュールの余裕にも配慮して，担当が決められる．

前述の「理学療法士業務指針」によれば，理学療法士は「医師から理学療法遂行の対象者について留意すべき事項に関し書面により指示をあらかじめ受ける」ものとされている．そして，「疑義がある点については医師に確認を求める」という主体性が理学療法士に求められている．

患者を担当する理学療法士は，留意すべき事項を理解し，必要に応じ医師に確認をしたうえで医療記録などに目を通し，患者を評価する．急性期や回復期の入院患者であればベッドサイドや病棟で行うこともあり，車いすへの移乗やリハビリテーション室までの移動が可能であればリハビリテーション室で行うこともある．

2. 評価とアプローチ

1) 初期評価の構成要素

初回の理学療法計画を作成するための評価を初期評価（あるいは初回評価）とよぶ．米国理学療法士協会の教育プログラムの資料では，理学療法士による初期評価の構成要素を整理している（**表1**）[6]．この枠組みは，記録の要素とも相互に関連している．ここで用いる「診察（examination）」という用語は，日本では「医療行為」の一つであり，医師・歯科医師以外の医療従事者が行うことのできない行為であるが，後述の検査と測定（test and measurement）や評価（evaluation：査定，鑑定など，assessment：分析，解析など）と区別するため，その用語どおりではないという意味で「診察」（かっこ付きの診察）として用いる．

「診察」には，病歴，全身の観察と検査，理学療法の検査と測定が含まれる．病歴は，患者や家族，介護者へのインテイクまたはインタビュー，すなわち問診を情報源とする．全身の観察と検査は，英語で system review あるいは review of system，略して ROS といわれるもので，医師による医療記録，看護師による看護チャート，X 線写真や CT，MRI などの画像，臨床検査の結果など全身状態の情報も情報源とする．検査と測定は，関節可動域測定（range of joint motion test：ROM-T）や徒手筋力検査（manual muscle testing：MMT）など，具体的な理学療法の検査と測定を情報源とする．

評価は，これらの「診察」の結果を根拠とし，臨床家がその課題解決技能を活用し，臨床的な判断を下すことである．評価は課題解決の過程であり，理学療法士が下した臨床的判断は「理学療法診断」ともいえるが，日本では「診断」は重要な「医療行為」であり，医師以外が業として行うことは医師法第 17 条など関係法規により禁止されている．よって，理学療法士が下した臨床的判断は，必要に応じ理学療法の指示を出した医師に速やかにフィードバックすることで，医療行為を補完することにより役立てられる．

「診断」に付随する臨床的な判断として，機能損傷・機能不全や活動制限，参加制約が今後の理学療法の効果を含めて改善される見通し，すなわち「予後」に関する判断が患者にとっては重要な意味を持つ．「予後」が「診断」に付随するものであれば，それを患者に説明することも重要な「医療行為」

表1 初回に患者を担当する際に理学療法士が記録する内容

構成要素 (Component)	含まれるもの (Including)	情報のもと (Source of Information)
診察 (Examination)	1) 病歴 (History)	患者や家族，介護者への問診
	2) 全身の観察と検査 (Systems Review) 心血管系，皮膚系，筋骨格系，神経筋系，認知やコミュニケーション能力	医療記録・チャート，全身の全体的診察
	3) 検査と測定 (Test and Measurement)	具体的な理学療法の検査と測定（例，関節可動域，筋力など）
評価 (Evaluation)	臨床的判断，課題解決過程，理学療法診断と予後，確立した治療計画 (Clinical judgment, problem-solving process, PT diagnosis and prognosis, and established plan of care)	診察の結果および臨床家の課題解決技能や臨床判断の結果

(Erickson M, et al：Physical therapy documentation：from examination to outcome. SLACK Incorporated, 2008. Table 3-1 から一部を除いて掲載)

であり，医師以外が業として「予後」を説明することも禁止されていると考えられる．よって，理学療法士として評価から予測される「予後」に関することを含めて，指示を出した医師に報告することが理学療法士の役割と考えられる．

前述の「理学療法士業務指針」においても，理学療法士は患者の病態や治療内容について患者や家族から「説明を求められたときには，その旨を医師に報告する」とあるように，病状説明はあくまでも医療行為であることに注意する必要がある．その一方で，「理学療法の評価・目的・内容について」は患者や家族に「その都度適切に説明する」ものとされているため，患者や家族への説明に際しては慎重に行う必要がある．これは「説明と同意 (informed consent)」とよばれ，医療人の説明と患者の同意，つまり双方の総意で医療が実施されることを推奨するものである．

「予後 (prognosis)」とは，けがや病気，それに起因して生じる機能損傷・機能不全などが将来どのような経過をたどり，どこまで回復するかを予測することである．理学療法士にとって予後を考えるということは，将来の経過をよい方向に導き回復を促進するために，自らの立てる治療計画が最善といえるかどうかを突き詰めて考えることである．この際，医学的および理学療法学的予後がその基盤になければ，治療計画は非科学的なものになる．しかし，予後を予測することは，きわめて難しく，既存の文献データなどを参考にして，研究でも必要となる仮説（仮の学説，推論）をそれぞれの症例についても設定する必要がある．そして，経過結果と仮説との間のプラス，マイナスの誤差を観察して考察することで臨床推論能力も高まると思える．

2) 理学療法評価における統合と解釈

理学療法の現場では，評価における臨床的判断の取り掛かりの思考過程を「統合と解釈」とよぶことがある．「診察」の結果から全体像を捉え，個々の結果同士の関連性や因果関係を推察し，複雑な機能損傷・機能不全などの全体像を理学療法士の視点から解き明かそうとする論理的思考の過程である．

「統合と解釈」に相当する表現は，残念ながら，英文の文献を含めて雑誌などに発表される症例報告にはほとんどみられない．しかしながら，理学療法の臨床実習における教育では，慣例的に課題やレポートとして統合と解釈を書くように教授されることが多い．それは，評価の取り掛かりの思考過

程であるため，統合と解釈を文章化できなければ次に進めない，あるいは統合と解釈の文章化なしでは臨床実習における評価が完結しないとの考え方であろう．

　前述の「診断」と「予後」を合わせて簡潔な文章で表現したものが「統合と解釈」であるといってもよいかもしれない．「診断」と「予後」がどちらも「医療行為」であることを考えれば，それらの行為を関係法規で禁じられている理学療法士にとって「統合と解釈」は理学療法の現場の評価における臨床的判断を論理的に説明し，理学療法士が確立する治療計画の合理性を裏づける行為であるとも読み替えられる．

　理学療法の現場では，そのような「統合と解釈」の意義を認識し，臨床実習における教育で学生への課題やレポートに含めて教授するという一方で，現場の理学療法士が日常的に記録する理学療法の診療記録では「統合と解釈」あるいは「診断」や「予後」を記録しているのかどうかは不明である．臨床実習教育においても，「統合と解釈」は考察と同義と考えられたり，考察に含めればよいと考えられたりすることで，症例報告に「統合と解釈」を章立てして記録する必要性に対して疑問が投げかけられることもある．

　このように「統合と解釈」という形式がよいかどうかは疑問の残るところだが，いずれにしてもそれは理学療法士が下した臨床的判断の一部であるため，「診断」や「予後」と同じように，現場においては指示を出した医師に速やかにフィードバックして，患者の治療に役立てられる必要がある．そのため現場の理学療法士には，医師やチームの他職種の医療関係者，そして患者が理解できるような，わかりやすい論理的な説明をする能力が求められる．

3）理学療法の治療・介入計画の作成に至る過程

　理学療法的治療介入を通して，良くなる可能性を実現することに加え，ここでいう治療には，教育的あるいは環境的なアプローチも含まれる．その計画の作成に至るまでの過程は，前述の「診断」と「予後」，あるいは「統合と解釈」という思考過程を通じた臨床的推論である．

　では，具体的にいかに臨床推論するのか．標準化された理学療法を基に考え方を明確に示すこともその一つである．理学療法の標準化は，日本理学療法士協会においても今後の重要な課題として位置づけられている[2]．世界的にも，世界理学療法連盟（World Confederation for Physical Therapy：WCPT）欧州地域の総会により承認・改訂されたものなど，それぞれの国や地域で理学療法の標準化が進んでいる[7]．

　オーストラリアの理学療法スタンダードは，オーストラリア理学療法協議会がオーストラリアにおける理学療法の標準と定めた技能であり，オーストラリアで理学療法士になるために必要とされる技能をスタンダード（標準）として分類し，それぞれに構成要素（elements）と，各標準の達成度を確認するためのガイドの役割を果たす知識，理解，行動，能力の具体的例を集めたもの（examples of evidence standard）の詳細がまとめられている[8]．

　スタンダードと構成要素は，理学療法の評価から治療・介入計画の作成に至るまでの過程を理解するのに役立つと思える（表2）．「理学療法の本質は治療」であり，その核の部分は普遍的なものであると考えれば，オーストラリアにおける理学療法の標準と日本におけるそれは本質的に同じであるといえる．

a．クライアントの評価（表2 標準4）

　「クライアントの評価」は，構成要素の内容から，米国理学療法士協会の資料の「診察」に相当するものと考えられる．クライアント（client）とは医療機関であれば患者のことであり，依頼人という意

表2 理学療法の評価から治療・介入計画の作成に至るまでの過程

標準 (Standard)	構成要素 (Elements)	
標準4 クライアントを評価 (Assess the Client)	4.1 4.2 4.3 4.4	クライアントの情報を収集 予備的な仮説を形成 評価を計画し実施 安全に評価を実施
標準5 評価結果を解釈,分析 (Interpret and Analyse the Assessment Findings)	5.1 5.2 5.3 5.4 5.5	結果を「正常」と比較 結果をクライアントの状態から予想されることと比較し,他に考えられる診断を除外 クライアントのニーズの優先順位を決定 必要に応じ再評価し,筋書き通り支持される仮説を作成 技能と専門知識の範囲外の分野を特定しクライアントを適切に紹介
標準6 理学療法介入計画を作成 (Develop a Physiotherapy Intervention Plan)	6.1 6.2 6.3 6.4 6.5 6.6	理学療法介入の合理的根拠を明確化 クライアントとともに現実的な短期と長期の目標を設定 適切な理学療法を選択 介入計画に影響する起こりうる不測事態への備えを計画 クライアントとの共同で介入計画の優先順位を決定 妥当性と信頼性のある成果測定指標を用いた評価の計画を決定

(Australian Physiotherapy Council:Australian standards for physiotherapy. 2006. Table 5.3 から一部を除いて掲載)

味で,理学療法を依頼する人のことを指す.評価するという言葉は,ここではassess(名詞でassessment)と表現されていて,米国理学療法士協会の資料の「診察」に含まれる病歴や全身の観察と検査(ROS),検査と測定(test and measurement)に相当すると考えてよい.

評価(evaluation, assessment)は,「クライアントの情報を収集」(4.1)することを導入部とし,「予備的な仮説を形成」(4.2)すること,「評価を計画し実施」(4.3)すること,「安全に評価を実施」(4.4)することといった要素で構成される.

(1) クライアントの情報収集

ここでは,患者への挨拶,自己紹介,患者の名前のフルネームでの確認に続いて,面接により病歴などを情報収集すること,全身の観察と検査,理学療法の検査と測定などの評価をすることに対して,患者や家族からの了承を得ることを含む.患者自身が,ICFでいう「活動」や「参加」についてどれくらいの期間での獲得を目標としているのか,何を重要視しているのか,何を期待しているのかも明らかにしておく必要がある.そして,それらの情報を適切に記録することも理学療法士に求められる技能である.

(2) 予備的な仮説の形成

前記した時点で考えられる範囲で,特定の病因で現在の症状や生活機能低下に至っているとの仮説(仮の学説,推論)を立てることは大切である.そのことで,検査と測定データから予後予測の推論がより効率的になると思える.つまり,仮説を立ててそれを検証する過程で,事実,真理の追求への知的作業がより現実的なものとなるだろう.

理学療法士は,症状,機能損傷・機能不全などの原因あるいは病態生理,関節運動や筋の働き,全身の持久力,姿勢や寝返りや起き上がり,起立や歩行などの生活機能に焦点を絞って目標達成の仮説を立てることが多々ある.骨折の手術後であれば,手術侵襲による手術部位やその周囲の組織への影響も考える必要がある.手術した部位の安静を保ち,禁忌事項(治療に際して禁止すべき対応)とさ

れる肢位や関節運動を避ける時期も考慮する．痛みを伴う場合，急性期，亜急性期，慢性期などの病期によっても対応が異なるので，その配慮も大切である．

(3) 評価を計画して実施

仮説を検証するための検査と測定においては，痛みや手術による影響へも配慮し，関節可動域測定や徒手筋力検査，全身持久力検査，姿勢や基本動作の観察（動作の観察による分析を動作分析，特に歩行の観察による分析を歩行分析という）などが実施される．ほかに，視診，触診，聴打診，形態測定，整形外科分野の特殊検査や徒手的な検査，それぞれの疾患の重症度や進行の経過を全体的に評価するための検査バッテリー，小児であれば発達の検査なども含まれる．

また，ICFでいう「活動」や「参加」については，そのなかに患者の到達目標と患者や家族のニーズ(needs)が含まれているため，理学療法士は，直接的に実行状況を観察して確認することが重要である．基本的ADLの代表的な評価方法として，バーセル指数（Barthel index），略してBIおよびfunctional independence measure，略してFIMなどが用いられる．

(4) 安全な評価の実施

平成26年度診療報酬改定による「急性期病棟への理学療法士の配置」の創設という社会の変化にみられるように，理学療法士は急性期の全身状態が不安定で急変しやすい患者を担当することも多々ある．評価を実施する際にも，胸痛，脈拍異常，呼吸困難，意識障害，高血圧や血圧低下，痙攣・てんかん発作，頭痛，めまい，悪心・嘔吐，発熱など，患者の不調の訴えや症状に注意する．症状の内容により「積極的なリハビリテーションを実施しない」や「途中でリハビリテーションを中止する」の判断については，『リハビリテーション医療における安全管理・推進のためのガイドライン』（日本リハビリテーション医学会，2006）に詳しく記載されている[9]．

急変以外でも，姿勢や動作分析，歩行分析といった評価の場面，あるいは病棟からリハビリテーション室への移動のためのベッドと車いすとの間の移乗（トランスファー）の際などに，患者の転倒や転落，皮膚損傷などの事故への注意も必要である．また，治療のためにチューブ類を身体に挿入されている患者については，それらのチューブ類の管理（ライン管理とよぶ）も重要である．

b．評価結果の解釈と分析（表2 標準5）

評価結果の解釈と分析は，結果を「『正常』と比較」(5.1)すること，患者とともに「ニーズの優先順位を決定」(5.3)すること，確立された「仮説を作成」(5.4)すること，「適切な紹介」(5.5)をするという要素で構成される．

(1)「正常」との比較

評価のどのような結果が「正常」といえるのかは，ICFでいう個人因子により異なることが多い．関節可動域測定法（日本整形外科学会，日本リハビリテーション医学会，1995）では，「関節可動域は年齢，性，肢位，個体による変動が大きいので，正常値は定めず参考可動域として記載」している．徒手筋力検査としてよく用いられる『DanielsとWorthinghamの新・徒手筋力検査法』によれば，臨床の理学療法士が検査でNormal（正常）と段階づけた筋が80〜625N（ニュートンという力の単位）までの幅広いばらつきがあったことから，「正常」な筋とその下の段階の筋とを区別することの困難さについて触れている[10]．

一般的には，四肢の関節や筋などの片側に機能損傷・機能不全がある場合，まずは反対側の同じ関節や筋の機能と比較する．感覚検査などでは，反対側の同じ部位との比較に加え，同側の遠位（体幹から遠い部位）と近位（体幹に近い部位）との比較を行うことも異常を「正常」と区別するのに有用である．

(2) 病状と一般的な予後との比較

　ICFでいう健康状態の情報，たとえば診断名である疾患の発症からの期間やその間に辿ってきた経過と今まで受けた治療という現病歴を最初に確認する．次に，一般的に特定の疾患発症後の経過を医学的な知識と臨床的な経験から予想する．同じ疾患であっても，年齢などの個人因子や，合併症，既往症などは発症後の経過に影響を与える可能性がある．それを踏まえたうえで，最後に，その予想される状態と目の前の患者との状態とを比較する．

　骨折の手術後であれば，その経過日数による影響（手術による侵襲を受けた部位やその周囲の組織が回復途上のどの時期にあるのかを含め）も一般的に予想される状態を考えて，患者の現在の状態との比較を行う．「安静を保つことが治療」という時期があることも常に念頭において，どの程度まで身体や関節を動かしてよいのかなど，留意すべき点を医師に確認する必要がある．

　外来診療などで，医師による初診に続いて理学療法の指示が出され，診断名として書かれた疾患の特徴的な状態が患者の状態と一致しないときがあるとすれば，医師はその時点の症状から診断学的に確率の高い疾患を想定して診断名としたが，診断はまだ確定していない（このような診断名の「疑い」があるという程度）という可能性もある．特に，時間差をもって複数の症状が出現するような疾患の場合，そのようなことが起こりうる．

　たとえば，帯状疱疹という病気では，痛みの症状が先行し何日か後から皮膚症状が出現する．そのため，受診時にまだ痛みの症状しかない場合，その時点では診断はまだ確定していない（あるいは別の診断名がつけられている）可能性がある．この場合，帯状疱疹の可能性も考えられるとしていたら，何日か経っても皮膚症状が出現しなければ帯状疱疹の可能性を「除外する」という臨床的判断となるが，そうでない場合，別の診断名のみとなる．

　前述のように，「診断」自体は重要な「医療行為」であり，医師以外が業として行うことは禁止されている．したがって，理学療法士は評価所見から指示箋に書かれた診断名以外に他に考えられる疾患があれば，速やかに医師に報告することで医療行為を補助し，治療を円滑に進めるのを助けることが求められる．

(3) 患者とともにニーズの優先順位を決定

　日本では，課題点を特定する際，重要な順に #1，#2，という番号により優先順位をつけることが多い．同時に，現在の複数の症状の相互の関連性や，ICFでいう機能損傷・機能不全（impairments）と活動制限，参加制約，環境因子，個人因子といった分類の枠組みを超えた相互作用を類推することで，患者の生活機能の全体像を明らかにする．

　優先順位に従って #1，#2，という番号をつけた課題点は，治療の経過記録を課題ごとにSOAP（subjective objective assessment plan）でまとめる際の見出しとしての役割を果たす．1日の経過記録で取り上げる課題点の数は，一つもしくは二つ程度が現実的である．1週間のうち毎日違う課題点を取り上げても，多くて10程度である．逆に，1週間あるいは1か月のうち一度も取り上げられない課題点に果たして臨床的な意味があるのかと疑問視されても不思議ではない．

(4) 確立された仮説の作成

　これまでの解釈と分析の過程を経て，より詳細な検査と測定により，確立された「仮説を作成」（5.4）することが次のステップである．すでに評価で「予備的な仮説を作成」（4.2）していたが，この段階では，検証と比較，ニーズの優先順位の決定などを経て，現在の症状や機能損傷・機能不全をきたしている原因あるいは病態生理の背景などを導き出すという点が異なる．

(5) 適切な紹介

　紹介する（refer）ことあるいは紹介（referral）とは，患者の治療の権限を誰かに委ねることである．はっきりしないことを問い合わせるという意味の「照会」とは区別して用いる．患者の医学的な状態が理学療法では対処できない場合，あるいはより専門的な理学療法の技能が必要な場合などに，そのようなことが考えられる．日本では，医師に相談して作業療法や言語療法の処方を追加してもらうといったことや，理学療法の部門のマネジメントをしている理学療法士に相談してより専門的な技能を持った理学療法士に担当を依頼するなどという対応が現実的に考えられる．

　また，近年では「セカンド・オピニオン」とよばれ，特定の病院や診療所などの医師の診断と治療に疑問を抱く場合には，他の医師の診察を受けて，より確実な医学的見解を得ることは常識化されている．これについては今後，理学療法に関連してもありうることかもしれない．

c．理学療法介入計画の作成（表2 標準6）

　理学療法的治療という方法を通して良くなる可能性を実現することが介入であり，その具体的な道筋が介入計画である．理学療法介入計画の作成は，その「合理的根拠を明確化」(6.1)するところから始まり，患者とともに「現実的な短期と長期の目標を設定」(6.2)すること，科学的根拠（エビデンス）に基づき「適切な理学療法を選択」(6.3)すること，「不測事態の備えを計画」(6.4)すること，患者との共同で「介入計画の優先順位を決定」(6.5)すること，短期と長期，あるいはそれまでの中間期で，良くなる可能性を実現できたかどうか，設定した目標を達成できたかどうか「妥当性と信頼性のある成果（アウトカム）測定指標を用いた評価の計画を決定」(6.6)することまでを含む．設定した目標を達成できたかどうかを確認する評価を再評価，最終的な評価を最終評価ともいう．

　評価結果の解釈と分析により現在の症状や機能損傷・機能不全をきたしている原因あるいは病態生理を踏まえ，理学療法士としてそれらへの介入による症状や機能損傷・機能不全を改善できるかを考える．

　理学療法士の業務は，それぞれの国の理学療法士に関する法律で規定されている．日本では，『理学療法士及び作業療法士法』(1965年6月)のなかで，理学療法とは「身体に障害のある者に対し，主としてその基本動作能力の回復を図るため，治療体操，その他の運動を行なわせ，及び電気刺激，マッサージ，温熱その他の物理的手段を加えることをいう」と規定されている．前述の「理学療法士業務指針」では，近年におけるリハビリテーション・医療の進展などを受けて，理学療法士の個別業務に関して次のように定義している[2]．なお，奈良は，ICFに準じて現状の日本の理学療法に鑑みて新たな定義を提言している（第3章 p.29参照）．

4) 理学療法アプローチ

　下記の業務指針は「今後の医療需要の変化やリハビリテーション・医療の進展に伴う柔軟な対応を図り，必要に応じて適時見直されるべきもの」として日本理学療法士協会により定められ，2012年4月に一部改正されたものである．

　（前略）
【治療】
　3．理学療法士は，主として次の理学療法を行う．

> 1) 基本的動作能力の回復を図るために，治療体操その他の運動を行わせる運動療法．
> 2) 骨関節機能，神経筋機能，心肺循環器機能，代謝機能などの改善を図る運動療法．
> 3) 電気刺激，徒手的操作（マッサージ他），温熱，水治，光線その他の物理的手段を加えることを治療として行う物理療法．
> 4) 基本的動作能力の改善をより実用的なものとするための日常生活動作指導．
> 5) 基本的動作能力の回復を図り治療体操その他の運動を行わせ，日常生活動作の効率を向上させる．また，生活適応の拡大に必要な補装具，リハビリテーション機器，福祉機器等を選定・開発し，日常生活周辺の環境を整備指導する．
> 6) 運動療法の補助的手段として，スポーツ，遊戯，ダンスなどを用いる．
> 【予防】
> 4. 理学療法士は，在宅老人の寝たきり予防や心身の機能維持，産業・農村医学領域での腰痛などの予防を図るための指導や運動療法を行う．
> 【指導】
> 5. 理学療法士は，理学療法の実施にあたり次のような指導を行う．
> 1) 理学療法士は，リハビリテーション・医療において，対象者の基本的動作能力の維持・向上を図るため，対象者・家族に指導を行う．
> 2) 理学療法士は，対象者が退院する際には必要に応じて，対象者や家族に退院時の指導を行う．
> 3) 理学療法士は，必要に応じて対象者を訪問し，指導する．
> 4) 理学療法士は，地域社会や公共団体の地域保健・福祉計画の策定に協力する．
> （後略）

以降，業務指針を参考に，表2 標準6の構成要素に沿って述べる．

(1) 理論的根拠の明確化

業務指針にあるような治療と予防，指導の各項目が，理学療法士の主な介入手段である．これを踏まえたうえで，どの手段が介入に最善の策か，また，各手段を組み合わせることで相乗作用が期待できるのかなど，論理的思考することも大切である．その場合に重要なことは，論理的根拠があるのか，あるいはその域に到達可能かとの課題がある．過去に養成校で学んだ種々の手段の適用と禁忌などの知識や卒後研修などで学んだことが論理的根拠となりうるかもしれない．あるいは，生涯教育として，科学的根拠に基づいて新たに公表されている知見や技術・技能を積極的に学び続けることが専門職・プロフェッション(profession)として最も重要なことであることはいうまでもない．

(2) 患者とともに現実的な短期・長期目標の設定

すでに，患者とともにニーズの優先順位は決定されている．それに従って #1，#2，という番号をつけた課題点があげられている．そして，複数の症状の相互の関連性や，ICFでいう機能損傷・機能不全と活動制限，参加制約，環境因子，個人因子といった分類の枠組みを超えた相互作用を類推することで，患者の生活機能の全体像が明らかにされている．現実的な目標とは，患者のニーズを満たす指向性を有し，課題点の改善・解決に導くものである．

理学療法業務指針における理学療法士の個別業務に関しての定義のように，理学療法の目的が「基本的動作能力の回復」や「基本的動作能力の改善をより実用的なものとする」ことであれば，それらは患者のICFでいう活動や参加の分類に含まれる目標かもしれない．骨関節，神経筋，心肺循環器，代謝などの機能損傷・機能不全の改善を図ることが目的であれば，あるいは痛みの改善などを目的と

して物理的手段を加えることを治療として用いるのであれば，それらはICFでいう心身機能と構造の分類に含まれる目標になるともいえよう．

心身機能と構造の分類に含まれる目標は，短期と長期にわたって段階的に達成されていく複数の要素が存在する．活動や参加の分類に含まれる目標は，活動（課題や行為の個人による遂行）から参加（生活・人生場面へのかかわり）へ，基本的なものから実用的なものへ（ICFでいう能力の評価点の改善から実行状況の評価点の改善へ）の改善が短期から長期への目標と移行するものであろう．

(3) 科学的根拠に基づく適切な理学療法プログラムの選択

日本理学療法士協会では「理学療法診療ガイドライン」(2011年)を策定し，16の疾患・領域にわたって，「理学療法評価（指標）」と「理学療法介入」を推奨グレードにより以下のように分類している．

〈「理学療法評価（指標）」の推奨グレード分類〉

推奨グレード	内容
A	信頼性，妥当性があるもの
B	信頼性，妥当性が一部あるもの
C	信頼性，妥当性は不明確であるが，一般的に使用されているもの

〈「理学療法介入」の推奨グレード分類〉

推奨グレード	内容
A	行うように勧められる強い科学的根拠がある
B	行うように勧められる科学的根拠がある
C1	行うように勧められる科学的根拠がない
C2	行わないように勧められる科学的根拠がない
D	無効性や害を示す科学的根拠がある

ガイドラインが策定された時点で含まれた論文は過去の論文である．その後に公表された論文に関しては，それぞれの論文の結論とそのエビデンスレベルを考慮して，ガイドラインに加味して考える必要がある．

(4) 不測事態に備えた計画

介入を実施する際にも，胸痛，脈拍異常，呼吸困難，意識障害，高血圧や血圧低下，痙攣・てんかん発作，頭痛，めまい，悪心・嘔吐，発熱など，患者の不調の訴えや症状の注意点は同じである．患者にも自分自身で気をつけてもらうことが重要であり，潜在的なリスクに関する注意を喚起するための説明とリスクを軽減できるような環境的配慮が必要である．

急変以外でも，立位や歩行，階段昇降といった練習場面や，ベッドと車いすとの間の移乗の際などには，患者の転倒や転落，皮膚損傷などの事故への注意と，それを回避するための備えが必要である．特に，片側が患側の場合，歩行練習では見守りや介助する理学療法士は患側につくようにするなどは基本的なことである．

(5) 患者との共同による介入計画優先順位の決定

前述のガイドラインは，正式な定義としては「医療者と患者が（中略）適切な診療の意思決定を行うことを助ける目的で系統的に作成された文書」である．よって，理学療法士が科学的根拠に基づき適

切な理学療法プログラムを選択する場合も，患者との共同で行うことが望ましい．推奨グレードがAやBの介入手段が複数候補としてあげられる場合，それぞれの長所と短所を踏まえて，患者にわかりやすく説明し，患者の意見を聞くことが必要である．

　最初にある介入手段を選択し，短期の目標が中間の時点である程度達成されない，あるいは達成されつつあるという実感が得られないときには，別の介入手段に変更するといった可能性を含めた戦略を立てるという方法も必要となる．たとえば，麻痺の回復を促すという介入手段を選択していたが，一定期間で回復の兆しがみられなければ，装具を用いるという介入手段に変更して，実用的な歩行を獲得するという長期目標への到達が遅滞しないようにすることも大切である．

(6) 妥当性と信頼性のある成果測定指標を用いた評価計画の決定

　理学療法診療ガイドラインの「理学療法評価（指標）」の推奨グレード分類で，妥当性と信頼性のある測定指標は分類されている．ガイドラインの「理学療法介入」で科学的根拠があるとして行うことを勧められた介入手段を用いる場合，ガイドラインが科学的根拠とした論文で用いられていた測定指標を含めて成果を評価することは，その介入手段の「患者への適用」という判断までの過程の是非を考察することで，EBMの事後評価に役立つ．

　理学療法における成果は，その患者の理学療法の目標がICFでいう活動や参加の分類に含まれるものであれば，それに応じた測定指標であるはずである．同様に，その目標が心身機能と構造の分類に含まれるものであれば，それに応じた測定指標であるはずである．通常，長期目標とした活動や参加の分類に含まれる目標の達成が主要な成果（primary outcomes）であり，心身機能と構造の分類に含まれる目標の達成は副次的な成果（secondary outcomes）といえる．

5）症例報告

　治療した患者の実例を報告することを症例報告という．その患者の事例（case）を通して疾患の状態や介入の効果などを報告するという意味で，ケースレポートとよぶこともある．症例報告は，専門の雑誌に掲載されたり学会で発表されたりすることもあるが，理学療法士の臨床実習では，多くの場合，学生が担当した患者の報告を症例報告としてまとめるという課題に取り組む．

　前述の「統合と解釈」の例のように，臨床実習で教授される症例報告の書き方はさまざまであり，症例報告の意義を再確認し，報告の書式（章立て）を検討する必要がある．次にこれまで述べてきた理学療法の流れを応用して，臨床実習における症例報告の書式の例をあげる．

[臨床実習における症例報告の書式の例]

```
タイトル
1. はじめに
2. 症例
  1）基本情報
  2）評価
    (1) 病歴
    (2) 全身状態
    (3) 検査・測定
```

3）評価結果の解釈・分析
　　　　（1）統合と解釈
　　　　（2）課題点のリスト
　　　4）理学療法介入計画
　　　　（1）目標
　　　　（2）理学療法プログラム
　3．考察と結論（反省点も含む）
　4．文献

理学療法プログラム実施と再評価後までの実習における症例報告の書式の例．

〈記載例（**注釈を併記**）〉

タイトル：上腕骨外側上顆炎により利き手を強く握ることの困難を主訴とした一症例
　　　　（その症例の特徴や評価のポイントとなる症状などを含めるとよい）

1．はじめに
　上腕骨外側上顆炎は，肘関節外側の疼痛を主訴とする頻度の高い疾患で，好発年齢は30代後半から50代である[1]．今回，上腕骨外側上顆炎と診断された30代後半の症例を経験したので報告する．
　（疫学や自然経過，病態などの説明に続いて，その症例の特徴の一部を紹介して簡潔な出だしとするとよい）

2．症例
1）基本情報
　Aさん，30代後半，男性．B病院外来患者．
2）評価
（1）病歴
〈カルテより〉
診断名：左上腕骨外側上顆炎
機能損傷・機能不全：左肘の疼痛
〈問診〉
現病歴：1か月前，自宅で日曜大工をした後から左手首を動かすと肘に痛みが出るようになった．市販の痛み止めの薬を服用したり冷やしたりしたが痛みが治らず，本日整形外科外来を受診した．上記診断にて理学療法開始となる．
主訴：左手（利き手）を強く握ると肘に痛みが生じる．
既往歴：特になし．
生活様式：ひとり暮らし．
職業：会社員．パソコンや工具を頻回に使用する．
（2）全身状態
〈カルテより〉　診断名以外，特になし．
〈問診〉　認知・コミュニケーション能力：特になし．

(3) 検査・測定

痛みの部位：左上腕骨外側上顆と手関節伸筋群起始部（圧痛軽度あり）

自発痛，夜間痛なし．動作時，パソコンのキーボードを打ったり，ドライバーなどの工具を使ったり，ビンの蓋の開け閉めをしたり，重い物を持ったりするときに痛みが出現．

皮膚の状態：左右上肢を比べて特に異常なし

感覚検査：触覚，痛覚ともに左右上肢を比べて特に異常なし

ROM-T：

			左（患側）	右（°）	p：最終域で痛みあり
肘関節	自動	伸展	−10（p）	0	
		屈曲	135（p）	140	
	他動	伸展	0（p）	0	最終域感　左右とも正常
		屈曲	145（p）	145	最終域感　左右とも正常

握力：(kg)　　　　　　　　左（患側）　　　　右

左右交互に測定　　　　29.5, 27.2, 24.5　　37.9, 39.4, 39.0

強く握ったときの痛みの程度　6/10（0を痛みなし，10を激しい痛みとしたとき）

MMT：

		左（患側）	p：左肘外側に痛みあり
肘関節	伸展	4（p）	
前腕	回外	4（p）	
手関節	伸展	4（p）	

左上肢の他の関節と右上肢の主な関節の運動はすべて5

3) 評価結果の解釈・分析

(1) 統合と解釈

（正常との比較）

　患側の肘関節の自動，他動の運動範囲の最終域で痛みがあり，自動運動では可動域制限を伴っている．利き手である患側の握力は，対側よりも著しく弱く，中程度の痛みを伴う．患側の肘関節伸展，前腕回外，手関節伸展の筋力検査で痛みを伴い筋力の低下が認められる．

（予想されることとの比較）

　上腕骨外側上顆炎の機能損傷部位は，主に短橈側手根伸筋腱の外側上顆付着部である（推奨あるいは根拠のグレードA）[1]．患者の痛みの部位は，それと一致している．上腕骨外側上顆炎は，発症後6か月以内に約90〜95％で改善が得られるが，上肢を使用する頻度が高いことは治癒の遅れや再発の明らかな因子となる[1]．患者は，パソコンや工具を頻回に使用することから，それに配慮した治癒の促進と再発予防が重要である．

（ニーズの優先順位の決定）

　患者の主なニーズは，痛みの軽減・消失であり，痛みを伴わずに動作が行えることである．機能損傷部位に対する物理療法，ストローク，マニュピレーションなどの徒手療法，ストレッチングなどの理学療法は有効（推奨あるいは根拠のグレードA）[1]とされており，それらが適用となる．さらに，痛みが続くことは，関節可動域制限や筋力低下をさらに進めることになるため，痛みを伴わない範囲で運動療法を開始することが必要である．また，上腕骨外側上顆炎に対してエルボー

バンドは治療に有効（推奨あるいは根拠のグレードB）[1]とされており，仕事を続けながら治癒を促進し再発を予防するための環境因子への介入を，自宅でできる運動の指導とともに行うことが有用である．

（原因と病態生理の仮説の作成）

痛みを伴う主な動作は，手を強く握ること，パソコンの作業，重い物を持つこと，工具を使うこと，ビンの蓋の開け閉めである．これらの動作を行う際の主な関節運動は，手指の屈曲と伸展，手関節の伸展と橈尺屈，前腕の回外，肘関節の屈曲と伸展と考えられる．手を強く握ったり，肘関節伸展位で重い物を持ち上げたりするときには，手指の握り動作に連動する手関節伸展位での固定のため短橈側手根伸筋が等尺性に収縮している．パソコンのキーボードを打つ際は，手指を屈曲位で手関節の素早い伸展運動を繰り返すため短橈側手根伸筋を反復して収縮させている．ドライバーなどの工具を握って回すときやビンの蓋をつかんで回すときには，滑らないように握力が必要になり，それに伴い手関節を安定させるために短橈側手根伸筋が収縮し，さらに回すという動作の際に手関節の橈尺屈や前腕の回外の運動方向が加わることでさらに収縮が加わる．これらのことから，動作時の痛みが生じると考えられる．

(2) 課題点リスト

〈機能損傷・機能不全〉

#1. 左肘関節外側部の痛み

#2. 左肘関節自動ROMの制限（#1）

#3. 左上肢筋力低下（#1）

〈活動制限と参加制約〉

#4. パソコンの作業，工具の使用など仕事における動作困難（#1, #3）

#5. 重い物を持つこと，ビンの蓋の開け閉めなど仕事や家事における動作困難（#1, #2, #3）

〈環境因子〉

#6. 治癒促進と再発予防の環境設定に未介入

4）理学療法介入計画

(1) 目標

長期目標（LTG）：8週間での達成目標

①痛みの軽減（強く握ったときの痛みが0/10〜1/10程度）

②運動最終域での痛みの消失

③筋収縮時の痛みの軽減と筋力低下の改善（握力左右差なし，MMTで段階5）

④仕事や家事における動作困難の改善（痛みを気にせずに仕事や家事ができる程度）

⑤再発予防（環境設定とホームプログラム継続）

短期目標（STG）：4週間での達成目標

①痛みの軽減（強く握ったときの痛みが2/10〜4/10程度）

②運動最終域での痛みの軽減と自動ROMの制限の改善（左右差なし）

③筋収縮時の痛みの軽減と筋力低下の改善（握力5kg程度増加，MMTで段階4より改善）

④仕事や家事における動作困難の改善

⑤治癒促進のための環境設定とホームプログラム習得

(2) 理学療法プログラム
　時間，頻度，期間：40分間の治療を週2回，8週間　（　）内は対応する問題点
　①超音波療法(#1)
　②徒手療法(#1)
　③ストレッチング(#1, #2)
　④関節可動域運動(ROM ex.)(#2)
　⑤筋力増強運動(#3)
　⑥(2週間で痛みの改善が認められない場合)エルボーバンド
　⑦ホームプログラム指導

3. 考察と結論

(患者の全体像を簡潔にまとめる)

　患者は，利き手側の上腕骨外側上顆炎と診断された30代後半の男性で，発症より1か月が経過している．左上腕骨外側上顆と手関節伸筋群起始部の痛みは，手を強く握るときや仕事などでの動作時に出現し，日常生活や仕事の妨げとなっている．

(目標と関連して成果をどう確認していくか述べる)

　患者の長期目標は，痛みがなくあるいは痛みを気にせずに利き手を用いて仕事や家事ができることであり，その達成が主要な成果となる．痛み（強く握ったときの痛み）の軽減，運動最終域での痛みの軽減，消失，筋収縮時の痛みの軽減と筋力低下の改善が，副次的な成果となる．主要な成果は問診にて確認していく．副次的な成果は，ROM-TやMMTとともに，運動最終域や筋収縮時の痛みを確認する．痛みがない範囲での握力（肘伸展位で測定）は，上腕骨外側上顆炎の患者における評価方法として妥当性と信頼性があり[2]，毎回の理学療法プログラムの後に治療効果を確認していくのに有用と考えられる．

(理学療法プログラムを決定した根拠)

　上腕骨外側上顆炎の患者に対して理学療法は有効であり，具体的にはいくつかの方法がある[1]．しかし，どの方法が最適かについての根拠はまだ十分に明らかにされていない[2]．複数の論文で，超音波療法もしくは超音波療法と徒手療法の併用の治療効果が明らかにされているが，漸増的な筋力増強運動とストレッチングのほうの効果が大きいとする別の複数の論文もある[2]．このようにどの方法が最適か確実に勧められる根拠がないことから，患者の理学療法プログラムは超音波療法，徒手療法，ストレッチング，筋力増強運動を含めたものとした．

(理学療法プログラム実施に際する留意点)

　肘伸展位での握力測定が成果の評価方法として勧められるように，手根伸筋腱群は多関節筋のため肘伸展位で張力が高まる．筋力増強運動においては，最初は肘屈曲位での手関節伸展などの等尺性収縮から開始する．その後，関節可動域運動で自動の手伸展可動域が左右差ない程度まで改善してから肘伸展位での筋力増強運動へと移行していくのがよいと考える．

(再発予防策)

　発症原因としてスポーツ以外の手作業によるものが多く，治療の後に手作業を続けることは回復が遅れたり，再発が起きたりする原因となる[1]．しかし，どのような再発予防の方法がよいかについての根拠はほとんど明らかにされていない[2]．今回は，短期間の理学療法プログラム実施で痛みの改善が認められない場合にエルボーバンドを勧めることを含めて，環境設定とホームプ

ログラムの習得，継続により，再発予防を図ることとした．

　（結論）
　結論として，今回，上腕骨外側上顆炎と診断された30代後半の症例に対して評価を行い，科学的根拠に基づき理学療法介入計画を立案した．具体的にどの方法が最適か強く勧められる根拠がないなどの限界があるため，経過を追いながら，患者のニーズに合わせてプログラムを実施していく必要があると考える．

4. 参考文献
1) 日本整形外科科学会診療ガイドライン委員会・上腕骨外側上顆炎ガイドライン作成委員会編．上腕骨外側上顆炎診療ガイドライン，南江堂，2006．
2) Trudel D, et al.. Rehabilitation for patients with lateral epicondylitis：a systematic review. J Hand Ther, 2004；17：243-266.

押さえておきたい要点

- 理学療法士の働く現場は，社会の需要に応じて今後も多様化が進む．
- 理学療法士は，患者一人ひとりに合わせて理学療法の効果を最大限に発揮できるようにする職業である．
- 理学療法士は，患者の症状や機能損傷・機能不全などをきたしている原因あるいは病態生理を関節運動や筋の働き，姿勢や動作などに視点を絞って考えるため，解剖学，生理学，運動学，病態運動学，臨床医学などの修得が重要となる．
- 理学療法は，患者への介入の際に論理的根拠を明確化して最善かつ適切な治療手段の介入が十分にできなければ，真のプロフェッションであることを公言できないといえよう．とすれば，他の専門職と同様，理学療法を究める道程は至難の技であると考えられる．

● 文 献 ●

1) 厚生労働省：平成25年(2013)医療施設(動態)調査・病院報告の概況．
http://www.mhlw.go.jp/toukei/saikin/hw/iryosd/13/（平成26年10月12日アクセス）．
2) 公益社団法人日本理学療法士協会：理学療法白書2012：絆をはぐくむ理学療法士．2013．
3) 公益社団法人日本理学療法士協会：理学療法白書2010：理学療法の社会的基盤構築に向けて．2011．
4) 公益社団法人日本理学療法士協会：JPTA NEWS．290，p.16，2014．
5) 公益社団法人日本理学療法士協会：JPTA NEWS．290，p.3，2014．
6) Erickson M, McKnight R, Utzman R：Physical therapy documentation：from examination to outcome. SLACK Incorporated, 2008.
7) European region, World Confederation for Physical Therapy：European core standards of physiotherapy practice. 2008（revised）．
http://www.physio-europe.org/download.php?document=71&downloadarea=6（平成26年10月12日アクセス）
8) Australian Physiotherapy Council：Australian standards of physiotherapy. 2006.
http://www.physiocouncil.com.au/files/the-australian-standards-for-physiotherapy（平成26年10月12日アクセス）
9) 亀田メディカルセンターリハビリテーション科リハビリテーション室編：リハビリテーションリスク管理ハンドブック．改訂第2版，メジカルビュー社，2012．
10) Hislop HJ, Avers D, Brown M（著），津山直一，中村耕三（訳）：DanielsとWorthinghamの新・徒手筋力検査法．協同医書，2014．

Chapter 5 作業療法の概要 その1 —役割と対象者—

河野光伸（金城大学）

学習目標 何を学ぶか
- 作業療法の定義，対象，領域について理解する．
- 各病期における作業療法の目的，内容について理解する．
- 作業療法の役割，独自性について理解する．

1. 作業療法のルーツとその発展

「作業」は患者への治療として，古代ギリシャの西洋医学の祖Hippocrates（ヒポクラテス）の時代から推奨されていた．18世紀後半，欧米で道徳療法・仕事療法として精神科領域で広くとり入れられるようになり，「作業」を治療の一環として利用する考えが普及した．そして，作業療法（occupational therapy：OT）として確立されていった．その後，第一次世界大戦をきっかけに，アメリカで負傷兵へのリハビリテーションが重要視されるようになった．同時に，作業療法も精神科領域のみでなく，結核，整形外科疾患，小児疾患など，その治療対象が拡大していった．そして，第二次世界大戦後のリハビリテーション医学の発展に伴い，さらなる発展を遂げていった[1]．

わが国でも，作業療法は20世紀初頭に欧米からとり入れられることで精神科領域に始まり，徐々に，結核や肢体不自由児など，多くの疾患にとり入れられていった[1]．

一方，第二次世界大戦終戦後に制定された日本国憲法によって社会保障の理念が示されたことで，社会が福祉に目を向けるようになった．そして，1965年に『理学療法士及び作業療法士法』が施行され，理学療法（physical therapy：PT）とともにリハビリテーションの専門職として医療や福祉の現場に定着していった．

2. 作業療法の定義

広辞苑によると，「作業」の意味は「肉体や頭脳を働かせて仕事をすること．また，その仕事」とある[2]．一般に「作業」と聞くと，手作業をする，仕事をする，業務をするなど，職業に従事する（働く）というイメージをもつ人が多いであろう．しかし，作業療法でいう「作業」はもっと広い意味をもち，単に身体を動かすこと，移動（自動車や交通機関の利用含む），身の回りの動作・活動，趣味，職業上の作業など，人が生活上行っている，または参加しているすべての行為・活動を意味している[3,4]．つまり，作業療法士は「生活そのもの」の課題解決に向けた評価・治療・指導・援助を行う専門職である．

作業療法の説明として，表1に『理学療法士及び作業療法士法』上の定義，日本作業療法士協会（Japanese Association of Occupational Therapists：JAOT）による定義，世界作業療法士連盟（World Federation of Occupational Therapists：WFOT）による定義を示す．

表1 作業療法の定義の比較

理学療法士及び作業療法士法（1965）
　作業療法とは，身体又は精神に障害のある者に対し，主としてその応用的動作能力又は社会適応能力の回復を図るため，手芸，工作その他の作業を行わせることをいう．

日本作業療法士協会（1985）
　作業療法とは，身体又は精神に障害のある者，またはそれが予測される者に対し，その主体的な生活の獲得を図るため，諸機能の回復，維持及び開発を促す作業活動を用いて，治療，指導及び援助を行うことをいう．

世界作業療法士連盟（2012）
　作業療法とは，作業を通して健康と安寧（well-being）の促進にかかわるクライエント中心の健康専門職である．作業療法の主要な目標は，人々が日常生活の活動に参加できるようにすることである．作業療法士は人々がしたいと望んでいる，あるいはする必要にせまられている，あるいは為すことが期待されている，もろもろの作業に従事する能力を高めるために人々や地域社会と協力し，あるいは，人々の作業への取り組みをよりよく支援するために，作業そのものや環境の変更を通して，こうした目標を達成する．

3. 作業療法の対象と領域

　人の生活の活動内容には，食事やトイレ動作，更衣などの身の回りの動作・活動（日常生活領域の作業・活動），家事や買い物，電話，公共交通機関を使っての外出などの生活維持に関する活動（生活維持領域の作業・活動），職業や学業，地域社会への参加などの社会生活に関する活動（社会生活領域の作業・活動），趣味やレジャーなどの余暇に関する活動（余暇領域の作業・活動）がある．人の生活はさまざまで，ひとりとして同じ生活・活動を行っているものは存在せず，図1に示す作業・活動の範囲のうち，個人が生活の中で必要とする具体的な作業・活動を行いながら社会参加をしている[5]．

　作業療法における「作業」の意味は，作業療法の定義のなかで示したように「生活そのもの」である（「2. 作業療法の定義」の項参照）．したがって，作業療法では病気やけがなどによって生じた機能不全や活動制限によって，図1に示したような領域の作業・活動（生活そのもの）が実行できなくなった人が対象となる．また，日本作業療法士協会の定義に「身体又は精神に障害のある者，またはそれが予測される者」とあるように（表1），作業・活動（職業や教育を含む生活そのもの）が実行できなくなると予測される人も対象となる[3,4]．

　対象となる疾患については，「生活に支障をきたす」ことのあるすべての疾患が対象となるため，あげていけばきりがない．また年齢においても，生後間もない乳幼児から高齢者まで，すべての年齢の人が対象となる．簡単に作業療法の対象分野をまとめると，脳卒中や脊髄損傷，神経筋疾患および骨折などの整形外科疾患を中心とする身体機能不全の領域，精神科疾患を中心とする精神機能不全の領域，脳性麻痺やDown症候群などの小児疾患を中心とした発達（小児）不全の領域，および認知症を含む老年期変調の4つの領域である．この4つの領域の対象者に対し，対象者個々に合わせた医学的リハビリテーション，社会的リハビリテーション，職業的リハビリテーション，教育的リハビリテーションを施すことが作業療法士の役割である．表2に日本作業療法士協会学術部学術委員会による

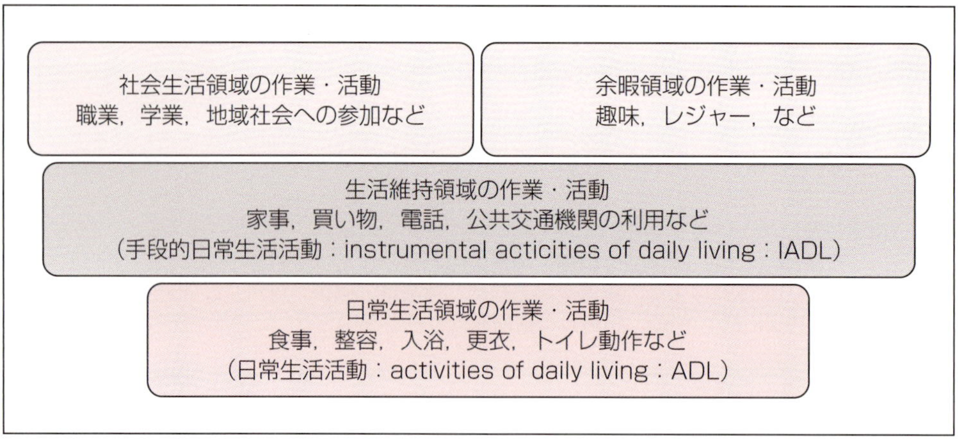

```
┌─────────────────────────────────┐  ┌─────────────────────────────────┐
│   社会生活領域の作業・活動      │  │   余暇領域の作業・活動          │
│ 職業，学業，地域社会への参加など│  │   趣味，レジャー，など          │
└─────────────────────────────────┘  └─────────────────────────────────┘
    ┌──────────────────────────────────────────────────────┐
    │           生活維持領域の作業・活動                   │
    │     家事，買い物，電話，公共交通機関の利用など       │
    │ (手段的日常生活活動：instrumental acticities of      │
    │                         daily living：IADL)          │
    └──────────────────────────────────────────────────────┘
       ┌────────────────────────────────────────────────┐
       │         日常生活領域の作業・活動               │
       │    食事，整容，入浴，更衣，トイレ動作など      │
       │   (日常生活活動：activities of daily living：ADL)│
       └────────────────────────────────────────────────┘
```

図1 作業・活動の範囲
各領域の作業・活動はそれぞれつながりをもち，個人の生活範囲に大きな影響を与える．

表2 作業療法の対象疾患の例

		年齢（ライフサイクル）による対象分類		
		小児（発達）	成人	高齢者
疾患に基づく対象分類（障害）	身体障害	脳性麻痺，ダウン症候群，分娩麻痺，二分脊椎，水痘症	脳梗塞，脳出血，頭部外傷，パーキンソン病，脊髄損傷，骨折，切断，悪性腫瘍	脳梗塞，脳出血，骨折，廃用症候群
	認知障害精神障害	知的障害，行為障害，注意欠陥・多動性障害，情緒障害	統合失調症，うつ病，神経症，心身症，パーソナリティ障害，てんかん，アルコール依存症	認知症，老年期うつ病

（石川隆志，苅山和生，小林正義，小林隆司，佐藤寿晃，東登志夫，村井千賀（日本作業療法士協会学術部学術委員会）：作業療法ガイドライン（2012年度版）．日本作業療法士協会誌 15：20, 2013 より引用）

表3 作業療法士が活動する主な施設

病　院	大学病院，総合病院，リハビリテーション病院，小児病院，精神科病院，診療所
福祉関連施設	老人保健施設，障害者福祉センター，デイサービス，障害児入所施設・通所支援施設
行　政	役所（地方自治体），福祉事務所
教育施設	特別支援学校，作業療法士養成校（大学，大学院，専門学校）

作業療法の対象疾患の例を示す[4]．

　一方，現在，作業療法士が活動している現場は医療，保健，福祉，教育の領域と多岐にわたるようになった[6,4]．表3に主な活動施設を示す．作業療法の促進に関して日本作業療法士協会は，第二次作業療法5か年戦略（2013～2017）のなかで「地域生活移行・地域生活継続支援の推進～作業療法5（Go！）・5（Go！）計画～」をスローガンに掲げており，現在までの医療，保健，福祉領域のみでなく，地域包括支援センターや福祉用具相談支援システムの運用システムの構築にも力が注がれていくことになる[7]．また，平成26年の診療報酬改定により，心大血管疾患リハビリテーション料の施設基準に作業療法士の職名も追加された．今後，作業療法士の活動範囲はさらに広がるものと思われる．

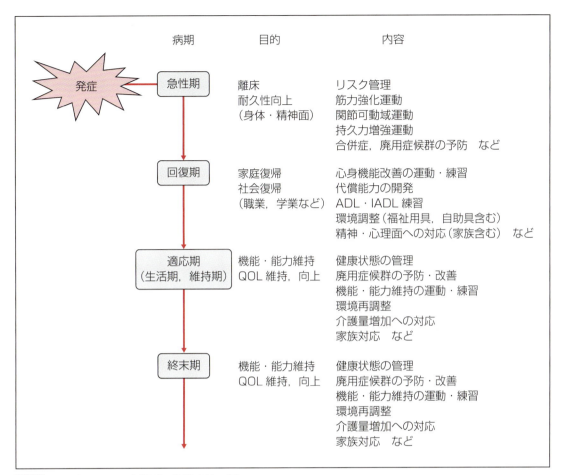

図2 脳卒中における病期別の作業療法の例

4. 各病期における作業療法

　病気やけがを発症・受傷してから，急性期，回復期，適応期（生活期，維持期），終末期と，その疾患の治癒過程で生じるさまざまな機能不全，活動制限に対し，リハビリテーションの一連の流れのなかで作業療法は患者への援助をする．この4つの病期に機能不全や活動制限が予測される者を対象とした予防期を加え，5つの病期が作業療法の対象時期となる[4,8]．

　各病期における作業療法の目的や内容は，対象とする疾患の病因や特徴，予後によって対応も異なるため一律には論じられない．よってここでは，多くの作業療法の施設で対象となる脳卒中や高齢者を例に，病期ごとの目的や内容について概説する[4,8]．また，図2に脳卒中を例にした各病期の作業療法の主な目的と内容の例を示す．

1）予防期

　疾患や加齢などによる機能不全や活動制限が生じないよう予防する．心身機能の評価をしながら，健康増進のための運動，ストレス解消，生活指導を中心に家族を含めた援助を行い，社会参加の維持，拡大を目指す．

2）急性期

医療的な治療が集中的に行われている時期である．意識低下や点滴などの医療処置により作業療法の場所，時間，手段が大きく制限される．禁忌や作業療法を中止したほうがよい条件をよく確認する必要がある．

リスク管理をしながら早期離床を目的に，筋力強化運動，関節可動域運動，持久力増強運動などを実施する．回復期，維持期への一連のリハビリテーションの流れをスムーズにするためにも，合併症や廃用症候群の予防に注意する必要がある．

3）回復期

意識低下や医療的治療による制限が軽減される時期で，集中的なリハビリテーションが期待される時期．作業療法では，心身機能の改善や代償能力の開発に加え，病棟でのADLや，自宅でのADL，手段的日常生活活動（instrumental activities of daily living：IADL）を想定した実際の動作の運動学習を促進させ，社会参加への拡大を図る．また，環境整備や福祉用具，自助具の検討を行い，その準備・作製，および使用練習を行う．

本人の心身機能，家族を含めた希望の状況によっては，社会生活領域や余暇領域への活動プログラムも実施する．しかし，機能不全や活動制限に対する心理的な受容の状況が，ショック期から機能回復や課題解決への期待が高まる時期でもあるため，精神・心理的側面への介入も大きな役割を果たすことを忘れてはならない．

4）適応期（生活期，維持期）

QOLを重視する時期である．医療的な治療から離れ，疾患の再発予防，回復期までに改善された機能不全，活動制限の維持を主目的とする．健康管理，廃用症候群の予防・改善，ADLやIADLの維持・改善，生活環境の改善，余暇開発，加齢に伴う介護量増加への対応などが，対象者の社会への適応生活を支援するための主な作業療法のプログラム内容となる．

5）終末期

人生の最後の仕上げとしてのかかわりが重要となる時期である．死と対面することになるが，緩和ケア，ホスピスケアを含み，対象者の心身機能，活動，参加の維持を図るとともに，尊厳ある生活への援助や家族への支援を行う[4]．

特別に異なった作業療法を実施するわけではなく，適応期での内容を継続しつつ，本人，家族の思いを尊重することが大切である．

5. 作業療法の役割・独自性（専門性）

作業療法士の役割は，さまざまな社会参加制約者の「生活そのもの」を対象に，その人が必要とする，また，その人にとって意味のある作業・活動を見出し，患者に主体的な生活を獲得させることである．そして，患者個人の社会参加の拡大を図ることである．この役割の実行のために，基本的能力，応用的能力，社会的能力，環境資源，作業に関する個人特性，の各項目に対する治療・指導・援助を行う[4]．治療・指導・援助の範囲は，身体機能の維持・改善を目的とした機能的な運動や練習，高次脳機

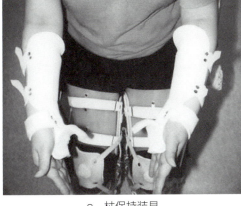 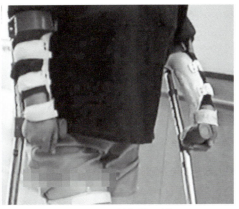

a. 杖保持装具　　　　　　　　　b. 歩行時の杖保持の様子

図3 リウマチ患者の杖保持装具
両側母指の手根中手（CM）関節の脱臼と疼痛により杖保持が困難で，歩行ができなかったリウマチ患者の主婦．歩行への希望が強く，杖保持装具を作業療法士が作製した．家族で屋外への散歩や買い物へ出かけられるようになり，行動範囲が拡大した．
（河野光伸：慢性関節リウマチ．動作補助工学テキスト，峯島孝雄（編），ノボス，p93, 94, 1999より引用改変）

能不全に対する機能運動，ADL・IADLに対する応用練習にとどまらず，環境調整や動作・活動を補助する道具や自助具の検討・作製，職業への適応練習，社会的・心理的適応練習も含まれる．

ところで，ADLはリハビリテーションにおける中心的課題の一つである．ADLの改善は患者個人の自由度が増しQOLが改善するのみならず，介助量を軽減させ社会的コストの軽減にもつながる．したがってADLへの対応は，「生活そのもの」を対象とする作業療法士にとって大きな役割を果たすべき課題となる．機能不全の原因やその軽減のみに固執することなく，動作の学習などを行うことで個人の能力を最大限に発揮できるよう，患者の病期やニーズ，プログラム内容における「質」と「量」を考慮しながら重点的に行うべき援助項目を選択すべきである．

一方，患者は機能不全によって「自分にはできない」と思い込むことで，さらに活動が制限されることもある．患者が望む作業・活動が遂行できるようになったことで自己実現につながり，社会参加領域が拡大することもある．「物」を扱う専門家としての一面をもつ作業療法士は，その創造力を生かし，自助具の作製・活用にも努力することが望まれる．以下にその一例を紹介する．

［リウマチ患者の杖保持装具[9]］

30歳代に発症した40歳代の慢性関節リウマチの主婦．ADLは車いすを使用し自立していた．両側母指の手根中手（CM）関節の脱臼と疼痛のため杖保持が困難で歩行はできなかった．本人からは「杖を持って体重をかけると親指の付け根が痛いので歩けない．とにかく杖で歩けるようになって家族と散歩や買い物に出かけたい．」との訴えがあり，歩行への希望が強かった．

そこで，母指を対立位にさせなくても杖保持が可能になるよう，杖の柄を包み込むフックを取り付けた杖保持装具（図3）を作製した．この装具により，杖歩行時の母指への免荷が可能になり，歩行可能となった．その結果，家族との散歩や買い物を楽しむことができ，行動範囲が拡大した．なお，歩行時には両側膝装具を装着し，杖にはロフストランド杖を用いた．

［頸髄損傷患者のパソコン操作用自助具］

頸部の骨折の受傷により発症した20歳代男性の頸髄損傷（C6完全損傷）患者．受傷時，工学部の

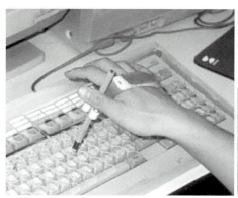
a. キーボード操作

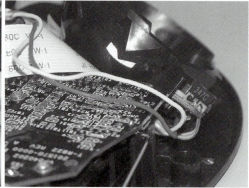
b. マウスの改造（配線）

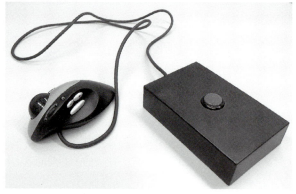
c. 改造したマウス（トラックボール）と作製したスイッチボックス

図4 頸髄損傷患者のパソコン操作用自助具

肩と肘関節以外の動きのない頸髄損傷（C6完全損傷）の工学部の大学院生（男性）．復学にはパソコン操作が必要であった．ユニバーサルカフの利用によりキーボード操作，市販のマウス（トラックボール）の改造とスイッチボックス作製によりパソコン操作が可能となり，復学した．なお，ユニバーサルカフ，スイッチボックスの作製とマウスの改造は作業療法士が行った．

大学院生であった．復学には修士論文作成などの課題に対し，パソコン操作ができるようになることを求められたが，手指機能の損傷により，キーボード操作，マウス操作，およびクリック操作はできなかった．

そこで，両手にユニバーサルカフを作製し，消しゴム付きの鉛筆を利用してキーボード操作を行わせた（図4a）．また，市販のマウス（トラックボール）と作製したスイッチボックスをつなげる改造をしたことによって，マウス操作とクリック操作が可能になった（図4b, c）．これらの自助具の使用でパソコン操作を行い，復学することができた．そして，修士論文作成，学位（修士）取得に至った．

押さえておきたい要点

- 作業療法士は「生活そのもの」を対象に，医療，保健，福祉，教育の分野で活動しており，今後は地域包括支援センターや福祉用具相談支援においてもその活躍が期待されている．
- 作業療法は，機能不全や活動制限が予測される予防期から，発症後の急性期，回復期，適応期，緩和ケアの時期まで，患者個人の状態やおかれている状況に合わせた治療・指導・援助を行っている．
- 作業療法士は，機能的運動や練習，高次脳機能の練習，ADL・IADL，環境調整，自助具の検討・作製，職業への適応練習，社会的・心理的適応練習など，多くのことに関与している．
- 特にADLへの対応は，作業療法士が大きな役割を果たすべき課題である．

もっと知りたい人のための Further Reading

鎌倉矩子，山根 寛，二木淑子（編），鎌倉矩子（著）：作業療法の世界―作業療法を知りたい・考えたい人のために―第2版．三輪書店，2004．
作業療法の原点と発展，現在の作業療法（事例含む），作業療法モデル論について書かれており，創始者の考えや作業療法発展の経緯を学び，作業療法の理論について考えるきっかけとなる本である．

澤田雄二（編），社団法人日本作業療法士協会（監修）：作業療法学全書［改訂第3版］第2巻 基礎作業学．協同医書出版社，2009．
身体的，精神的側面から人が作業を遂行する際の理論を学べる．また，事例を通した身体機能の分析，精神機能の分析，発達学的な分析が記載されており，作業分析の基礎を学ぶことができる．

Richard A. Schmidt（著），調枝孝治（監訳）：運動学習とパフォーマンス―理論から実践へ―．大修館書店，1994．
リハビリテーション実施の中心的考えの一つである運動学習の入門書．運動学習理論の基礎を学ぶことができる．

●文 献●

1) 佐藤善久：世界の作業療法の歴史．作業療法学全書［改訂第3版］第1巻 作業療法概論，杉原素子（編），社団法人日本作業療法士協会（監修），協同医書出版社，p88-102，2013．
2) 新村 出（編）：広辞苑・第6版．岩波書店，2008．
3) 毛束忠由：作業療法の定義．作業療法学全書［改訂第3版］第1巻 作業療法概論，杉原素子（編），社団法人日本作業療法士協会（監修），協同医書出版社，p23-28，2013．
4) 石川隆志，苅山和生，小林正義，小林隆司，佐藤寿晃，東登志夫，村井千賀（日本作業療法士協会学術部学術委員会）：作業療法ガイドライン（2012年度版）．日本作業療法士協会誌 15：14-25，2013．
5) 澁井 実：作業の分類．作業療法学全書［改訂第3版］第1巻 作業療法概論，杉原素子（編），社団法人日本作業療法士協会（監修），協同医書出版社，p37-41，2013．
6) 奈良篤史：作業療法士の活動の場．作業療法学全書［改訂第3版］第1巻 作業療法概論，杉原素子（編），社団法人日本作業療法士協会（監修），協同医書出版社，p3-10，2013．
7) 萩原喜茂，小賀野操（日本作業療法士協会事務局企画調査委員会）：「第二次作業療法5カ年戦略（2013〜2017）」の要点．日本作業療法士協会誌 15：8-13，2013．
8) 小林 毅，大熊 明：病気別作業療法の実際．作業療法学全書［改訂第3版］第1巻 作業療法概論，杉原素子（編），社団法人日本作業療法士協会（監修），協同医書出版社，p175-197，2013．
9) 河野光伸：慢性関節リウマチ．動作補助工学テキスト，峯島孝雄（編），ノボス，p91-94，1999．

Chapter 6 作業療法の概要 その2
─評価とアプローチ─

井上 薫（首都大学東京）

- 作業療法士の評価から支援への業務の流れと概要，その役割を理解する．
- 作業療法支援の根拠，考え方を理解する．

1. 作業療法士の業務の流れ

1）医師からの処方箋・作業療法士への依頼形態

　作業療法は病院・診療所（『医療法』）においては，医師の処方箋を受け作業療法を開始する．一方，保健・福祉領域においては，行政，他部署や介護支援専門員による紹介，依頼などにより勤務する機関において果たすべき役割を担う．医師からの処方箋には患者氏名，生年月日，入院日，診断名，合併症，禁忌事項，指示内容などが記載されている．なお，処方箋の段階で具体的な指示を出す医師もいれば，大枠のみを示す医師もいるので，不明な点，特に医療事故を予防するためにも禁忌事項の詳細について医師に確認する．保健・福祉の領域では医療情報を得ることは概して難しいが，必要に応じ可能な範囲で情報収集を行う．依頼形態はさておき，その後の業務の流れは類似しているため，この章では『医療法』に基づく作業療法を中心に解説する．

2）作業療法評価の流れ

　作業療法評価の流れは，処方箋に基づき，面接，観察，検査・測定および収集した情報をもとに作業療法評価を実施する．そして，カンファレンスにおいて関係部門で全体の調整を行い，リハビリテーション目標を立て，対象者へ評価結果のフィードバックおよびインフォームドコンセントを行う．そこで対象者の同意を得たうえで，作業療法支援を開始する．一定期間の支援の後，再評価を実施，目標を達成して作業療法は終了となる．支援が長期間にわたる場合，段階的に目標（短期目標）を設定し，それらの達成を積み重ねていく過程が含まれる．終了後は適宜フォローアップを行う．以下，評価において重要な点を補足する．

a．対象者による「作業療法士評価」

　作業療法士は，接遇，特に第一印象が悪いと対象者との良好な関係は築きにくい．作業療法士も対象者を観察しているが，対象者も「この人は信頼できるのだろうか」「良い人だろうか」などの思いをもって，作業療法士を観察，判断していることを念頭に置く必要がある．

b．面接，観察，検査・測定と作業療法評価

　処方箋を手にし，対象者と挨拶を交わす初対面から作業療法評価は開始される．処方箋から得た情報に基づき準備を行い，対象者との初対面では，視線が合うか否か，挨拶をするか否か，挨拶はどうか，身体機能面の評価では，姿勢はどうか，四肢の状態はどうかなど，多くの情報が得られる．領域

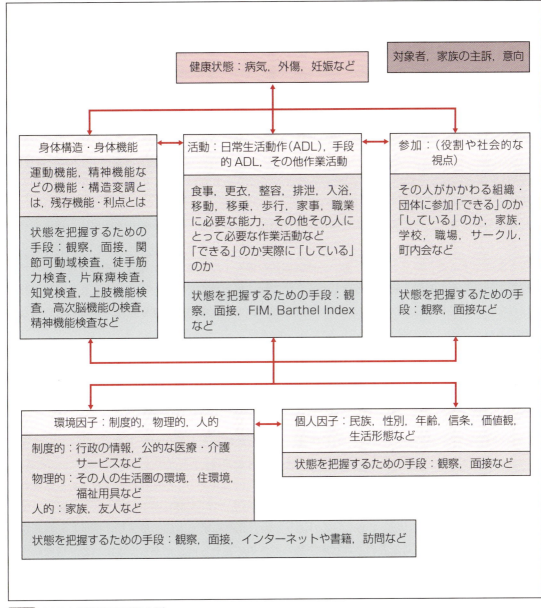

図1 ICFと情報収集手段の例
作業療法固有の理論である，カナダ作業遂行モデル，人間作業モデルなどによる各種評価法があるが，ICFの複数領域に関連するものが多いため，ここでは図中に含めない．

により比重は異なるが，面接，観察を実施し，これらを補完する目的で検査・測定を実施する．
　作業療法評価とは，「個人にとって価値のある，あるいは必要な日常生活動作，仕事，レジャーなどの活動を行うための能力がどのレベルにあるのか，その機能状態について計画的に情報収集と解釈を行い，文書化することをいう」[1]．評価の過程には，作業療法目標の設定や計画まで含まれる．要するに，対象者にとって大切な作業活動およびその活動を行う能力を知るために，情報収集を行い，作業療法計画を立案するまでの一連の過程のことである．評価という過程には，作業療法士としての臨床推論（クリニカルリーズニング）や判断が含まれる．作業療法評価に必要な情報は，作業療法士

が実施する面接，観察，検査・測定などのほか，他専門職や家族などからのさまざまな情報が含まれる．情報収集や整理の際に参考になる代表的な枠組みとしてはICFがある[2]．作業療法士は，図1にある項目に関して情報収集を実施し，解釈，分析，統合する．この図をみると，「身体構造・身体機能」に含まれる検査・測定による結果が「作業療法評価に必要となる情報の一部」であることがわかる．一つの情報だけを見ていても対象者のニーズや支援の方向性を考えることはできない．なぜならば，「活動」「参加」の状態や「環境因子」や「個人因子」そして対象者の「主訴」を合わせ考えて，初めて全体像が理解できるからである．作業療法士は生活のなかの作業活動を支援することに主眼を置く．たとえば，「生活を支援する」ためには，対象者の生活が行われる環境，すなわち，環境因子（人的，物理的，制度的）を抜きにはできない．また，その人にとってこうありたいと思う生活，大切な作業活動を作業療法士が把握し支援計画を考えるために，個々人の価値観や生き様にかかわる「個人因子」の情報は欠かせない．また，作業活動の支援には，身体機能や認知機能，動作分析など基本的な評価が必須であることはいうまでもない．基本的な身体機能の評価は，作業療法士も実施するが，他部門からの情報も参考とすることができる．なお，各種評価法や検査手段を使用する場合，その背景となっている理論を学び，その範囲と限界を理解したうえで適切に使用する必要性がある．なぜならば，どれほど優れた評価法でも万能ではないし，一つの評価法だけで対象者のすべてが把握できるわけではないからである．

(1) インフォームドコンセントと自己決定権・協働

インフォームドコンセント（十分な説明と同意）は作業療法においても重要視される．支援過程において作業療法士の独断で進めるのではなく，十分な情報を対象者へ提示し理解していただいたうえで，対象者の自己決定権を尊重し協働して進める．なお，ときどき，対象者や家族が必要と考えるニーズ（フェルト・ニーズ）と作業療法士が客観的に評価した結果としての対象者のニーズ（ノーマティブ・ニーズ）の差異が大きいことがある．たとえば，対象者は「手を元のように動かしたい」と話し，作業療法士は「麻痺が残るが，ものを押さえるなど補助的に使える」と判断している，あるいは対象者は「早く仕事に復帰したい」と希望しているが，作業療法士は「配置転換をしても仕事の継続は難しい」と推測しているような場合である．このような場合，その場で客観的事実だけ提示して判断を促しても，信頼関係を壊し対象者の心理状態を悪い方へ追い込む危険性がある．また，認知機能に大きな課題がある人や，心理的に余裕がない人は，自己決定する能力が欠如している場合もあるため，その人の状態，能力に合わせて支援の量と質を調整し，タイミングをはかる必要がある．

(2) 初期評価と作業療法計画の捉え方

支援過程で修正すべき点が生じれば，その都度，対象者や医師，関連部門と調整し，修正して作業療法を実施する．初期評価に基づく計画に固執してしまうと対象者の変化を追い切れず，対象者に適合しなくなった支援を続けてしまうかもしれない．初期評価に基づいて作成した当初の計画は，あくまでも導入時の計画にすぎない．また，経験豊かな作業療法士であっても初期評価だけで対象者のすべてを把握できるわけではない．初期評価のみで不足する情報は日々の支援過程のなかで得ていき，対象者の変化を的確に捉え，柔軟に対応する．

(3) トップダウンアプローチとボトムアップアプローチ

評価形式は，トップダウンアプローチ（トップダウン）とボトムアップアプローチ（ボトムアップ）の考え方がある．ボトムアップとは，心身機能の要素的機能の評価・治療から始めて最終的に社会生活への適応を図るものであり，トップダウンとは，社会参加を不可能にしている要因や，社会的役割

を果たすために必要な活動制限に着目し，最後に活動と参加を可能にする心身機能・身体構造に焦点を当てるものである[3]．現在，作業療法士の評価の考え方は，ボトムアップからトップダウンへという流れの影響を受けていると思われるが，臨床における実態は不明確である．現状では，基本的視点としてトップダウン，ボトムアップのどちらかの要素が強いにせよ，リーズニングの過程ではトップから，ボトムからと双方を相互的に考え，評価をまとめている作業療法士が多いと思われる．いずれにせよ，トップダウンとボトムアップは対立するものではなく，両方の考え方を組み合わせ，作業療法評価を行うための情報を的確に十分に把握し，対象者の意思，ニーズに配慮した適切な目標，計画を立案することが大切である．

(4) 評価の枠組み―ICFと作業療法理論

ICFは，職種を越えた共通言語としてすでに根付いているが，作業療法の臨床場面においても定着しており，作業療法士も評価の枠組みとして活用している．

一方，作業療法固有の理論は，1990年代頃より北米を中心に発展してきた．日本で紹介されているなかで代表的なものは，カナダ作業遂行モデル（カナダ）[4]，人間作業モデル（アメリカ）[5] などがある．これらの理論に基づいて開発された各種評価法も翻訳され徐々に活用されてきているが，特に人間作業モデルに基盤を置くものが多い．現在，これらの作業療法の理論が今後どのような方向に向かうのか，日本の作業療法にどのような影響を与えていくか，日本から世界へどのような情報を発信していくのか，非常に興味深い時期となっている．なお，国際的に共通して活用できる作業療法の評価法の確立は，国際的視野の研究を促進するためにも臨床的にも意義が大きい．

(5) リハビリテーション目標と作業療法短期目標・作業療法長期目標

「長期目標」とよぶ場合，「リハビリテーション目標（リハ目標）」を指す場合と「作業療法部門の長期目標」を指す場合とがあるがここでは分けて説明する．リハ目標は，入院対象者がどこへどのような状態で退院するかなど全体としての大目標であり，対象者の意向，関連部門の評価結果を検討する会議（リハビリテーション・カンファレンス）で決定される．ただし，入院期間の制約，対象者の意向や社会的背景などの要因で自ずと決定される場合もある．対象者のリハ目標に合わせ，作業療法士は，作業療法部門としての長期目標，その長期目標を達成するための短期目標を立案する．病院にもよるが，長期目標は3か月，6か月などの一定の期間を経た段階で，対象者がどのような状態になっているのかを具体的に記載する．対象者が，「自宅で，入浴を除く日常生活動作を安全に実用的にできる」「自宅で，金銭管理を自分で行い，一人暮らしができる」などである．短期目標は，対象者が「病棟内で，スプーンを左手で使用して食事動作が自立できる」「趣味活動グループに週2回自主的に参加できる」など，大きな目標である長期目標を達成するための段階づけとして考えられ，退院（作業療法終了）までの期間をさらに2週間，1か月などに区切り，小さな目標を設定するものである．急性期病院においては，入院期間がごく短く，初期的評価・対応を行い回復期へ情報を提供するとか，良い状態でつなげていくなどの役割があるため，目標の設定が異なる．基本的には，日常生活動作をはじめ，対象者の意向などを含めた個人因子，環境因子の情報を合わせ，目標とそれまでにすべきことは何かの吟味を行う．

(6) 作業療法の目的と計画

作業療法の目的は，作業活動を用いた「障害の軽減」，作業を学習目標とする「技能の獲得」，作業という名の自己実現を目指す「より良い作業体験」である[6]．ICFでいうと，機能損傷や機能不全の軽減は，「身体機能・身体構造」，技能の獲得は，「活動」に，より良い作業体験は，「活動や参加」に主

Chapter 6 作業療法の概要 その2―評価とアプローチ―

(別紙様式21の3)

リハビリテーション実施計画書(1)

計画評価実施日　　年　月　日

利用者氏名：　　　　　　　　性別：男・女　生年月日　　年　月　日（　歳）要介護度：

健康状態(原因疾患, 発症・受傷日等)	合併疾患・コントロール状態 (高血圧, 心疾患, 呼吸器疾患, 糖尿病等)	心身機能
		□運動機能障害：
		□感覚機能障害
		□高次脳機能障害：

参加　　主目標（コロン(:)の後に具体的内容を記入）

退院先　　　□自宅　□その他：　　　　　□退院未定
家庭内役割(家事への参加、等)：
社会活動：
外出(内容・頻度等)：
余暇活動(内容・頻度等)：
退院後利用資源：

□拘縮：(部位　　　　　　)
□関節痛：(部位　　　　　　)
□その他(　　　　　　　　　)

認知症に関する評価

	自立・介護状況 項目	自立	見守り	一部介助	全介助	行わず	使用用具 杖・装具・歩行器・車椅子など	介助内容 つたい・もたれ等	到達時期	重点項目	PT、OT、STが実施する内容・頻度等	その他の従事者が実施する内容・頻度等	実施上の留意点
		現在の評価及び目標									具体的なアプローチ		
日常生活・社会活動	トイレへの移動												
	階段昇降												
	屋内移動												
	屋外移動												
	食事												
	排泄(昼)												
	排泄(夜)												
	整容												
	更衣												
	入浴												
	コミュニケーション												
	家事												
	外出												
起居動作	寝返り												
	起きあがり												
	座位												
	立ち上がり												
	立位												
	摂食・嚥下												

「現在の評価及び目標」における項目に関する記入例：　Ⓐ目標　　Ⓑ実行状況　　Ⓒ能力

図2(1)　リハビリテーション実施計画書

リハビリテーション実施計画書(2)

ご本人の希望（　年　月　日）

ご家族の希望（　年　月　日）

生活目標	その人らしく生活するためのポイント
リハビリテーションプログラム	ご本人の状態や生活環境の改善・生きがい楽しみの支援に向けての取り組み

ご本人に行ってもらうこと

ご家族にお願いしたいこと

病気との関係で気をつけること

前回計画書作成時からの改善・変化等（　月　日）

備考

担当チーム	担当医：
	●PT・OT・ST：　（　）,　（　）,　（　）,　（　）
	●看護・介護：　（　）,　（　）,　（　）,　（　）
	●　　　　　　　（　）,　（　）,　（　）,　（　）

（　）内は職種を記入

ご本人・ご家族への説明と同意：　　年　月　日
ご本人サイン：　　　　　ご家族サイン：　　　　　説明者サイン：

注：本計画書に記載されている情報は、適切な医療・介護サービスを提供するためにのみ使用いたします。

図2(2) リハビリテーション実施計画書

として該当すると考える．対象者が希望する具体的な生活とはどのようなものなのか，対象者にとって大切な作業とは何か，個々人が果たしたい，担いたい役割とは何かなどを知る必要がある．個々人にとって大切な役割とは，職業人，あるいは妻・母親という役割かもしれない．大切な作業活動は，セルフケア，仕事，園芸や賭け事，あるいは友だちとのおしゃべりかもしれない．「作業療法士にとって」ではなく「対象者にとって」重要なことを対象者と協働して特定する．対象者が不要と考えていても作業療法士の視点からは必要な作業活動もあるだろうし，逆のケースもあるだろう．そのためにも対象者のニーズを特定して「協働」することが重要なのである．なお，焦点化は対象者自身で可能な場合もあれば，作業療法士の支援が必要な場合もあり，この支援の量と質に関する判断も求められる．

作業療法評価・支援の理論的背景は実に多様である．鎌倉によれば，「障害の軽減」には「リハビリテーション的視点，発達論的視点に立つ実践理論」，「技能の獲得」には，「学習論的視点に立つ実践理論」，「よりよい作業体験」については「作業行動論的視点に立つ実践理論」があり，「障害の軽減」に関する理論と比較し，後二者は発展途上である[7]と述べている．また，身体機能への支援（「障害の軽減」）については，作業療法士が物理療法や徒手的療法などを実施する場合もある．各組織内における作業療法部門に期待される役割に応じ，作業療法士もこのような支援を実施する場合があり，現在はこれらの支援技術についても学ぶ必要性がある．歴史的に理学療法領域との重複がしばしば指摘されてきた身体機能分野の作業療法であるが，「作業」へ焦点を当てるという大きな流れが学問的にも臨床においても生まれており，理論体系の整理も行われていることから，今後さらに理学療法領域との住み分けが進むことが予想される．

作業療法の評価や支援の背景には認知心理学，学習心理学，社会心理学，神経科学，人類学など，さまざまな学問に源を発する理論や支援技術が支えている．これは，対象者の価値観や生き方，生活を包括的に支援する作業療法の性質を示す．作業療法は多様な学問をいかに生活へ落とし込むかという部分を対象とする「実学」といえる．なお，北米を中心として作業療法を後方支援する基礎的領域，「作業」そのものを学問対象とする「作業科学」という分野が提唱され研究が進められており，その成果も注目されている．

(7) フォローアップ

フォローアップは評価・支援過程を振り返り，対象者の今後への助言を行うためにも重要な過程である．しかし，現行の医療・福祉システム下において，作業療法士によるフォローアップは残念ながら十分に機能しているとはいえない．これは作業療法領域だけの問題ではなく，保健，医療，福祉の連携システムに内包されている課題である．現在，組織間，組織内の円滑な連携体制をいかに整備し，対象者の社会復帰，社会生活の維持へつなげていけるか，国や地域や各団体でさまざまな対策が試行されている．

2. 事例検討

以下に，身体機能分野の作業療法の事例を示す．

Aさん，44歳，男性．システムエンジニア．自営（IT企業から受注）．現在，休職中．妻47歳（常勤・小学校教諭），長女16歳（高校生），長男10歳（小学生）の4人暮らし．持家マンション（3F, 4LDK）．仕事が生きがい．友人との飲み会が好き．趣味は特にない．

3週間前，自宅で倒れ，B大学病院へ救急搬送．脳梗塞と診断．3週間の入院期間を経て，Cリハ

ビリテーション病院（本院）へ転院となった．
　診断名：
　作業療法初期評価結果概要：脳梗塞による左片麻痺（ブルンストロームステージ上肢Ⅲ，手指Ⅲ，下肢Ⅳ）．運動麻痺は中等度．感覚は左上下肢，軽度麻痺．利き手は右．関節可動域制限はなし．上肢機能については，左手は，大きなものをゆっくりつかむことは可能であるが，一度握ると放すことが難しく，小さい物を摘むことは不可能であった．初期評価開始後15分経過時点で，疲労感の訴えがあった．高次脳機能低下については，机上検査では課題は認められなかったが，集中することが難しいとの訴えあった．ADLは，院内車いす移動，食事，整容自立．更衣動作は初期評価時の助言でパジャマ上衣の自立を確認．下衣，左側の靴下，靴をはく動作に一部介助を要した．ベッドと車いす間の移乗，立位バランスが不安定であるため，排泄は近位監視．入浴は介助．本人の希望は，①麻痺を治したい．歩きたい．②住宅ローンや教育費の問題もあり，取引先との関係もあるので早く復職したい．主治医には手足に麻痺の後遺症が残ると言われた．後遺症や，仕事ができるのか心配．人に手伝ってもらわないと身の回りのことができないので，もどかしい．
　医師からの情報：上下肢に麻痺は残る．高次脳機能低下は認めない．合併症は脂質異常症．特に禁忌事項はなし．早期にADL自立，自宅退院を目指し，復職へつなげる．
　看護師からの情報：病棟では物静か．夜間も睡眠がとれており，食欲もある．妻が数日ごとに，子どもは週末に面会に来ており関係性良好．リハビリテーション部門と連携し，自分でできるADLは自分でやってもらう．
　理学療法士からの情報：関節可動域制限はなし．運動麻痺は中等度．移乗，歩行，耐久性の練習を中心に行う．T字杖，装具装着にて屋外実用歩行を目指すことである．
　妻からの情報：真面目な仕事人間．仕事仲間との飲み会を楽しみにしている．家族の行事に熱心（記念日や誕生会などのイベントや年2回の家族旅行を計画など）．子煩悩．
　評価の要点と作業療法計画・方向性：Aさんは，運動麻痺は中等度，感覚は軽度鈍麻であり，机上検査レベルでの高次脳機能低下は認められない．年齢も比較的若く，ADL自立，復職への意欲，必要性が高いことから，ADL自立および復職を目標とした作業療法を実施する．利き手は右であるため，利き手交換の練習は不要．麻痺側（左）は補助手としての機能回復は期待できるため，上腕，前腕のコントロールの練習や，物を押さえる，ペグなど把握しやすい軽い大きな物をつかみ，放す練習などを通じ実用的な補助手を目指す（「障害の軽減」）．ADLでは，更衣，排泄，入浴の練習を中心に実施する（「技能の獲得」）．まずは更衣動作，排泄から苦手とする動作要素を抽出し反復練習を行う．段階的に立位，移動を伴う練習を加える．移乗動作，立位バランスは理学療法と連携して練習を行う（「技能の獲得」）．心身の耐久性の低下に対しては，座位から立位，移動を伴う作業活動を段階的に組み込み，耐久性向上を目指す（「障害の軽減」）．パソコンは基本設定や環境，道具の工夫により片手でキーボード操作はできるが，作業効率が低下する可能性があるため，実用性を検討する（「技能の獲得」）．また，復職のためにどの程度の作業能力があればよいか，関連する情報収集を行う．妻は常勤の小学校教諭であり，経済的には当面は大きな課題はないと思われる．しかし，住宅ローンや教育費が必要であること，Aさんの役割である職業人，夫，父親としての役割を維持することを考慮し支援していく（より良い作業体験）．また，家屋評価，必要な福祉用具の評価を実施したい（持家なので改造も可）．理学療法部門と連携し，自宅および周辺環境，主な出先までの経路や状況を聴取し，Aさんが移動できるか否か，最適な方法を確認し，実際の場面も評価する．また，経過を見て仕事

上の付き合いや，家族や友人と過ごす時間等，楽しみの時間についてもAさんの意向を確認，必要に応じ支援を実施する（「より良い作業体験」）．Aさんは，後遺症を心配しているため，心理支持的にかかわっていく．

　以上，身体作業療法領域の実例を紹介した．精神，発達，高齢者領域でも，基本的に作業療法士は個々人のこうありたいという生活を実現するために個人因子を考慮し，環境を調整し，作業活動を通じて個々人の生活の構築，再構築を支援することは同様である．そしてその支援を裏づける理論はさまざまな学問が支え，根本的には人類愛的な，人道主義的な要素が存在する．つまり，「個々人が希望する生活・大切な作業活動」には，数学のような明確な解答がない主観的世界なのである．作業療法はきわめて多様な人々の「生活」を対象とするため，対象者の誰一人として同じ支援となることはない．作業療法士は個々人にとっての最良の状態とは何かということを常に念頭に置いて柔軟に対応する必要がある．

3. 作業療法のエビデンス

　根拠に基づいた医療は1990年代より重要視されてきた．高いエビデンスレベルをもつ研究に基づいた治療を患者に提供しようという流れである．医学のエビデンスレベル（治療）は，高い順に，1a：ランダム化比較試験のメタアナリシス，1b：少なくとも一つのランダム化比較試験（randomized controlled trial：RCT），2a：ランダム割付を伴わない同時コントロールを伴うコホート研究（前向き研究），2b：ランダム割付を伴わない過去のコントロールを伴うコホート研究，3：症例対照研究（ケースコントロール，後ろ向き研究），4：処置前後の比較等の前後比較，対照群を伴わない研究，5：症例報告，ケースシリーズ，6：専門家個人の意見（専門家委員会報告を含む）[8]がある．より科学性が高いという意味ではレベル1に近いほど高くなるが，他のレベルの研究の意義が否定されているわけではない．研究の目的に合わせ研究デザインが決まってくる．なお，作業療法士による研究報告は，RCTの例は日本ではまだ少なく，上記の分類でいえば，4～6の内容のものが多い．RCTデザインによる研究を増やすことはこれからの作業療法分野の課題である．しかし，作業療法領域では量的研究だけではなく質的研究や事例検討も重要である．なぜならば，生活を支援する作業療法は，「数値で示せること」だけではすべての作業療法を説明できないからである．たとえば，事例検討も重要であり，さまざまな視点からの評価，生活支援，作業支援の経過を文章化して残すことは先達の義務といえる．どれほど素晴らしい作業療法を実施しても，文章化しなければ作業療法学の発展に寄与することはできず，後世の作業療法士に知的遺産として伝承することはできない．

　作業療法領域においても，それぞれの医学領域と同様に，対象者にとって有用かつ正確な情報を得て，対象者にとって最適な評価，支援方法を選択，対象者に根拠を示し同意のうえで提供することが求められる．作業療法士は対象者になぜこの評価や作業療法プログラムが必要なのかについて，根拠をもって説明することが望まれる．それによって，エビデンスレベルの高い文献はその根拠の一つとなる．作業療法士による論文は，すでに数多く報告されている．たとえば，担当対象者と類似した心身の状況について報告された事例検討や，より有効な練習方法について取り組まれた研究などは，自分の対象者に対する支援手段の参考となるだろう．もちろん，医学や理学療法をはじめ関連領域の文献も参考とすることができる．作業療法士は日々の臨床活動のなかで，対象者に有益となると思える精度の高い情報の収集に心がけることが重要である．なお，今後はさらに国際的視野が必須であり，

海外の論文からも情報収集する必要性がある．

おわりに―「作業療法以前の課題」と「人の尊厳への配慮」―

「モンスターペイシェント」が社会的に注目されているが，作業療法士も実にさまざまな対象者に出会う．確かに理不尽な対象者もいるかもしれないが，実はそのようなケースはそう多くはないと思える．

あるとき，作業療法士Ｃが，対象者のＤさんに拒否をされていると上司に相談した．

Ｄさん，58歳，男性，中小企業の会社社長であった．Ｄさんに，左半側失認の練習として，10ピースのパンダ柄の子ども向け知育パズルを勧めた．Ｄさんは，左側に注意することが難しい認知機能低下があるので，この課題からやってみませんか，と説明した．すると，その対象者のＤさんは憤慨して病棟へ帰ってしまったという．Ｃは「Ｄさんは若者や女性セラピストに抵抗感があるのでは？」と考えていた．Ｃは上司との対話を通じ，なぜＤさんがこのような反応を示したのかある原因を考えた．知育パズルはＤさんへの導入課題として難易は適切であったかもしれない．しかし，Ｄさんは回復に不安を感じていたのかもしれないし，もっと理学療法で歩行練習をしたいと思っていたのかもしれないし，怒りやすい状態にあったのかもしれない．あるいは……．そして，Ｃは，Ｄさんの病室を訪問し話し合った．その結果，Ｃの推測どおり，Ｄさんはパズルを見て，幼児レベルまで自分の脳機能が落ちてしまったと思い，悲しくなったのだと語った．その後，Ｃは寄り添うことをいっそう心がけ，Ｄさんと良好な関係性を構築し，作業療法支援を円滑に進めることができた．

作業療法士は対象者との良好な人間関係を築くことに留意し，物事を多角的にみる柔軟な思考力を養っておくことが必要である．このようなトラブルの場合，第一に基本的には「モンスターペイシェントは存在しない」ということを念頭に支援過程を見直すこと，そして，このような課題に際しては一人で抱え込まず，指導者や同僚，上司に相談して対応する必要性がある．

最後にパーソンセンタードケア（person centered care）という理念を紹介する．パーソンセンタードケアとは，社会心理学者であるトム・キットウッド氏が提唱した，認知症をもつ人の視点から認知症ケアを考えようとするものである[9]．認知症など認知機能に重篤な症状のある人は，周囲からの支援を得ても状況理解や自己判断が難しいこともある．このような場合，作業療法士は得られる限りの情報を得ること，そして対象者の立場にたってどのような支援が必要なのかを推測する力が必要である．パーソンセンタードケアはさまざまなハンディをもつ人への支援のあり方を考えるうえで，人の尊厳という根本的な課題を考えるきっかけを与える．保健・医療・福祉領域の専門職はパーソンセンタードケアを学ぶことをお勧めしたい．なお，パーソンセンタードケアにおいては，必ず「人が中心である」ということが基本である．それは対象者だけが中心，という意味ではなく，パーソンセンタードケアの「パーソン」には「すべての人」が含まれる．対象者だけではなく，対象者の家族や知人も，かかわるスタッフもすべてが「パーソン」である．職員同士であれ対象者であれ，誰が上でも下でもない．パートナーとして連携し，各々の役割を果たして「対象者にとっての目標」を目指すことが大切である．

押さえておきたい要点

- 作業療法の流れは，医師からの処方箋に基づき，作業療法士は面接，観察，検査・測定およびその他収集した情報をもとに評価を実施する．情報はICFの枠組みなどを活用して分析，統合される．支援過程においては，インフォームドコンセント（十分な説明と同意）を重要視し，対象者と協働して進める．
- 作業療法の理論は北米を中心に発展してきたが，日本にもそれらの理論に基づく評価の枠組みや評価法が導入されつつあり，理論的背景への関心が高まっている．
- 作業療法士は「対象者のこうありたいという生活を実現する」ために，対象者と協働し，環境を調整，個人因子に配慮し，作業活動を効果的に活用し対象者の生活の構築，再構築を支援する．
- 作業療法分野においては多くの論文が蓄積されているが，そのエビデンスは医学領域でいう高いエビデンスレベルの研究は少なく，今後の課題である．しかし，作業療法領域では量的研究だけではなく，質的研究もまた重要である．作業療法を実施するに際しては，文献などを調べエビデンスをもった支援を行うことが要求される．

もっと知りたい人のための Further Reading

鎌倉矩子：作業療法の世界 第2版―作業療法を知りたい・考えたい人のために．三輪書店，2004．
日本の作業療法の創生期を担った一人である著者による作業療法概論．

杉原素子，他（編）：作業療法士プロフェッショナル・ガイド―作業療法士とは何か．文光堂，2013．
作業療法士について深く考察する手がかりを与える良書．

石川　齊，他（編）：図解 作業療法技術ガイド 第3版，文光堂，2011．
作業療法の技術が1冊にまとまっている．入門から実践まで幅広く活用できる．

宮口秀樹（監修）：認知症をもつ人への作業療法アプローチ視点・プロセス・理論．メジカルビュー，2014．
認知症をもつ人への作業療法の実践書．他領域にも役立つ．作業療法の理論も紹介されている．

●文 献●

1) 岩崎テル子，他：標準作業療法学専門分野作業療法評価学 第2版．医学書院，p10，2011．
2) 障害者福祉研究会（編）：国際生活機能分類（ICF）―国際障害分類改定版―．中央法規，東京，2002．
3) 岩崎テル子，他：標準作業療法学専門分野作業療法評価学 第2版．医学書院，p16，2011．
4) Mary Law（著），吉川ひろみ（訳）：COPM―カナダ作業遂行測定 第4版．大学教育出版．東京，2006．
5) Gary Kielhofner（著），山田　孝（監訳），他：人間作業モデル 理論と応用．東京，2014．
6) 鎌倉矩子：作業療法の世界作業療法を知りたい・考えたい人のために 第2版．三輪書店，東京，p135-136，2004．
7) 鎌倉矩子：作業療法の世界作業療法を知りたい・考えたい人のために 第2版．三輪書店，東京，p146，2004．
8) Minds診療ガイドライン選定部会：Minds診療ガイドライン作成の手引き．医学書院，東京，p15，東京，2007．
9) 水野　裕：実践パーソン・センタード・ケア―認知症をもつ人たちの支援のために．ワールドプランニング，東京，2008．

Chapter 7 言語聴覚療法の概要
—役割と対象者—

内田信也（国際医療福祉大学）

学習目標　何を学ぶか
- 発声・構音，聴覚，脳内言語処理の基本的メカニズムを理解する．
- 言語聴覚療法分野における，speech（話しことば），language（言語），hearing（聴覚）の概念を理解する．
- 言語聴覚療法の対象を理解する．

1. 言語聴覚士とは

　言語聴覚士は，ことばによるコミュニケーションに課題を有する子どもおよび成人を対象とし，コミュニケーション上の諸々の課題について専門的サービスを提供する専門職である[1]．ことばによるコミュニケーションには，発声や発音のみならず，ことばを聞きとるための聴覚の働きも重要である．さらには，伝達したい内容を想起して言語表現として組み立てる過程や，聞いたことばの意味を解釈する過程も必要とされ，こうした言語学的な心的過程は脳の働きによる．

　わが国において，言語聴覚士は speech therapist の略として ST と称されることが多い．発声・発音に関与する器官は，摂食・嚥下にも用いられることから，言語聴覚士は，摂食・嚥下機能不全のリハビリテーションにも深く関与している．なお，わが国においては言語聴覚療法の対象となる診断名のいくつかには，音声障害，構音障害，摂食・嚥下障害，高次脳機能障害などと称されているが，本稿においては本書の編集者と文光堂の依頼により，「障害」の使用を控えたことを断っておきたい．

2. コミュニケーションのメカニズム

1) 発声・構音のメカニズム

　ことばを発するには，①発声：喉頭内の声帯で声を生み出す，②構音：発音をするという2つの過程から構成される．発音のことを，医学用語としては構音，言語学・音声学用語としては調音とよぶ．発声や構音に関与する諸器官を発声発語器官とよぶ．主な発声発語器官は，肺，声帯，咽頭，軟口蓋，舌，口唇，顎である（図1）．

　発声には，主に，呼吸と声帯が関与する．声帯は喉頭内にあり，両側一対からなる組織である（図2）．喉頭は，いわゆる喉仏（のどぼとけ）の部分にあたる．発声をしていない平常時，声帯は逆V字型に開いており，この間を通って，空気が肺へと流入/外界へと排出され，呼吸が行われている．発声は，呼気を吐きながら，声帯を閉鎖することによって可能となる．声帯を適度な強さで閉鎖している状態で，肺からの呼気が通ることにより声帯が振動し，声（喉頭原音）が生み出される．自然な呼吸時は，吸気と呼気の割合は，4：6とされるが，ことばを話す際には，このバランスが1：9に変化する[2]．つまり，

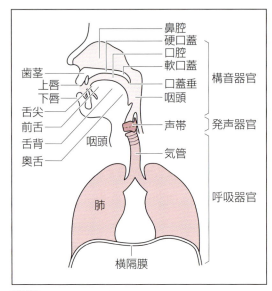

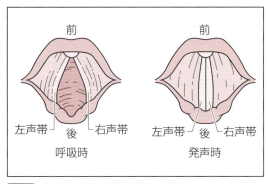

図2 呼吸時と発声時の声帯の様子
左図は呼吸時であり，声帯は逆V字型に開いている．右図は発声時であり，声帯は反回神経の指令を受け閉鎖する．

図1 発声発語器官

急速に息を吸いながらも，話す際には数秒間をかけた発話が可能であることを示している．

　喉頭内の声帯で生み出された喉頭原音は，口から外界に出るまでの間，咽頭や口腔を通過する．このような声の通り道は声道とよばれる．喉頭原音は声道を通過する際に共鳴が生じる．日本語の母音である「あ・い・う・え・お」を構音することをイメージしてみると，「あ」では口を大きく開くが，「い」や「う」では口（顎）の開きは小さい．その他，舌の位置や口唇の形が，これらの母音を構音する際には異なる．こうした，顎の開き具合，舌の位置，口唇の形状は母音によって異なるが，これは，それぞれの母音の構音に応じて，声道，特に口腔の形態を随意的に変化させていることを意味する．声道の形態が変化することにより，喉頭原音の共鳴具合が変化し，その結果，音色も変化する．この音色の変化を，聞き手は母音の違いとして認識している．なお，発声時には軟口蓋とよばれる口蓋後方の器官が挙上することにより，声が鼻腔へと漏れないようになっている．このメカニズムを鼻咽腔閉鎖とよぶ．

　言語音には母音と子音があるが，子音の構音は，下顎，口唇，舌，軟口蓋の動きが，より重要となる．パ行・バ行・マ行の構音時は，口唇（上唇・下唇）が閉鎖する．タ行・ダ行・ナ行では，口唇は閉鎖しないが，舌尖が上の歯の裏側に接する．カ行の発音時は，奥舌が軟口蓋に接する．「マ」と「バ」の発音の違いは，「マ」では声を鼻に抜くが，「バ」では鼻に抜かない．前述したように，通常，発話時は，軟口蓋挙上による鼻咽腔閉鎖により，声が鼻に抜けないが，マ行やナ行の発音時には，一時的に声が鼻に抜ける．

　以上に述べたように，発声や構音時には，発声発語器官である声帯，咽頭，軟口蓋，舌，口唇，下顎を随意的に動かす必要がある．なお，発声発語器官には，歯や硬口蓋のように，それ自体が動くことはないが，構音に関与する器官も含まれる．肺も，それ自体が随意的に運動をするわけではないが，肺を取り巻く呼吸筋が運動することにより，呼吸運動をコントロールしている．

2）聞こえのメカニズム

　ことばによるコミュニケーションにおいて，話者の発話を受ける入力器官は耳である．耳は，外耳・

中耳・内耳に区分される（図3）．話者の発話は空気中を音波として伝搬され，耳へと伝えられる．外耳は耳介から外耳道を経て鼓膜に至るまでを指す．外耳道を通過した音波は鼓膜に到達して，鼓膜を振るわせる振動エネルギーとなる．中耳は，鼓膜内部に位置し，ツチ骨，キヌタ骨，アブミ骨という3つの耳小骨が連結されている．ツチ骨は鼓膜と接合し，アブミ骨は内耳の入り口である前庭窓と接合している．キヌタ骨はツチ骨とアブミ骨とを連結している．鼓膜によって音波から変換された振動エネルギーは，耳小骨の振動によって増幅され，前庭窓の振動を引き起こす．前庭窓の振動は蝸牛内で神経情報へと変換され，内耳神経により，音情報が脳幹内へと伝達される．その後，神経情報は脳幹を上行し，大脳の一次聴覚野へと伝達される．一次聴覚野に神経情報が伝達されて初めて，音が聞こえたことになる．

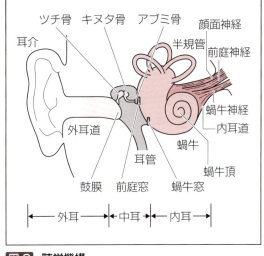

図3 聴覚機構

耳介から鼓膜までを外耳とよぶ．中耳腔内では3つの耳小骨が連結し，鼓膜と蝸牛の入り口である前庭窓を連結している．蝸牛内で音情報は神経情報へと変換されて蝸牛神経によって脳内へと伝達される．なお3つの半規管は平衡機能を担う．

3）言語の脳内機構

　発声ならびに構音，聴覚は，ことばによるコミュニケーションにおいて，それぞれ，入力と出力に対応する．前述したように，音が聞こえたと知覚するのは脳内の一次聴覚野においてである．また，発声発語器官の運動指令を出すのは，脳内の一次運動野とよばれる部分である．したがって，ことばによるコミュニケーションの入力と出力には，耳や発声発語器官のみならず，脳も大きく関与する．

　ことばによるコミュニケーションには，言いたい事柄を言語表現として組み立てる，あるいは，耳で聞いた言語音の意味を理解するための言語機能も必要とされる．前者は言語の符号化，後者は言語の解読化とよばれる過程である．伝達内容の言語的符号化にあたっては，言いたい内容に合致したことばを想起し，さらに，文法を用いて，想起したことばを文として連ねる必要がある．言語的解読化においては，単語の意味理解のみならず，文法の理解も必要である．こうした言語の符号化・解読化は脳内の言語中枢とよばれる部分で担われている．

　右利き者の大多数では脳内言語中枢が大脳左半球に位置していることが知られている．音を知覚する一次聴覚野は左右大脳半球に，また，発声発語器官の運動中枢である一次運動野も，左右大脳半球にある．しかし，言語機能は，多くの場合，左一側に存在する．このように，脳機能がどちらか一方の大脳半球に偏在することを側性化という．言語機能が左半球に側性化していることが明らかになったのは，失語症とよばれる言語機能不全の研究によるものである．19世紀にBrocaが，言語理解には問題を有しないが，発話が困難となった症例を報告した．この症例は，何を言おうとしても，すべての発話が「タン」としか言えなかったが，食事は問題なく食べることが可能であった．食事の摂食・嚥下に必要とされる器官と発声発語器官は共通している部分が多いため，この症例が話せない原因は，発声発語器官の麻痺によるものではないということが推察された．Brocaは，この症例を含む，多数

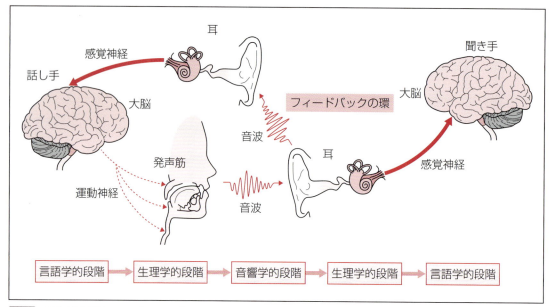

図4 ことばの鎖（speech chain）
（切替一郎，藤村 靖（監訳）：話しことばの科学—その物理学と生物学．東京大学出版会，1996．Denes PB, Pinson EN：Speech Chain, 1963 より引用）

例の検討により，言語表出困難と左大脳半球下前頭回病変の関係を見出した．一方で，Wernicke は，すらすらと話すことは可能（ただし，意味的には誤りが多い）だが，言語理解低下が認められる患者には左大脳半球上側頭回に病変を有することを明らかにした．これらの部位は，Broca 野，Wernicke 野と名づけられ，それぞれ，言語表出，言語理解に関与する脳内言語中枢として知られている．なお，同時期に，Lichtheim は Broca 野と Wernicke 野を接続する神経線維連絡の存在を想定し，これらで構成される言語モデルを提案した（後述）．このモデルは，20 世紀に入った後に再考され，今日の失語症に関する理論，失語症タイプ分類の基盤となっている．

4）話しことば，聞こえ，言語

上述したように，ことばによるコミュニケーションにおいては，①言語音を聴覚で受容する過程，②受容した言語音の意味を理解する過程，③伝達したい内容を言語表現に変換する過程，④言語表現を発声・構音する過程がある．これらの過程の質的な違いを表現するために，言語聴覚療法領域においては，①の過程を hearing（聴覚），②と③を language（言語），④を speech（話しことば）と使い分けている．"ことばの鎖（speech chain）"は，これらの関係を示したものであり，話し手が伝達内容を言語に符号化する language の過程を言語学的段階，符号化された言語表現を発声・構音する speech の過程を生理学的段階と表現している（図 4）．また，聞き手が言語音を聴覚受容する hearing の過程を生理学的段階，聴取した言語表現を解読化して意味理解する language の段階を言語学的段階と表現している．ただし，ここでいう生理学的段階と言語学的段階という用語の区別は，その内容の質的な差を表現していると捉えるべきであり，言語学的段階も，結局は，脳内言語中枢の生理学的活動の結果であることには注意が必要である．

3. 言語聴覚機能不全の種類と分類

　言語聴覚機能不全を捉える際には，speech（話しことば），language（言語），hearing（聴覚）のいずれに該当するか，また，小児期，あるいは成人以降の後天的に生じたかの2軸で整理すると理解しやすい．

1) speech（話しことば）の機能不全
a. 音声の異常（voice disorder）
　声質の異常を呈するものであり，多くは声帯の異常を有する．声質の異常は嗄声（させい）とよばれる．後述のdysarthriaとの違いは，構音症状の有無であり，音声症状は，発声部分の機能不全に限定される．器質性，運動性，機能性に分けることができる．器質性の音声症状は，声帯ポリープや声帯結節といった声帯上にできた異物によって，声質の異常が生じるものである．喉頭がん治療のために喉頭摘出を受けると発声が困難となるが，これも器質性の音声症状の一つである．運動性の音声症状は，声帯運動を支配する反回神経（迷走神経の分枝）が損傷された場合に声帯の開閉運動が困難となることによって生じる．反回神経は胸腔にて迷走神経から分枝され，上行して喉頭へと至る．そのため，胸部外科手術に際して反回神経が傷つくことにより，術後に嗄声が生じることがある．機能性の音声症状の一つとして，心因性失声があげられる．これは心理的要因により声を出すことが困難となり，発話がささやき声のようになってしまうものである．

　言語聴覚士は，嗄声をはじめとした声質，声の出る高さの範囲（話声位）などの評価を行うとともに，発声法の練習を実施する．職種間連携の観点からは，肺疾患などにより胸部外科手術を施行された患者が反回神経麻痺を有して嗄声を呈していることがあるが，その場合，理学療法士が呼吸リハビリテーションの依頼を受けた際に，言語聴覚士との連携が必要とされる．

b. dysarthria
　発声発語器官の運動機能不全により，発声ならびに構音の機能低下を呈するものである．小児期では脳性麻痺に，成人例では脳卒中・神経変性疾患を原因疾患とすることが多い．発声発語器官の大部分は，摂食・嚥下にかかわる器官であるため，摂食・嚥下機能低下を併発していることも多い（摂食・嚥下機能低下については後述）．病態を理解するには，四肢・体幹の運動麻痺と同様，上位運動ニューロン損傷による中枢性麻痺なのか，下位運動ニューロン損傷による末梢性麻痺なのか，小脳系の損傷による失調か，大脳基底核病変による運動異常によるものかを診断することが重要である．

　評価においては，発声発語器官の運動機能状態，発声能力，構音能力のそれぞれについて検査を実施する．患者の発話のわかりやすさを発話明瞭度とよび，①すべてわかる，②ときどきわからない，③内容を知っていればわかる，④ときどきわかる，⑤まったくわからない，の5段階評価による評定が頻用されている．

　言語聴覚療法として，発声練習，構音練習のほか，残存機能を用いたコミュニケーション方法の体得も重要である．特に，四肢の運動機能不全を有する脳性麻痺や，筋萎縮性側索硬化症の患者の場合には，スイッチを有効利用した意思伝達装置の導入を検討することも多い．こうした代償は，拡大・代替コミュニケーション（augmentative and alternative communication：AAC）とよばれる．後述するようなlanguage（言語）の機能不全を伴わないような場合には，患者本人が脳内で言語表現を構築することが可能であるため，積極的にAACの導入を図り，コミュニケーション方法を確立すること

が求められる．

　職種間連携の観点からは，dysarthriaを有する患者は，発声発語器官のみならず，四肢体幹の運動機能不全を有していることが多く，理学療法士，作業療法士との連携が必要とされることが多い．特に，呼吸器機能低下を呈する場合には発声面での異常を呈することがあり，そのための発声練習は，理学療法士との連携が必要とされる．また，AAC導入にあたっては，作業療法士と連携することが多い．

c．小児期発症流暢症

　いわゆる，「どもり」である．近年，吃音から名称が変更された．治療の対象となるのは小児が多いが，成人期以降になっても，吃音に悩みを抱える者も少なくない．話し始めの音を繰り返すことが典型的な症状であるが，ブロックとよばれる発話の停滞が生じることもある．

d．機能性構音不全

　本来，子どもは，誰からも指導されることなく，その母語を体得する．構音獲得も，年齢に応じて体得する音は異なるが，発声発語器官の運動機能不全や，他の発達遅滞または不全を伴わないにもかかわらず，年齢に比べて構音が不明瞭であったり，構音の獲得そのものが損なわれることがある．具体例としては，カ行の構音が苦手だったり，「先生」を「ちぇんちぇい」と言うような構音の誤りが生じる．機能性の構音症状は適切な指導を受ければ，多くの場合，正しい構音を獲得することが可能である．

e．器質性の構音不全

　発声発語器官の解剖学的欠損により，不適切な構音が生じるものを指す．小児期においては，先天性の口蓋・口唇の形成不全である口蓋裂・口唇裂を有する児が，正しい構音を行おうとしても困難なため，代償的に誤った構音を獲得することがある．口蓋裂・口唇裂の外科的治療は医師・歯科医師により行われるが，言語聴覚士は構音状態の評価ならびに構音指導にかかわる．成人例では，頭頸部がんの摘出後に発声発語器官の解剖学的欠損が生じ，それにより，構音に影響が生じることがある．

　小児例，成人例ともに，摂食・嚥下機能低下を併発することが多い．職種間連携の観点からは，原因疾患が，がんの場合に，がんのリハビリテーションとして，理学療法士・作業療法士との連携が必要となる．特に，頭頸部がんによる摂食・嚥下機能低下を有する場合には，栄養低下のみならず，誤嚥性肺炎による体力低下がリハビリテーション全体の阻害要因となりうる．

2）hearing（聴覚）の機能不全

　伝音性難聴，感音性難聴に分かれる．両者の混合型（混合性難聴）もある．伝音性難聴は，音の増幅機構である外耳・中耳の機能不全に起因する．伝音性難聴では，音の分析機構にあたる内耳の機能は保たれているので，補聴器など，音の増幅装置による代償効果が大きい．感音性難聴は，音の分析機構である内耳の機能不全による．感音性難聴の場合は，聴力の低下に加えて，音の高さや，音情報の時間分析能の低下もある．そのため，補聴器を使用しても，音の聞こえとしてははっきりと聞こえるわけではないことに留意すべきである．ただし，補聴器装用によって音の聞き取りを補償することにより，視界外から話しかけられるとか，視界外の物音に気づくことができるなど，コミュニケーションや生活上，補聴器装用の利点は大きい．

　小児例では，先天性難聴の早期発見と療育が重要である．先天性難聴の場合，乳幼児が自ら聴覚機能低下を訴えることはないため，難聴であることは，出生後数か月が経過してから，呼びかけに対す

る振り向き応答の少なさ，始語の遅れといった行動から検出されることが多い．しかし，この時点では，すでに聴覚を活用しないままに出生後から相当の時期を過ごしてきていることとなり，その後の言語獲得やコミュニケーション行動の発達に大きな影響を及ぼす．そのため，出生後，なるべく早期に難聴を発見し，聴覚活用を促すことが重要であり，新生児聴力スクリーニング検査として，脳波を用いた聴力検査が実施されている．

　成人例では，言語獲得後に聴覚を喪失することを，中途失聴という．中途失聴者は言語機能不全を有さず，また，構音の異常も顕在化しないことが多い．したがって，筆談をはじめとする，文字言語の使用など，代償的なコミュニケーション手段の使用には支障がないことが多い．しかし，会話での音声の聴取が困難であることから健常者とのコミュニケーションに支障を有し，就労などの社会参加面でハンディキャップを抱えることがある．また，手話を体得していないため，ろう者のコミュニティに参加することにも制限があるため，社会的孤立を生み出しやすい．

　加齢に伴って出現した難聴は，老人性難聴とよばれる．理学療法，作業療法においても，高齢者を対象とするリハビリテーションにあたっては，聴覚機能低下を有しないかについて，留意すべきである．

　評価にあたっては，聴力検査（音を提示して反応を得る）の実施が基本であるが，脳波を用いた聴性脳幹反応（auditory brainstem response：ABR）などの電気生理学的検査結果も重要である．

　難聴者に対する指導・援助においては，補聴器をはじめとする聴覚補償機器の使用の検討，コミュニケーション方法の指導などが必要とされる．小児例に対しては，難聴が言語獲得やコミュニケーション方法の確立にも影響を及ぼすため，これらに対する療育的指導が行われる．

　1980年代より，人工内耳（cochlear implants）がわが国においても適応されてきた．人工内耳は，内耳の蝸牛内に電極を挿入し，体外に装着したスピーチプロセッサにより得られた外界音が蝸牛内の電極によって聴神経を刺激することにより，聴覚が得られるというシステムである．90年代より小児例に対する適応も開始され，現在，適応年齢は1歳半以上となっている．人工内耳装着の外科的手術は耳鼻咽喉科医によって行われるが，その後には，マッピングとよばれる，音刺激の調整作業が必要とされ，これは医師の指示の下，言語聴覚士によって実施される．また，人工内耳装用後であっても，コミュニケーション指導が必要とされる場合が多く，これも言語聴覚士が担当している．

3) language（言語）の機能不全

a. 小児例における機能不全

　ことばの発達の遅れ（言語発達遅滞）がある．知的発達の遅れを伴う場合と伴わない場合に分けられ，後者はspecific language impairment（SLI）とよばれる．また，対人コミュニケーション能力低下として自閉症がある．近年では，自閉症は広汎性発達遅滞と連続的な位置づけにあるという理論的概念が発展し，この概念は自閉症スペクトラムとよばれる．こうした連続性の一部としてアスペルガー症候群があり，これは，知的機能・言語機能の低下を認めないものの，対人コミュニケーションに特異性を認めるものであり，その背景には，他者の意図を理解する"心の理論"の機能不全があることが示唆されている．その他，顕著な知的低下は認めないものの，読み書きや計算に特異的な低下を呈する学習症（learning disorder：LD）がある．発達性の読み書き機能不全は発達性ディスレクシア（dyslexia）ともよばれる．これらに加え，さらに，注意欠如・多動症（attention deficit hyperactivity disorder：ADHD）を伴うこともある．これは，活動中に注意を維持して集中して取り組むことが困難

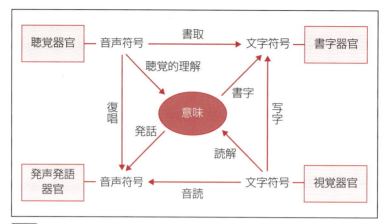

図5 さまざまな言語活動（言語様式；言語モダリティ）

であるとか，落ち着かずに動き回る，突発的に他の行動を開始するといった症状である．

なお，上述したような小児期にみられるコミュニケーションの不全，その概念自体，あるいは概念を表す病名・診断名が時々刻々と変化しているため，用語を正しく理解・使用するには，最新の情報を得る必要があることに注意されたい．

b．成人例における機能不全

(1) 失語症とは

言語機能獲得後に，脳内言語中枢の器質的損傷により，言語の意味理解やことばの想起・文の組み立てが困難となる失語症が生じる．言語活動には，聞く，話す，読む，書くという行為がある．また，これらの行為が複合した，復唱，書取，音読，模写という行為もある．これらの行為（言語様式；言語モダリティともいう）の関係性を図に示す（図5）が，ここで，意味を媒介する行為と，そうでない行為があることに注意が必要である．たとえば，「けめすらせ」という意味のない語を，音読したり，復唱したりすることが可能であるが，これらは意味を媒介しない行為である．一方で，「りんご」という言葉が聴覚的に提示され，これを復唱することが求められた場合には，一般的には，「りんご」ということばの意味を解釈したうえで，「りんご」と発話するであろう．しかし，注意すべきは，意味を介さずとも，「りんご」と復唱することが可能な場合もあるということである．これは後述する超皮質性失語の病態を理解するうえで重要である．失語症の評価にあたっては，これらの行為ごとに，患者の機能状態を捉えることが必要である．特に，聞く，話す，復唱の3つは，失語症のタイプ分類において重要である．

(2) 失語症の言語症状

喚語困難とよばれる語が想起されない症状が代表的である．表現したい事柄が脳内に浮かんでいるが，適切な語が脳内に想起されず，発話が困難な状態である．喚語困難があることにより，それを説明するかのような迂言（迂回反応ともいう）とよばれる反応を呈することがある（例：目標語「りんご」に対して，「八百屋で売っていて赤くて丸い果物」と述べる）．

錯語とは言い誤りを呈する症状のことであり，語の単位で誤るものを語性錯語，音の単位で誤ることを音韻性錯語（例：目標語「りんご」に対して，一部の音が異なる「れんご」や，音が入れ替わる「りごん」といった誤りを呈する）とよぶ．語性錯語のうち，目標語に対して意味的に関連した語に誤り（例：目標語「りんご」に対して，「みかん」と誤る）は，意味性錯語とよばれる．目標語の推測が困難な，

通常，日本語では用いられないような音連鎖（例：目標語「りんご」に対して「けめそ」と誤る）が生じるような誤りが認められることもあり，これは新造語とよばれる．

失文法，錯文法とよばれる文の組み立てにおける誤りもある．失文法は助詞や動詞の使用が制限され，"風に帽子が飛ばされた"というような表現を試みる際に「風…帽子が…」というように不完全な文となるものである．失文法の例の一つとして，「風，帽子，飛ばされた」というような助詞の脱落が顕著に認められる電文体発話もある．一方で，錯文法は，助詞の誤用が顕著となることを指し，「風から帽子で飛ばされた」というような誤りを指す．

発語失行は，構音・プロソディの不全であり，厳密にいえば，language（言語）とspeech（話しことば）の機能不全の中間に位置づけられるものであるが，失語症に併発することが多い．発声発語器官の運動機能不全は認めず（あったとしても軽度），しかし，スムースな構音動作が困難で，結果として，プロソディ（発話における抑揚やリズム，速度などの要素）の異常も呈するものである．

失語症者の発話を特徴づける概念として，発話の流暢性がある．発話の流暢性は，患者の自発話の量，自発話における文産生低下，発語失行の程度などから規定される．典型的な非流暢な発話では，患者の発話は，わずかな名詞や「うん」「そう」「はい」「わからない」といった慣用表現に制限されて発話量が低下するとか，文の発話は部分的なものに制限され，さらに，構音がたどたどしく，発話速度が低下するとか，間延びした発話となる．一方，典型的な流暢性発話では，すらすらと，さまざまな言語音を用いた発話がみられ，助詞や助動詞などが使用されたさまざまな型式の文が表出されて文の長さも長いものの，錯語とよばれる言い誤りが頻出することにより，結果的にジャルゴンとよばれる意味不明な発話となり，全体的に発話量に対して伝達可能な量が少ない．

以上は，話す側面の症状であるが，聴覚的理解の低下を呈することも少なくない．重度例では単語の理解も不確実となることもあれば，軽度例では複雑な文やまとまった文章で細部の誤りを呈するのみの場合もある．ただし，聴覚的理解の低下は，発話症状よりも見た目からはわかりづらく，また，患者の自覚も乏しい場面が多い．そのため，軽度例ほど聴覚的理解の低下がコミュニケーションに及ぼしていないかを注意する必要がある．

文字言語については，読む，書くの双方でさまざまな症状があるが，日本語においては，漢字と仮名という2種類の表記体系があることに注意を要する．漢字は良好であるが仮名が不良，あるいはその逆というような，漢字と仮名の乖離を示すこともある．後述するBroca失語や全失語では，仮名に比べて漢字のほうが良好であることが多い．

(3) 失語症のタイプ分類

失語症は言語症状からいくつかのタイプに分類することが可能である．現在，わが国において頻用されているのは古典的分類とよばれるものである．これは，19世紀のBrocaの発見や，それに続く，Wernicke，Lichtheimらによって提唱された失語図式を基盤とし，Geschwindらによって脳解剖学的知見も合わさったモデルとして再興されたものである．この古典的分類においては，発話の流暢性，聴覚的理解，復唱の状態を基に，図6に示すようなアルゴリズムで失語症タイプが規定される．なお，どのタイプの失語症においても，症状の程度はともあれ，喚語困難が出現するため，失語症の中核症状は喚語困難にあるといえる．

図6に示した古典的分類のそれぞれについて述べる．Broca失語は，非流暢な発話で，復唱の困難を呈する．重度例では，再帰性発話とよばれる（残語ともいう），何を言おうとしても，同じことば（無意味な音の組み合わせとなることもある）の繰り返しとなることで，Brocaの報告した「タン」としか

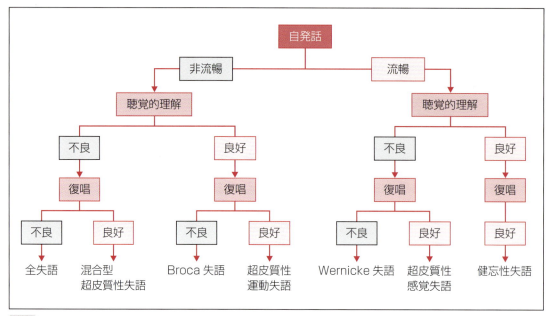

図6 古典的失語症タイプ分類
上記の良好，不良は，他の機能に比べた相対的な程度を表している．良好となっていても，実際には，ある程度の症状を有していることが多い．

話さない症例も，この状態であったことが推察される．聴覚的理解は，発話の低下に比べると軽度である．ただし，実際には，文レベルで聴覚的理解の低下を呈することが多いので，コミュニケーション時には注意を要する．左半球下前頭回後方部のBroca野を含む広範な範囲の脳損傷によって生じることが典型的である．Wernicke失語は，聴覚的理解の低下が前景に立ち，復唱も困難となる．発話は流暢であるが，実際には，錯語が頻出し，ジャルゴンとよばれる意味不明な発話となることも少なくない．左半球上側頭回後方部のWernicke野を含む脳損傷によって生じることが典型例である．全失語は，Broca野，Wernicke野の双方を含む，左半球の広範な損傷により生じ，聞く，話す，読む，書く，復唱のあらゆる言語モダリティにおいて機能低下が最重度な状態である．伝導失語は，復唱の低下が症状の特徴であるが，復唱は日常的なコミュニケーションではあまり用いられないため，会話場面からは復唱の困難に気づきにくい．一方で，音韻性錯語が頻出することが多く，特に，音韻性錯語を言い直そうとして目標語に近づけようとする接近行為が目立つことがある．聴覚的理解の低下は軽度であることが多い．典型例での損傷部位は，左半球縁上回の皮質下であり，この部位の損傷によって，Wernicke野とBroca野を結合する弓状束が離断するためというのが，発生機序と考えられている．

Broca失語，Wernicke失語，全失語，伝導失語は復唱が不良である失語症タイプであるが，発話あるいは聴覚的理解の低下に比して，復唱が良好という群があり，超皮質性失語と名づけられている．このうち，超皮質性感覚失語は，発話は流暢であり，聴覚的理解の低下が前景に立つ群である．単語の理解が困難なくらいに聴覚的理解の低下が重度であっても，3文節文の復唱がすらっと可能な場合もある．超皮質性運動失語は，聴覚的理解の低下は軽度であるが，発話量の減少が前景に立つ形で発話の流暢性が乏しくなる一群である．超皮質性感覚失語，超皮質性運動失語ともに，会話場面においては，反響言語(エコラリア)を呈することがある．混合型超皮質性失語は，全失語のように聞く，話す，読む，書くが重度に低下しているが，復唱は保たれる病態を指す．

健忘性失語（失名辞失語ともよばれる）は，喚語困難のみが前景に立つものであり，聴覚的理解・復唱の低下を認めない（あっても軽度である）．

失語症の古典的タイプ分類について，主に，発話の流暢性，聴覚的理解，復唱の観点から述べてきたが，多くの場合，文字言語の読み書きにも機能不全が生じることにも留意すべきである．しかしながら，聞く，話す，復唱といった音声言語に比べて，文字言語の読み書きに重篤な困難を有する症例も存在し，失読失書とよばれる．19世紀にDejerineが，失読失書患者は左半球頭頂葉の角回に損傷を有することを見出し，この部位を文字言語中枢と考えた．

さらに，古典的タイプ分類に当てはまらないような場合もある．そのため，単に運動性失語あるいは感覚性失語と失語症タイプを診断することも，実際の臨床場面では頻用されている．一般的に，聴覚的理解は良好だが発話が不良な場合を運動性失語とよび，古典的分類でのBroca失語に対応している．また，聴覚的理解の低下が顕著である場合に感覚性失語とよび，古典的分類におけるWernicke失語に対応している．聴覚的理解，発話の低下は重篤であるものの，全失語とよぶほどではない状態について混合性失語と称されることもある．

(4) 職種間連携

Broca失語，全失語では，右片麻痺を伴うことが少なくない．そのため，患者のリハビリテーションゴールの達成に向けて，理学療法士，作業療法士と連携をとる必要がある．理学療法，作業療法の場面において，患者に対してさまざまな動作・作業を指示する必要があるが，こうした際に，どのような伝達手段が有効かについて，言語聴覚士は情報を提供することが可能である．また，理学療法，作業療法場面において，患者とのコミュニケーションは，さまざまな意味で重要であるが，これは，理学療法士，作業療法士が患者の会話の担い手となることともつながる．そのため，言語聴覚士は患者のコミュニケーション環境調整の一環として，理学療法士，作業療法士ら，関連するスタッフに対し，コミュニケーションに関するさまざまな情報を提供するとともに，意見を収集する．

損傷部位の広がりによっては，失語症以外の高次脳機能の低下を呈することもある．それが日常生活活動に影響を及ぼした際には，作業療法士をはじめとする，関連スタッフと連携する必要もある．

4）その他の言語聴覚士がかかわる対象

これまで，speech（話しことば），hearing（聴覚），language（言語）に分けて，言語聴覚療法の対象のそれぞれについて概説したが，そのほかにも，言語聴覚士が臨床的にかかわる対象がある．

a. 摂食・嚥下機能

発声発語器官は動物の系統発生の観点からは，本来の機能は摂食・嚥下にかかわる器官である．実際，言語を有しない他の動物も，顎，歯といった器官を有しており，食物を摂取している．ヒトが発声に用いる喉頭も，本来は誤嚥を防御するための機構であると考えられている．このため，わが国においては1990年代より，言語聴覚士が摂食・嚥下不全に対して一定の役割を担うようになってきた．

(1) 摂食・嚥下のメカニズム

飲食物の摂取においては，飲み込むという動作が重要であり，その前段階の飲み込みやすい形に食べ物を咀嚼することも併せて嚥下とよぶ．一方，摂食とは食べ物の認知を含む，嚥下よりは広範な概念である．「食べない」患者の抱える課題は，飲み込みだけに限定されるわけではないため，摂食と嚥下の双方に言語聴覚士は関与している．

摂食・嚥下の過程については，いくつかの理論的立場があるが，ここでは5期に分けて考える立場

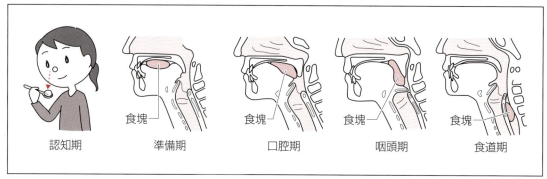

図7 摂食・嚥下のメカニズム

を紹介する（図7）．認知期は，視覚，嗅覚，触覚によって食べ物を認知する過程である．準備期は食べ物を口腔内に取り込み，食塊形成（咀嚼することにより食べ物を飲み込みやすい形態に変化させること）が行われる．口腔期は，食塊を咽頭へと送り込む段階である．咽頭期は，送り込まれた食塊を嚥下反射により食道へと移送する段階である．食道期は，食道に送り込まれた食塊が蠕動運動によって胃へと移送される段階である．

　嚥下のメカニズムや嚥下機能低下を考えるうえでは，誤嚥（嚥下を失敗して食塊が気道，肺へと流入すること）とのかかわりを理解することが重要である．呼吸は，鼻腔から咽頭を経由して気道，肺へと空気が交換される作業であり，嚥下は口腔から咽頭を経由して食道，胃へと食塊が移送される作業である．したがって，咽頭が両者の交差点に該当し，このことにより，嚥下を失敗すると食塊が気管，肺へと流入する誤嚥につながる．われわれは食事をしている最中であっても，呼吸を継続している．認知期，準備期，食道期においては，鼻咽腔閉鎖は行われておらず，鼻腔，咽頭を介して外界と気道間で呼吸が行われている．準備期においては，咀嚼活動によって食塊が形成されるが，この間も，舌後方部が挙上して食塊が咽頭に流入しないように防御されている．口腔期において食塊が咽頭へと移送されると即座に嚥下反射が生じて気道の入り口が喉頭蓋によって閉鎖され，一方で，普段は閉鎖している食道入口部が開大して食塊が食道へと移送される．この過程は1秒にも満たない短時間であり，すぐに呼吸が再開されるため，われわれは食事中に息が苦しくなることを感じることはない．

(2) 誤嚥のメカニズム

　嚥下反射が減弱して咽頭に食塊が移送されても反射が生起しないと，食塊は重力に従って下方へと落下し，無防備に開大している気管へと食塊が流入してしまう．また，嚥下反射が生じたとしても，咽頭期にかかわる筋の麻痺がある場合には，筋力低下によって食塊のすべてが食道へと移送されず，すると，呼吸が再開された際に咽頭に残留した食塊が気道へと流入してしまう．

　なお，誤嚥が生じた場合には，通常は，気道に流入した食塊を排除しようとする咳反射が生じる．いわゆる，"むせ"るという反応である．外見からは，食塊が正しく食道へと移送されているか，あるいは気道へと流入しているかの判断は困難であるため，臨床的には，むせの有無により誤嚥の有無を推定せざるをえない場合が多い．しかしながら，なかには，誤嚥してもむせない不顕性誤嚥とよばれる場合もあり，注意が必要である．

(3) 誤嚥以外に生じる事柄

　嚥下機能低下については誤嚥性肺炎とのかかわりから，咽頭期の機能不全である誤嚥に目が向くこ

とが多いが，上肢による食べ物を口腔内へと取り込む動作の低下や，咀嚼中の食べこぼしによってスムースな摂食が妨げられ，ひいては栄養摂取量の低下を引き起こすこともあることに注意が必要である．

(4) 摂食・嚥下リハビリテーションと職種間連携

摂食・嚥下にかかわる器官の運動機能不全に起因する場合と，摂食・嚥下器官の器質的損傷に起因する場合に大別される．前者は小児例では脳性麻痺，成人例では脳卒中・神経変性疾患によることが多く，摂食・嚥下機能低下のみならず，四肢，体幹の運動機能不全を有していることが多い．そのため，理学療法士，作業療法士と綿密な連携が必要となる．嚥下機能低下に対するリハビリテーションとしては，飲み込みの機能そのものの向上と，嚥下機能低下を有しながらも安全に食事を行う工夫の両面からのアプローチが行われるが，特に後者においては，シーティングを含む食事姿勢の工夫について理学療法士と，摂食動作の工夫について作業療法士と連携を図ることが多い．また，誤嚥性肺炎を呈している場合には，呼吸リハビリテーションの担い手である理学療法士との連携も必要とされる．また，運動機能不全に基づく嚥下機能低下以外にも，認知症のように，認知期の問題が主となる摂食・嚥下機能に課題を有する者に対するかかわりも必要とされ，その際には，作業療法士との連携を図る必要がある．

なお，近年では，栄養サポートチーム (nutrition support team：NST) に言語聴覚士が参加することも多くなってきた．NST は，医師，看護師，栄養士，言語聴覚士らによって職種横断的に構成され，栄養低下患者のケアにあたるものである．

b. 高次脳機能

高次脳機能とは記憶や視覚認知といった認知機能の総称であり，言語もその一つである．脳損傷による言語機能不全である失語症と同様，他の高次脳機能も脳損傷によって機能不全を呈しうる．具体的には視覚失認 (視覚的認知機能低下)，失行 (動作の機能不全)，半側空間無視 (視空間認知の機能不全，特に右半球損傷による左半側空間無視が課題となる)，注意力低下・遂行機能低下といった前頭葉機能不全などが生じる．また，記憶面の低下を示す者もいる．知的機能も高次脳機能の一つと位置づけられる．こうした機能の低下は失語症と併発することもあれば独立して生じることもあるが，失語症と同じく行動症状と脳損傷部位との対応を重視する必要があり，言語聴覚士が長年かかわってきている．また，認知症は記憶低下症状を中核とし，その他の高次脳機能の低下が複合して，社会生活上，支障をきたしている状態であり，認知症のリハビリテーションにも言語聴覚士が関与している．

高次脳機能低下によって日常生活活動の低下を招くことは少なくなく，理学療法士，作業療法士と連携して，患者の有する課題への支援に対応する必要がある．

4. 言語聴覚士と職種間連携

ここまでに述べてきたように，言語聴覚療法の対象は，聴覚・話しことば・言語を用いたコミュニケーション，摂食・嚥下機能，高次脳機能である．職種間連携においては，業務を分担することも大切であるが，近年では，各職種とも，職域の広がりがあり，業務がオーバーラップすることも少なくない．理学療法士，作業療法士，言語聴覚士などのリハビリテーション職種，さらには，医師，看護師などの関連スタッフで構成されるチームによるアプローチが重要であるが，それを円滑に行うためには，スタッフ間でのコミュニケーションが重要である．自職種とともに他職種を理解して，有効な

チームアプローチを展開することが求められる．

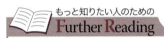

- ■言語聴覚療法は，ことばによるコミュニケーション，摂食・嚥下機能，高次脳機能を対象とするものである．
- ■発声・構音は発声発語器官の随意的運動によって成立する．脳が，その運動制御を行う．この過程は，speech（話しことば）と称される．
- ■hearing（聴覚）は外耳，中耳，内耳で構成される聴覚器官による外界の音の受容に始まり，脳における言語音知覚までを指す．内耳機能不全に対する治療の一つとして人工内耳装用があり，装用後のリハビリテーションに言語聴覚士が関与している．
- ■知覚した言語音の理解，言いたい内容を語として想起して文を組み立てる過程は脳によって担われている．この過程はlanguage（言語）と称される．脳内の言語中枢は左大脳半球に側性化している．
- ■摂食・嚥下器官は発声・発語器官と共通部分が多いため，摂食・嚥下機能低下はspeech（話しことば）の問題と併発することが多い．
- ■理学療法士，作業療法士と言語聴覚士とが連携してリハビリテーションに取り組むことが必要とされる．

もっと知りたい人のための Further Reading

Raphael LJ, Borden GJ, Harris KS（著），廣瀬　肇（訳）：新 ことばの科学入門．第2版，医学書院，2008．
発声・構音について解剖・生理から，ことばの音響学的特徴についてまでが網羅されている．

岩田　誠，小川　郁，立石雅子（編），廣瀬　肇（監修）：言語聴覚士テキスト．第2版，医歯薬出版，2011．
言語聴覚士向けの教科書であるが，基礎から臨床まで，言語聴覚療法のすべてについて幅広く網羅的に記載されている．

●文 献●

1) 一般社団法人日本言語聴覚士協会ホームページ，https://www.jaslht.or.jp/whatst_n.html
2) Borden GJ, Raphael LJ, Harris KS（著），広瀬　肇（訳）：新 ことばの科学入門．医学書院，2005．

Chapter 8 リハビリテーション看護の概要
—役割と対象者—

金城利雄（名桜大学）

学習目標 何を学ぶか

- 看護の概念と独自機能について理解する．
- 日本の看護師・准看護師や保健師について法律的にどのように規定されているか理解する．
- 日本の看護師・准看護師や保健師の教育制度について理解する．
- 保健師の業務について理解する．
- リハビリテーション看護の概念と独自機能について理解する．
- リハビリテーション看護師の看護実践方法について理解する．

はじめに

　看護は，人類が共同体を形成し生活を始めた頃から始まったといわれるほどに起源が古い行為である．しかし，その看護も，長い間そのほとんどは家族や親族などの身内によって行われる看病といった経験的レベルのものであった．現在のように，看護が系統的教育を受けた看護師よって職業として行われるようになったのは19世紀中頃の英国ヴィクトリア王朝時代からである．日本でも，それに少し遅れて明治時代の中頃には看護師の資格がある外国人宣教師によって看護教育が始まり看護師養成が行われている．それから現在まで約130年余り経過し，紆余曲折はありながらも，最近では，看護における大学教育が本格化し，修士課程・博士課程教育も行われるようになってきた．さらに，看護の質向上を目的として認定看護師，専門看護師などの資格制度も創設されるなど，看護の専門性のいっそうの充実が図られるようになってきている．ここでは，リハビリテーションにおいて連携，協働して働くことの多い看護専門職について，あらためて看護の概念やその独自機能について学習し，理解を深めることにする．

1. 看護の概念と独自機能

1) 看護とは

　看護は，英語圏では，「nurse」ということばで表現されている．リーダーズ英和辞典［第3版］によれば「nurse」という言葉には「（病人を）看病する．養生させる；（病気の）手当をする．治療する」「（赤ん坊の）守（もり）［世話］をする」などの意味がある．わが国では，「nurse」を看護ということばを当てて用いているが，新漢語林によると，看護の「看」とい字義は，「手をかざして見る．ながめる．よく見る．熟視する．」，「護」は「助ける．かばう．防ぐ．統率する．大切にする．」などの意味がある．この点から，日本語の「看護」という漢字で表すことばは，看護の本質を表すうえで実に適切な表現

のように思える．さらに，「nurse」から派生したことばとして「nursing」があり，「哺乳［授乳，保育，養育，看護］する．」「《職業としての》保育〈業務〉，看護〈業務〉」などの意味がある．「nursing」ということばは近代看護の創始者として有名なナイチンゲール（F. Nightingale）が，看護という行為を表すのに用いたのが始まりといわれている．ナイチンゲールは，クリミア戦争に従軍し，傷病兵に対する看護を献身的に行ったことから「白衣の天使」と称されて広く名の知られた人物であるが，看護を最初に科学的な立場から検証したことでも有名である．彼女は，看護を対象が本来もつ自然治癒力を発揮しやすい環境を整え，健康の保持増進，疾病の予防，健康の回復，苦痛の緩和を行い，生涯を通して，その人らしく生を全うすることができるように身体的・精神的・社会的に支援することであると，初めて看護の目的を明らかにしている．彼女の看護に対する認識は，現代看護の礎になっている．

約1世紀半前に，系統教育を受けた看護師により職業として始まった看護は，近年の科学技術の進歩や医療の発展のなかで，本質そのものは変わらないものの，その役割や機能は大きく変化し，働く場も拡大してきている．そこで本項では，看護を学ぶうえで重要な看護の概念や独自機能について，看護学生が最初に教えられることが多い，バージニア・ヘンダーソン（Virginia Henderson）の看護の定義を紹介する．さらに，それを土台として作成された国際看護師協会（International Council of Nurses：ICN）の看護の定義についても紹介する．

a. ヘンダーソンやオムレの看護の概念

ヘンダーソンは，20世紀中頃に活躍したアメリカの看護師で，世界で最初に看護の概念を明文化したことで，世界の看護界でよく知られた人物である．彼女は，看護について次のように説明している．

「看護師の独自の機能は，病人であれ健康人であれ各人が，健康あるいは健康の回復（あるいは平和な死）に資するような行動をするのを援助することである．その人が，必要なだけの体力と意思力と知識とをもっていれば，これらの行動は他者の援助を得なくても可能だろう．この援助は，その人ができるだけ早く自立できるようにしむけるやり方で行う．」[1]

一般に，看護師は病のある人のみを看護すると理解されがちである．しかしこの定義が示すように，看護の対象は，病人に限らず健康人も含めており，健康の回復・向上を必要とするすべての人を対象者として支援することが本来の看護であるといえよう．加えて，看護師の独自機能とは，原因のいかんにかかわらず，身体的・精神的苦痛や死への恐怖，あるいは治療的制限や社会参加制約など，さまざまな理由によりADLを自立して継続することができなくなった人に対して，健康の回復に向けて速やかにそれを補いADLの自立を支援することである．その点からいえば，現代看護の概念には，リハビリテーションの理念が内在しているといっても過言ではない．

そのほかにも，看護理論家として世界的に有名なオレム（Dorothea E. Orem）は，看護を専門的ヘルスサービスと位置づけ，看護の独自機能について次のように説明している．看護は生命と健康の維持，あるいは疾病や損傷からの回復のためにセルフケア（self-care）行為を自ら継続的に行いたいという個人のニーズに対する専門的支援であり，看護とはセルフケアが欠如している人間に対して，その人自身でセルフケアを達成できるように，セルフケアの欠如の程度に合わせて，全代償的・一部代償的・支持-教育的に，看護師が支援しかかわることである．患者のセルフケアの促進が看護の重要な独自機能である[2]．ここで彼女が用いているセルフケアという用語には，「ある人が生活し，生きていくのに必要なあらゆる活動を個々人が意のままに行える能力」と「自分の健康状態を理解するための理性と，適切な行為を選択する意思決定の技術とが要求される能動的な現象」の2つの意図が含まれている．前者は，まさしくADL能力を意味したものであるといえよう．

ここまでに示したヘンダーソンやオレムの看護理論のほかにも，看護の概念の多くは患者のADL自立を目標とした支援を看護の独自機能として位置づけており，看護とリハビリテーションの目的・目標の質的同一性をみることができる．

b. 国際看護師協会(ICN)の看護の定義

ここでは，現在，世界の看護界で広く共有されている代表的な看護の定義として国際看護師協会(ICN)の定義を紹介する．この定義は，先述したヘンダーソンの看護の概念を土台としながら，そのほかにも，これまでに報告されたさまざまな看護理論を参考にして作成されたものである．

「看護とは，あらゆる場であらゆる年代の個人および家族，集団，コミュニティを対象に，対象がどのような健康状態であっても，独自にまたは他と協働して行われるケアの総体である．看護には，健康増進および疾病予防，病気や機能低下を有する人々あるいは死に臨む人々のケアが含まれる．また，アドボカシーや環境安全の促進，研究，教育，健康政策策定への参画，患者・保健医療システムのマネージメントへの参与も，看護が果たすべき重要な役割である．」(国際看護師協会，2002年)[3]

この定義では，看護の対象と目的を明確に述べており，他職種との協働などによる対象者の目標達成に向けた支援についても言及している．さらに，看護の果たすべき社会的役割の広がりについても意図的に触れているところが特徴的であり，現代看護の独自機能の広がりを示すものといえよう．

2) 看護師とは

a. 看護師の定義

看護師は，看護の独自機能に基づき保健医療福祉施設や学校，在宅など，看護を必要とする人がいる，あらゆる場で活動する専門職である．国際看護師協会(ICN)では，看護師を以下のように定義している．

「看護師とは，基礎的で総合的な看護教育の課程を修了し，自国で看護を実践するよう適切な統制機関から権限を与えられている者である．看護基礎教育とは，一般看護実践，リーダーシップの役割，そして専門領域あるいは高度の看護実践のための卒後教育に向けて，行動科学，生命科学および看護科学における広範囲で確実な基礎を提供する，正規に認定された学習プログラムである．看護師とは以下のことを行うよう養成され，権限を与えられている．(1)健康の増進，疾病の予防，そしてあらゆる年齢およびあらゆるヘルスケアの場および地域社会における，身体的，精神的に健康でない人々および障害のある人々へのケアを含めた全体的な看護実践領域に従事すること；(2)ヘルスケアの指導を行うこと；(3)ヘルスケア・チームの一員として十分に参加すること；(4)看護およびヘルスケア補助者を監督し，訓練すること；(5)研究に従事すること．」(国際看護師協会，1987年)[4]

上記の定義で示された看護師の職務権限(1)から(5)は，世界の看護界で共通理解された看護師の職務役割であり，日本の看護師の活動指針としても適用されている．

b. 看護師教育制度

日本では，「看護師」は，通常，高等学校卒業後に，看護系大学，看護短大，看護師養成所(3年課程)へ進学し，卒業後に看護師国家試験を受験し合格した者に厚生労働大臣から免許が付与される．一方，「准看護師」は，中学校卒業後に准看護師養成所(2年)あるいは高校衛生看護科(3年)へ進学し，卒業後に都道府県が実施する准看護師試験を受験し合格した者に都道府県知事から免許が付与される．

c. 看護師の法的規定

「看護師」と「准看護師」は，『保健師助産師看護師法』(保助看法)で，次のように定義されている．

〔看護師の定義〕

「第五条　この法律において「看護師」とは，厚生労働大臣の免許を受けて，傷病者若しくはじょく婦に対する<u>療養上の世話又は診療の補助</u>を行うことを業とする者をいう．」

注）じょく婦とは，漢字では褥婦と表され，妊産婦のことを意味している．

〔准看護師の定義〕

「第六条　　この法律において「准看護師」とは，都道府県知事の免許を受けて，<u>医師，歯科医師又は看護師の指示を受けて</u>，前条に規定することを行うことを業とする者をいう．」（下線は筆者による）

看護師の法的規定における「療養上の世話」とは，患者の症状などの観察や，傷病などにより患者が自分自身で行うことができなくなったADLを看護師が一時的に代行する行為である．それに対して，「診療の補助」とは，採血，注射，創傷処置など本来的には医師が行うべき医行為の一部につき医師の指示に基づき看護師が代行する業務である．「療養上の世話」が看護師の主体的判断による看護師の本来的業務であるのに対し，「診療の補助行為」は，看護の独自機能とはいえないものの，患者の速やかな健康の回復を支援するために必要な看護業務として位置づけられ，現在では，診療を行う医師とはもちろん，薬剤師や臨床検査技師などのさまざまな医療専門職種との連携・協働のもとに行われている業務も含まれている．

3）保健師とは

a．保健師の法的規定

保健師は，『保健師助産師看護師法』（保助看法）で，次のように定義されている．

「この法律において『保健師』とは，厚生労働大臣の免許を受けて，保健師の名称を用いて，保健指導に従事することを業とする者をいう．」

b．保健師教育制度

保健師の免許を取得するには，看護系大学・短期大学専攻科で保健師国家試験受験科目を履修し受験資格を得た後に保健師国家試験を受験し合格するか，あるいは看護師国家資格取得後に保健師養成教育機関に入学後1年以上修業し卒業後に，保健師国家試験を受験し合格した者に，厚生労働大臣から免許が付与される．

c．保健師の業務

保健師は，精神の変調による社会参加制約者，難病患者，結核・エイズなどの感染症患者，未熟児や児童虐待のリスクがある親子など，専門的な保健サービスを必要としている人々を対象に支援を行う．その他，災害の発生や感染症の流行などに備えた健康危機管理体制の整備，地域の健康に関する情報の収集・分析，健康の保持・増進に役立つ情報の地域住民への提供，健康問題の発生要因や対策に関する調査研究，保健医療福祉の包括的システムの構築，市町村に対する支援など，その活動は多岐にわたる[5]．近年，介護予防の観点から，地域リハ活動へ参加する機会も増加してきている．地域リハにおける活動業務として，医療機関から退院患者の連絡を受けた場合，必要時には退院前カンファレンスに参加し，環境整備，かかりつけ医の確保，関係機関との連絡調整，家族調整などを行い，患者の退院受け入れ準備を行う．また，在宅療養生活上の課題や問題が生じた場合には，情報の共有，支援方針の合意，問題・課題解決を図るためのケースカンファレンスを開催するなど，地域リハにおける保健師の役割は増大してきている[6]．

2. リハビリテーション看護の概念と独自機能

　リハ看護は，看護の概念を基本としながら，さらに加齢や外傷，慢性疾患により重度化・重症化した活動制限や社会参加制約によって複雑化した身体的・精神的・社会的課題を有する患者やその家族に対して，早期の社会適応を果すよう多角的な視点から情報を収集，分析・評価し，効果的な支援を行う独自機能をもっている．その際，他職者と連携・協働しチームアプローチにより支援する特徴を有している．リハ看護の専門性は，一般的看護の知識・技術では解決し難い生活機能低下のある対象者の複雑な諸々の課題を扱うことができるところにある．

1）リハ看護の概念

　看護の概念と同様に，リハ看護についても，これまでにさまざまな概念が示されている．ここではリハ看護の概念として代表的なアメリカ看護師協会（American Nurses Association：ANA）の定義とアメリカリハビリテーション看護師協会（The Association of Rehabilitation Nurses：ARN）の定義，さらにリハ看護専門家ストライカー（R. Stryker）のリハ看護の概念を紹介する．

a．アメリカ看護師協会（ANA）のリハ看護の定義

　1970年代にリハ看護の専門化が進むアメリカにおいて，アメリカ看護師協会（ANA）がリハ看護を次のように定義している．

　　「リハビリテーション看護とは，一時的にまたは進行性に，あるいは恒久的に，その生理学的機能や心理的適応，社会生活，経済状態，職業を妨げたり，変化させたりするような疾病または身体機能の低下をもつ個人あるいは集団の看護である．リハビリテーション看護の目指すところは合併症の予防および身体的・心理社会的な健康の最善の回復と保持である．リハ看護は疾病や身体機能の低下をもつ人が保健医療システムのなかに入ってきた時点で開始される．その実践においては，自己像，生活様式，人生の目標が変えられてしまった人々の心理社会行動が考慮される．」[7]

　アメリカ看護師協会（ANA）のリハ看護の定義の最大の特徴は，対象を機能低下に限定せず疾病も含めたこと，機能低下を固定的・恒久的なものだけでなく，一時的，進行性のものも含めたことなど，対象や機能低下の範囲を拡大したことがあげられる．また，リハの開始時期や機能低下に関連した自己概念の混乱など心理社会的側面の課題についても言及しているところが画期的であるといえよう．

b．アメリカリハビリテーション看護師協会（ARN）のリハ看護の定義

　アメリカ看護協会の一部門であるリハビリテーション看護師協会（ARN）は『Standards and Scope of Rehabilitation Nursing Practice』（1994年）において，リハ看護を専門領域と明確に位置づけし，「リハビリテーション看護とは，専門看護の特別な実践領域であり，患者の機能的能力低下とそれによりライフスタイルが変化したことに関連した顕在的あるいは潜在的健康問題に対する，個人や集団の反応を，診断し，治療するものである」[8]と定義している．加えて，リハ看護の到達目標は，機能低下あるいは慢性疾患をもつ人々が，その人にとって最良の健康を回復し，維持し，増進することを助けることと，新たな機能低下と慢性疾患を予防することであるとして，いずれの重要性についても触れている．さらに，リハ専門看護サービスは，患者の自立および健康管理を適切に行うための手段を促進することで，患者が自ら機能低下を乗り越えられるように手助けをすることであると述べている．

c．ストライカーのリハ看護の概念

　リハ看護師のストライカーは，著書『Rehabilitative Aspects of Acute and Chronic Nursing Care,

2nd』[9]の中で,「リハビリテーションとは,創造的な過程であり,事故あるいは病気の初期段階では,直ちに予防的看護を行うことによって始まる」と述べている.彼女は,リハビリテーションの特徴を明確に示すとともに,リハビリテーションのなかで看護師の果たす予防的かかわりの重要性について簡潔に述べている.さらに,リハ看護は,一つの特殊な分野というよりも,むしろ看護の基本の一部とみなされるべきであり,救急病院,一般病院,リハセンター,老人施設,通所リハ,在宅など,疾患の種類や経過,療養の場の違いにかかわらずリハ看護サービスを必要とする患者がいる場所であればいかなるところでもリハ看護が行われる必要があると述べている.ただし,すべての看護分野で適応される一般的なリハ看護の知識・技術とは別に,さらにそれを深化させた機能低下の重度化・重症化により複雑化した生活上の課題を有する患者・家族に適応される専門性の高い知識・技術があると述べ,リハ看護の専門性についても言及している.

2) リハ看護の独自機能

リハ看護師には,たとえ機能低下をもたらした病理学的過程が不可逆的で機能的制限があっても,機能低下をもつ人が現実的な目標を設定して,最適な生活機能を獲得できるように,看護の専門的な立場から身体的・心理的・社会的な環境条件を支援・整備していく重要な役割と責任がある.具体的には,機能低下の発生と同時に機能低下をもつ人を社会的存在として社会へ統合していく過程において障壁となるものを未然に予測し,その予防と対策を計画・実践する専門家としての責務がある.それから,機能低下により,それまでの生活様式(life style)の変更を迫られた人や家族に対して生活の再構築に向けた支援をしていく.特に,生活様式の基盤であるADL能力が低下した人に対してADLの自立を含めたセルフケアの確立に向けた援助は,リハ看護の中核となる独自的な機能である.セルフケアの確立は機能低下のある人が社会適応を果たすうえできわめて重要な要素であり,その潜在的可能性があれば最大限引き出すように支援を行う.

リハ看護は,機能低下,能力低下から派生する解剖生理学的・心理社会学的・社会経済学的な課題を抱える患者や家族を対象とした全人的な働きかけであり,患者の早期社会適応に向けた専門性の高い看護実践である.

リハ看護師には,機能低下や慢性疾患によって生活機能や生活様式の変更をせざるをえない人々に対してあらゆる側面から専門的援助ができる高い技能が求められる.つまり,リハ看護師は,機能低下と慢性疾患がもたらすその人の生活機能的能力と生活様式の変化に対処することに熟達している必要があるといえる.

3) リハ看護師の具体的な看護支援

リハ看護師のリハ医療における責務として,大別すれば,患者の健康管理への支援とADL機能の早期自立を目指した支援の2つがある.患者の健康管理への支援のなかには,急性期における患者の廃用症候群の予防を含めた全身状態の管理と本格的な機能回復運動を行う回復期における健康管理支援,さらに在宅生活を見据えた健康の自己管理に向けた教育的な支援,療養の場における安全管理に向けた支援などがある.急性期から始まる看護の健康管理の支援は,回復期,適応期(生活期・維持期)におけるADLの自立・向上や維持を図るうえで土台となるものであり,患者の健康管理の成否は,患者・家族のQOLにも大きくかかわってくるといっても過言ではない.

a. 患者の健康管理への支援

①廃用症候群の予防を含めた全身状態の管理と回復期における健康管理支援

　急性期において，生命の危機的状況下にある患者のケアに携わる看護師は，救命を目的とした看護援助を行うと同時に，救命後に，患者が速やかに元の生活に戻れるように，褥瘡や拘縮，筋力低下，肺炎など，廃用症候群の予防に留意した適切なケアを行う．結果として廃用症候群が予防できれば，患者は，廃用症候群の治療に伴う身体的・精神的苦痛を経験することなく，円滑に機能回復運動を始めることが可能になる．適切な廃用症候群の予防ケアは，患者が最短の入院期間で最大の機能回復を獲得することを可能にする重要な意義がある．急性期における，廃用症候群の予防ケアは，患者の早期社会適応を促進する看護の重要な役割である．原疾患発症後，患者の意識レベルが改善し全身状態が安定してきたところで，看護師は，リハチームメンバーと連携・協働し座位耐久性獲得運動などから始め，早期離床に向けた援助を計画し実施していく．その際に留意すべき点としては，急性期を離脱し本格的なリハプログラムが集中的に行われる時期にある患者は，一般に，急性期の治療安静に伴う体力低下などから疲労などを生じやすく，体調を崩しやすいということである．患者が，運動による疲労の蓄積により体調不良などが生じて機能回復運動が継続してできなくなると，それまでに獲得した機能を機能回復運動開始前のレベルまで低下させてしまうことも少なくない．このような事態を招かないよう，リハ看護師は日々，バイタルサインの観察，意識状態，栄養状態，疲労状態，排泄状態，睡眠状態，皮膚の状態など，健康管理としてあらゆる面からきめ細かな観察を行う．さらに，患者の健康状態が悪化していると判断した場合は，担当部署へ速やかに連絡し，専門職の責任において予定された機能回復運動の中止を判断するなど，適切な対応を行う．このような看護の適切な健康管理能力は，急性期から回復期における患者の円滑な機能回復獲得運動を支援し，ひいてはリハチームの最大の成果の獲得につながるものである．ここにリハチームアプローチのうえでリハ看護師が専門職として果たす重要な責務がある．リハ看護師は，患者が本格的なADL機能回復運動を円滑に継続してできるよう患者の最適な健康状態が保持できるよう常に適切な健康管理を行う責務がある．

　生活期においても，日常生活が低活動・不活発になれば，廃用症候群が生じてくる危険性があり，在宅患者にかかわるリハ外来看護師や訪問看護師などは，一般的健康管理と同様にADLについても継続的に観察・評価を行い，地域リハチームメンバーと情報を交換・共有して，患者が廃用症候群をきたすことがないよう健康的で活動的な在宅生活を過ごせるように支援していく．

②在宅生活を見据えた健康の自己管理に向けた教育的な支援

　リハの対象となる患者の多くは，基礎疾患の悪化予防や機能低下に伴う合併症の発生予防など，生涯にわたり，自らの責任で健康管理をしていく必要がある．もちろん，本人にその能力がなければ，家族をはじめとして周囲の人が肩代わりをする必要がある．いずれにしても，患者あるいは家族は，生涯にわたる適切な健康管理のために知識・技術を習得していくことが必要になってくる．患者の健康管理に対する教育指導については，リハチームの中でリハ看護師が第一義的な責任を有している．看護が生活機能のすべてを代償して実施しなければならないような急性状態にあるときは別にして，回復期の段階では，患者の退院後の生活を見据えて，入院生活のなかで患者が適切な健康管理を自ら継続してできるように知識・技術を指導するなど教育的にかかわっていく重大な役割がある．服薬管理，栄養管理などは，薬剤師や管理栄養士と連携・協働し，在宅生活を見据えて指導していく．

③療養の場における安全管理への支援

　リハの対象となる患者のなかには，原疾患の再発・再燃の危険性とともに，原疾患による運動・感

覚機能や高次脳機能の低下，摂食嚥下機能の低下などから転倒・転落や火傷，誤嚥性肺炎・窒息など，生命に重大な影響を及ぼす事態を招きやすい安全上の課題を抱えていることが少なくない．リハビリテーションのすべての時期において，患者の安全確保（リスク管理）は，さまざまな機能低下を有する患者の日常生活を援助するリハ看護師の重要な責務である．患者は，安全が確保された環境において初めて，最大の機能の回復・向上，維持が期待される．

　ベッド離床を目指して発症早期から始める座位耐久性獲得に向けたアプローチは患者の安全を保障するために運動開始基準や中止基準を明確にして血圧変化や意識レベルに注意しながら計画的に実施する．立位や歩行が可能になった時点でも，リハビリテーションを必要とする患者のなかには，深部感覚低下や半側空間無視・身体失認，注意力・判断力低下などの高次脳機能の低下，血圧低下や筋緊張低下をきたす作用のある薬物の内服などを原因として転倒をきたす危険性を有する人がいる．また，下肢装具の不適切な装着や歩行補助杖の不適切な使用などを原因として転倒することもある．その他，車いすのブレーキやベッドのキャスターの止め忘れ，ベッド周囲の乱雑な環境も転倒の原因となりうる．リハ看護師は，転倒予防アセスメントを確実に行い，転倒リスクの高い患者を特定し，個別性のある予防対策を講じる．あわせて，患者に危険回避のための正しい知識を提供し，日々の生活のなかで自ら転倒が回避できるように教育的な支援を継続して行う．理解力・注意力の低下した患者の場合，必要があれば危険行動を察知するセンサーなどの機器を活用するとともに，観察しやすい部屋にベッドを確保し患者の行動を注意して見守るようにする．家族に対しても，患者の転倒リスク要因について詳細に説明し，対処方法を一緒に考え，転倒予防ケアが継続できるように支援していく．

　同じく，摂食嚥下機能低下も，誤嚥性肺炎や窒息など生命の危険性を生じさせる患者の安全管理上の重大な要因である．脳血管損傷発症後2週間程度では，患者の半分以上に嚥下機能低下が生じるとされており，急性期では誤嚥や窒息の危険性が高い．摂食嚥下機能低下に対する個々の正確な評価をもとに個別的なケアを実施することがリスク回避を可能にする．看護は，急性期における口腔ケア介助から始まる摂食嚥下アプローチの初期の段階から，自力で経口摂取が可能となる段階まで一貫してかかわる立場にある．食事支援技術として誤嚥や窒息時の対応技術や安全な摂食姿勢の設定，適切な食形態の選択など，多角的な視点から安全に留意した食事摂取の支援を行う．リハ看護師は，栄養維持だけでなく，安全性に留意しながらも，食べる楽しみの確保といった視点を大切にして，摂食嚥下アプローチを包括的に支援していく．

　リハビリテーションの対象となる患者のなかには脊髄損傷や脳血管損傷など中枢神経機能不全による排尿に関する神経系の機能低下，いわゆる神経因性膀胱などを合併し排尿機能不全をきたすことが多い．それに伴い尿路感染症を罹患する割合が高くなる．尿路感染症は，慢性化しやすく，生涯にわたり排尿管理を必要とする場合が多い．尿路感染症は，膀胱炎レベルでは，生体に及ぼす影響は少ないが，汚染された尿が膀胱から腎臓に逆流することで起きる逆流性腎盂腎炎は高熱をきたし，菌血症となることもあり生命に重大な影響を及ぼすことがある．また，腎盂腎炎が永年にわたって繰り返されると次第に腎臓機能が荒廃し，将来的に人工透析を必要とする場合もある．安全管理という視点からも見逃せない課題である．尿失禁は生命的な影響を及ぼすことは少ないが，患者の自己尊厳を低下させ社会適応を妨げる要因となることもあり，尿失禁予防ケアもリハ看護師の重要な支援である．排尿機能検査による正確な排尿機能評価をもとにして，排尿時間などを個別的に設定し，排尿を促すなど，根拠に基づいた排尿計画を立てて支援を行う必要がある．

　その他，呼吸機能低下による肺炎や知覚異常による火傷など，リハビリテーションを必要とする患

者の多くは，多様なリスクを抱えていることがあり，療養の場におけるリハ看護師の安全管理支援技術の質が，リハ医療の成否にかかわるといっても過言ではない．

　④ADL 能力獲得への支援技術

　機能低下を有する人の ADL の自立を図り，早期の社会適応を図ることはリハ医療における最大の目標である．リハ看護師は，多くのリハチームメンバーと連携・協働しながら患者の最大の機能回復ができるように支援する．入院中の病棟生活のなかで，患者が可能な ADL を自立的に安全に行うことを支援しながら，理学療法や作業療法などによる機能回復運動で獲得した ADL を毎日の生活のなかで繰り返し行うように働きかけて動作の習熟を図るようにし，日々の生活のなかで無理なくできるように支援していく．

　リハ看護において，患者の ADL 自立に向けた支援アプローチを計画・実施する際には，まず，担当のセラピストと患者の ADL 能力について密に情報の交換を行い，ADL の到達目標を共有する．次に，機能回復運動として行っている ADL と，患者が病棟生活のなかで行っている実際の ADL を正確に把握し，その違いが生じている要因を明らかにしていく．その違いが，はたして体力，環境によるものなのか，あるいは心理的な要因から生じているのか，あらゆる側面からその要因を分析的に把握し，リハチームメンバーと連携・協働し ADL の自立達成に向けて計画的に支援を行っていく．ADL の自立支援過程においては，患者が，常に成功体験を積み重ねられるように，最初は簡単な動作から始めて，次第に成功体験を積み重ねながら複雑な動作ができるように計画的に支援し自己効力感の向上が図れるようにしていく．患者の機能レベルから達成困難な課題をはじめから強いることは，失敗体験につながる危険性が高く，それによる自己効力感の低下は患者の機能回復運動に対する意欲を大きく阻害することになり注意が必要である．患者に失敗体験をさせないように ADL 能力を正確に評価・把握し支援をしていくことが大切である．

　その他，失語症や構音機能低下など，コミュニケーションに課題のある患者への支援や機能低下に伴う自己概念の混乱により機能回復運動に意欲が低下した患者への支援など，リハ看護師の患者のADL 能力獲得に向けた支援は多様である．これらの看護支援を，効果的・効率的に進めていくためには，リハチームメンバーと緊密に連携・協働して看護を実践していくことが不可欠であるといえる．

[エピソード]

　看護の概念にリハビリテーションの目的・目標が内在化していることについて紹介したが，これについては，以下に示すような話がある．

　「（ヘンダーソンの）定義に示された（看護の）独自の機能の概念とは，すなわち，もし必要なだけの強さや意思や知識があれば，他の人の助けがなくても，その人が自分自身で行えるような活動に関係したものであるが，この概念は，肢体不自由者と機能低下のための施設 (Institute for the Crippled and Disabled) におけるジョージ・C・ディーバー博士 (Dr. George C. Deaver) との出会いによって生まれたものである．病院職員やリハビリテーションの専門家のエネルギーのほとんどが，日常生活活動の実施についやされていることにヘンダーソンは気づいた．この経験が，看護とは，個人が日常生活の活動を行うのを援助することであるという彼女の見方に大きな影響を及ぼしたことは疑いない．」[10]

　このように，ヘンダーソンが看護の概念を著す以前に，リハビリテーション施設で，他職種のリハビリテーション活動の実際に触れて，看護の概念を作成したという指摘は，看護の概念がリハビリテーションの理念に影響を受けてできたものであることを示す，たいへんに興味深いエピソードといえるであろう．

押さえておきたい要点

- ■看護とは，病人に限らず健康人も含めて健康を回復・向上するために対象者を支援することである．
- ■看護師の独自の機能とは，日常生活活動（ADL）自立への支援である．
- ■現代看護の概念には，リハビリテーションの理念が内在している．
- ■看護師業務として，法律的に「療養上の世話」と「診療の補助」の2つが規定されている．
- ■リハ看護の専門性とは，一般的看護の知識・技術では解決できない機能低下，活動制限，社会参加制約のある対象者の複雑な諸々の課題を扱うことができるところにあるといえる．
- ■リハ看護は，機能低下，能力低下から派生する解剖生理学的・心理社会学的・社会経済学的な課題を抱える患者や家族を対象とした全人的な働きかけである．
- ■リハ看護師は，たとえ機能低下をもたらした病理学的過程が不可逆的で残存機能低下（活動制限）があっても，機能低下をもつ人が現実的な目標を設定して，最適な生活機能を獲得できるように，看護の専門的な立場から身体的・心理的・社会的な環境条件を支援・整備していく重要な役割と責任をもっている．
- ■リハ看護師は，患者が本格的なADL向上を円滑に継続してできるよう患者の最適な健康状態が保持できるよう常に適切な健康管理を行うことがリハ看護の専門性として求められている．
- ■患者の健康管理に対する教育指導については，リハチームの中でリハ看護師が第一義的な責任を有している．
- ■患者の安全確保（リスク管理）は，さまざまな機能低下を有する患者の日常生活を援助するリハ看護師の重要な責務である．

もっと知りたい人のための Further Reading

フローレンス・ナイチンゲール（著），湯槇ます，他（訳）：看護覚え書―看護であること・看護でないこと―．改訂第7版，現代社，2011．

本書は，ナイチンゲールによって執筆され，今もなお看護の思想の原点となっている．看護とは，新鮮な空気，陽光，暖かさ，清潔さ，静かさ，などを適切に整え，患者の生命力の消耗を最小にすることであると説いた本書は，看護の原点を理解するうえで有用な書籍である．

石鍋圭子，野々村典子（編著）：専門性を高める継続教育．リハビリテーション看護実践テキスト，医歯薬出版，2014．

本書は，日本におけるリハビリテーション看護の理念・知識・技能，さらに保健医療福祉制度面に関しても網羅されており，リハビリテーション看護を理解するうえで，すぐに役に立つ実践書である．

石井雅之（編著）：マンガでわかるリハビリ病棟―リハビリ看護で患者さんを元気にする！メディカ出版，2010．

リハ病棟に配属された新人看護師の成長を通して，リハ看護とはどのようなものかが，マンガを用いてわかりやすく解説してある．

●文 献●

1) ヴァージニア・ヘンダーソン（著），湯槇ます，小玉香津子（訳）：看護の基本となるもの．日本看護協会出版部，p11，2014．
2) ドロセア E. オレム（著），小野寺杜紀（訳）：オレム看護論—看護実践における基本概念（第3版）．医学書院，p1-37，2002．
3) 公益社団法人日本看護協会（監修）：新版看護者の基本的責務—定義・概念/基本法/倫理．日本看護協会出版会，p6，2014．
4) 同上，p7
5) 茂野香おる，他：系統看護学講座専門分野Ⅰ．基礎看護学[1]看護学概論．医学書院，p206，2014
6) 筑波大学病院：患者中心の医療を推進する人材養成の体系化 http://www.hosp.tsukuba.ac.jp/team_iryo/e-team/hel_team/team08/［2014年9月16日閲覧］
7) アメリカ看護師協会（著），日本看護協会国際部（訳）：Standards of Nursing Practice（看護業務の実践）．日本看護協会出版会，p73-82，1977
8) アメリカリハビリテーション看護師協会（著），奥宮暁子，宮腰由紀子（監訳）：リハビリテーション専門看護—その活動範囲と実践基準．日本看護協会出版会，p14-18，2003．
9) Stryker R：Rehabilitative Aspects of Acute and Chronic Nursing Care, 2nd ed, WB. Saunders, p12-16, 1977.
10) ライト州立大学看護理論検討グループ（著），南　裕子，野嶋佐由美（訳）：看護理論集—看護過程に焦点をあてて．日本看護協会出版会，p74，1995．

Chapter 9 リハビリテーション分野における義肢装具と福祉機器の概要

松原

学習目標 何を学ぶか
- 「義肢装具」「福祉機器」の歴史
- 「義肢」の切断レベルと対応する義肢，「装具」の覆う部位と対応する装具
- 「福祉機器」種類

1. リハビリテーション分野における義肢装具と福祉機器の歴史的動向

　義足や義手，装具，車いすといった種類別の歴史に関してまとめられた資料は散見される[1〜3]．詳しくはそちらに譲るとして，義手・義足でいえば古代エジプトにすでに存在し，装具ならクレタ島に存在したミノス王国で手作りのコルセットが用いられ，車いすなら16世紀にはヨーロッパ全域で使用されるなど，それぞれに長い歴史が存在する．しかし，これらがリハビリテーションと結びついたのはいつのことであろうか．これらを体系的に網羅した資料を筆者は知らない．このため，正確なことはわからないが，第一次世界大戦，第二次世界大戦と二度の大戦を経るなかで，一度に多くの機能損傷による社会参加制約者が生まれ，これを国家が補償する必要がでてきた．このため，一度に多くの社会参加制約者を一箇所に集め，リハビリテーションを行うための施設が各国に造られた．この結果，リハビリテーションは進歩を遂げ，また，回復が望めない機能損傷の補償の必要性から義肢装具・福祉機器が切り離せないものとなったのではないだろうか．

　また以前は，ある特定の時代，特定の地域でリハビリテーションと義肢装具・福祉機器が発展しても，その時代，地域で用いられるのみであった．しかし二度の世界大戦以降は，情報伝達技術が発達し，世界的に経験や知識が共有され，継続的に進歩することが可能となった．今後は，この利点を活かしていくことが重要になるだろう．

2. 用語の解説

　本著では，「義肢装具」「福祉機器」ということばを使用しているが，制度上の用語では，「補装具」や「日常生活用具」なども使用される．JIS 規格（日本工業規格）や学会，団体などにより，表記が異なる場合があるが，まったく異なるものを示しているわけではない．通例に従っていたり，グループ分けが異なったりしているだけである．参考までに，制度上で使用される「補装具」と「日常生活用具」に含まれるものを示す．

[補装具]（厚生労働省 http://www.mhlw.go.jp より）

・義肢　・装具　・座位保持装置　・盲人安全つえ　・義眼　・眼鏡　・補聴器
・車椅子　・電動車椅子　・座位保持椅子　・起立保持具　・歩行器　・歩行補助つえ

・重度障害者意思伝達装置　など

[日常生活用具]

・特殊寝台　・特殊マット　・体位変換機　・移動用リフト　・入浴補助具　・頭部保護帽
・T字状，棒状の杖　・電気式たん吸引機　・点字ディスプレイ　・点字タイプライター
・ストーマ装具，ストーマ用品，洗腸用具　・紙おむつ　など

3. 義肢装具と福祉機器の種類と用途

1）義肢

「義肢」とは，JIS用語で次のように定められている．

「切断によって四肢の一部を欠損した場合に，元の手足の形態又は機能を復元するために装着，使用する人工の手足」

JISで定められているように，「義肢」とは，疾病や事故などにより，四肢の一部を欠損した場合に用いる物である．後述する「装具」は，機能不全は生じていても身体自体は存在しているため，身体を覆うように装着するのに比べ，「義肢」は身体が欠損し，存在しなくなった部分に装着し，使用するところが，「装具」とは最も異なる点である．

a. 切断部位と対応する義肢

切断する部位ごとの名称および使用される義肢を図1，2に示す．（ISO：国際標準規格のTC168：義肢装具関係に準拠）

基本的なルールとして関節と関節の間で，各長管骨の途中で切断する場合を「切断」といい，関節面で引き剥がす（骨にはダメージがない）場合を「離断」という（切断部位により，このルールに従わない場合もある）．

切断および義足の名称として，たとえば大腿義足に関して，以前は大腿切断を「above-knee amputation」，大腿義足を「above-knee prosthesis」と表記し，この短縮形として「A.K.」（エーケー）と表記，呼称していた．しかし近年では，ISOにより，国際的に統一され，大腿切断を「trans-femoral amputation」，大腿義足を「trans-femoral prosthesis」と表記し，この短縮形として「T.F.」（ティーエフ）と表記，呼称する．下腿切断・義足，上腕切断・義手，前腕切断・義手でも同様である．これからリハビリテーションにかかわる知識を身につける方々には，論文作製などの場合も含めISOの統一基準に従っていただきたいが，臨床現場においては，どちらでも対応できるようにしていただきたい．

• 切断端とは

ここで，「切断端」または「断端」という用語に関して説明しておく．切断部位のことを示すために使用される臨床用語だが，リハビリテーションにかかわる各職種の間で共通の定義がみられないため，本書では下記のように定義する．

「残存している最も遠位にある関節から切断部位までを切断端とよぶ．」

臨床現場においては「断端」と省略形で表記・呼称されることが多い（図3）．

b. 義肢の分類

(1) 装着時期（対応する保健福祉制度）による分類

「仮義肢」と「本義肢」に分類される．「仮義肢」とは，切断術を受けた直後に製作する義肢で，治療のために支給され，歩行獲得などの練習の際に用いる．これに対し「本義肢」は治療が終了した後，

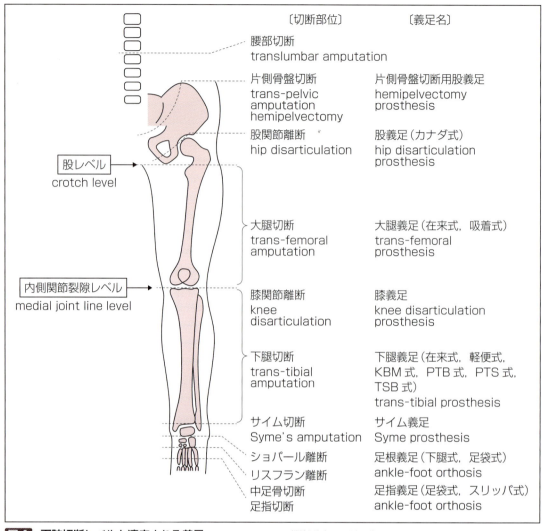

図1 下肢切断レベルと適応される義足 （澤村誠志：切断と義肢．医歯薬出版，2011，p191 より引用）

福祉制度の適応で支給される．

(2) 構造による分類

「殻構造」と「骨格構造」とに分類される．「殻構造」とは，エビ・カニや昆虫のように，義肢に働く外力を殻によって支えると同時に，この殻の形状がそのまま，元の手足の形状を復元するものをいう（図4，股義足）．材質としては，古くはアルミニウムや皮革などが使用され，近年は木材の上に繊維強化プラスチックで補強および彩色されたものが多い．

これに対し「骨格構造」とは，人体同様，中心部分に義足の各パーツが存在し（図4，大腿義足），手足の形状は各パーツの外側にかぶせる柔らかなフォーム材を削って再現される（図4，下腿義足）．「骨格構造」の義足は，フォーム材，義足の各パーツが分解可能であることが多いため，分解不可能なことが多い「殻構造」に比べ，修理・調整が行いやすい．また「骨格構造」では義足表面が，他人に触れられた際に，義肢だと気づかれにくいというメリットがある．このため，近年では骨格構造の割合が増えてきている．

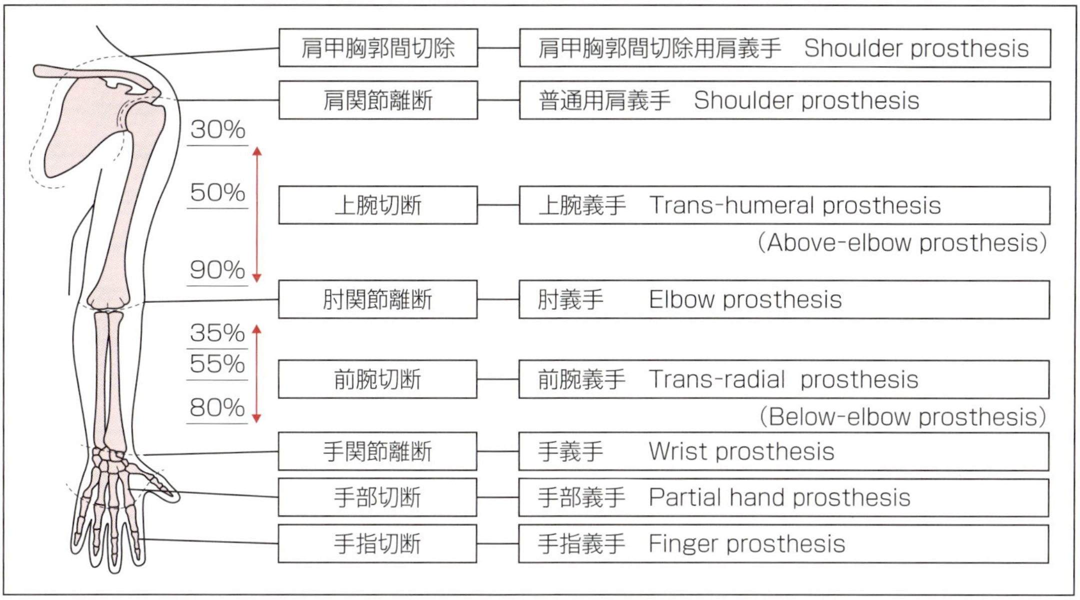

```
┌─────────────────────────────────────────────────────────────────────────────┐
│                    ┌─ 肩甲胸郭間切除 ─┐   ┌─ 肩甲胸郭間切除用肩義手  Shoulder prosthesis ─┐
│                    ├─ 肩関節離断 ───┤   ├─ 普通用肩義手  Shoulder prosthesis ─┤
│         30%        │                │   │                                    │
│         50%        ├─ 上腕切断 ────┤   ├─ 上腕義手  Trans-humeral prosthesis ─┤
│                    │                │   │          (Above-elbow prosthesis) │
│         90%        ├─ 肘関節離断 ──┤   ├─ 肘義手  Elbow prosthesis ─┤
│         35%        │                │   │                                    │
│         55%        ├─ 前腕切断 ────┤   ├─ 前腕義手  Trans-radial prosthesis ─┤
│         80%        │                │   │          (Below-elbow prosthesis) │
│                    ├─ 手関節離断 ──┤   ├─ 手義手  Wrist prosthesis ─┤
│                    ├─ 手部切断 ────┤   ├─ 手部義手  Partial hand prosthesis ─┤
│                    └─ 手指切断 ────┘   └─ 手指義手  Finger prosthesis ─┘
└─────────────────────────────────────────────────────────────────────────────┘
```

図2 上肢切断レベルと適応される義手

(中島咲哉:義手.義肢学 第2版,澤村誠志(編),医歯薬出版,2010,p253 より引用)

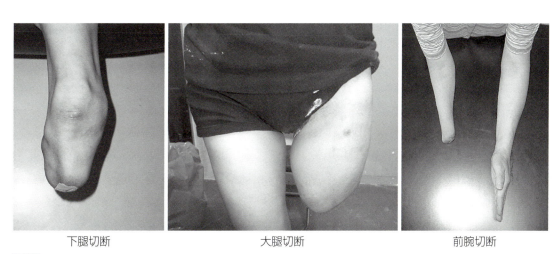

下腿切断　　　　　　　大腿切断　　　　　　　前腕切断

図3 切断端の例

(3) 機能による分類

〈義手〉

① 装飾用義手:外観の復元を最優先においた義手
② 作業用義手:作業用手先具などを用い,汚れに強く,耐久性重視の義手
③ 能動義手:各部が可動しコントロールできる義手
　・体内力源義手:ケーブルなどを介してユーザ自身の関節動作で操作する義手
　・体外力源義手:電気(バッテリーとモータ)などの動力で操作する義手

〈義足〉

① 常用義足:普段使用し歩行による移動が可能な義足

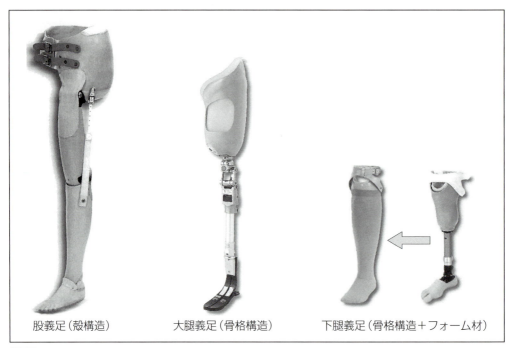

股義足（殻構造）　　大腿義足（骨格構造）　　下腿義足（骨格構造＋フォーム材）

図4 切断レベルによる義足と構造の違い

（日本義肢協会編集・発行：義肢・装具カタログ 2014年．義足，p1, p4, p11 より引用）

②作業用義足など：水田・畑など，汚れに強く，耐久性重視の義足

c．義足

　下肢の一部分を欠損した場合に用いるものである．このため，「切断端」を介して身体と連結され，立位保持や歩行獲得による移動手段の確保などが求められる（図4）．

［特殊な義足］

・作業用義足

　ドリンガー足部は農作業に特化した足部で，形状が富士山型をしていることで，水田で足部が泥に埋まっても抜きやすい．また，木製のため，足底のゴム材をタイヤなどの切れ端でユーザ自身が釘などで交換することが可能になっている．

・スポーツ義足

　パラリンピックなどでよくみられる板バネ状の足部．高い反発力を生むように設計されている．

・コンピュータ制御義足

　義足がコンピュータにより制御されており，下腿の振れが歩行速度に追従するものや，義足に体重がかかっている状態では膝が曲がってしまわないように制御してくれるものなど，義足ユーザを補助してくれるものが製品化されている．

d．義手

　上肢の一部分を欠損した場合に用いるものである．このため，「切断端」を介して身体と連結され，さまざまな上肢機能の確保が求められる．たとえば，単純に外観を補完し外出中に周りの人たちから気づかれないようにするための装飾義手をはじめ，ペットボトルの蓋を開ける際に保持するような簡単な場面から，洗濯・掃除・料理など家事作業や，事務作業・各種工場内作業など職場復帰のために

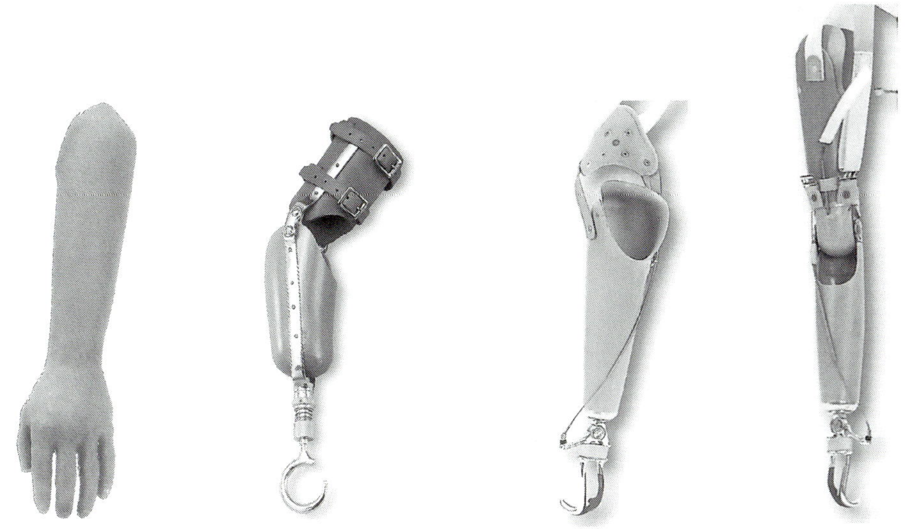

図5 義手　　前腕装飾義手　　前腕作業用義手　　前腕能動義手　　上腕能動義手

（日本義肢協会編集・発行：義肢・装具カタログ 2014年．義手，p3，p6，p7より引用）

使用する能動義手など，多種多様な動作を行うために用いられる．能動義手の手先具においては，外観は能動ハンド型が優れるが，細かな作業においてはいまだに能動フック型に劣るなど問題が多いのが現状である（図5）．

[筋電義手]

能動義手の体外力源義手の一つである．手先具の電動ハンドはバッテリーから供給される電力を用いてモータによって手指が開閉する．この操作に，筋電位を用いた義手である．近年，労災による支給が認められるようになった．しかし，能動義手の能動フック型の手先具より外観に優れ，把持力も強いというメリットもあるが，細かな作業や作業効率では能動フック型に劣る場面も多く，重量が重い・高価であるなど課題点もあり，すべてにおいて筋電義手が優れているとはいえない．

e. 義肢へのかかわり方

義足に用いるパーツの開発は目覚ましいものがある．しかし，高機能なものを使用すれば良いというものでもなく，ユーザの能力によってパーツを選択しなければならない．また，われわれ義肢装具士の製作技術と理学療法士による適切な練習がなければどんなに高性能なパーツを用いても意味がない．リハビリテーション関連職種の多くの共同作業により，機能を発揮できる義足となることを学んで欲しい．

義手は，義足ほど進歩しているとはいえない状況である．これは，歩行といった下肢に必要とされる動作に対し，上肢動作は多種多様であり，かつ，人の上肢機能があまりに優れているからだと考えている．工学的な進歩を待つほかない部分もあるが，これからリハビリテーションにかかわる知識を身につける方々には，義手のさまざまな可能性を広げられるよう興味を持って接して欲しい．

2）装具

「装具」は，JIS（日本工業規格）で次のように定められている．

「四肢・体幹の機能障害の軽減を目的として使用する補助器具」

JISで定められているように,「装具」とは,補助器具である.このため,身体が存在しなくなった部分に装着し,使用するのが「義肢」であるのに対し,機能不全は生じていても身体自体は存在しているため,身体を覆うように装着するのが「装具」である.また,「義肢」の対象が基本的に四肢に限られるのに比べ,身体のいずれの部位であっても必要性があれば製作・装着されるのが装具であるため,頭部から,手指・足趾の先に至るまで,身体のありとあらゆる部位に装具が存在し,非常に種類が多いのが特徴である.

また,機能面で考えれば,「義肢」が失われた身体の代替を目的とするのに対し,なんらかの影響を及ぼしたい部位に装着し身体のコントロールを行うのが「装具」である.このため,装具により身体を覆う部位は機能損傷,機能低下を生じている部位に比例し,かつ,コントロールしたい部位と比例する.

[装具に求められる機能・目的]

装具に求められる主な機能として,下記5つがあげられる.

① 体重の支持
② 変形の予防
③ 変形の矯正
④ 不随意運動のコントロール
⑤ 患部の保護と固定

a. 装着部位と対応する装具の名称

「装具」は,アメリカ整形外科学会(American Academy of Orthopaedic Surgery(Surgeons):AAOS)の分類を採用しているため,こちらを使用して欲しい.

(1) 大分類

① 体幹(頭部) ── 体幹装具
② 上肢 ──── 上肢装具
③ 下肢 ──── 下肢装具

(2) 装着部位と対応する装具の名称:体幹装具

包み込む脊椎によって分類される(図6).

—CTLSO:cervico-thoraco-lumbo-sacral orthosis
　　　　　頸胸腰仙椎装具
—CO　　　頸椎装具
—CTO　　頸胸椎装具
—TLSO　　胸腰仙椎装具
—LSO　　腰仙椎装具
—SO(SIO)　仙腸装具

(3) 装着部位と対応する装具の名称:下肢装具

覆われる関節によって分類される(図7).

—LSHKAFO:lumbo-sacral-hip-knee-ankle-foot orthosis
　　　　　脊椎長下肢装具
—HKAFO　　骨盤帯長下肢装具

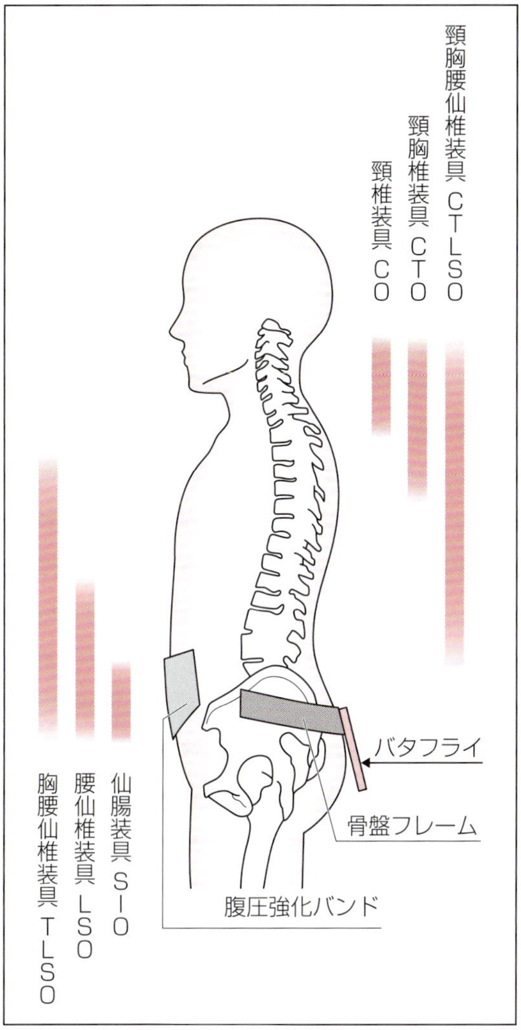

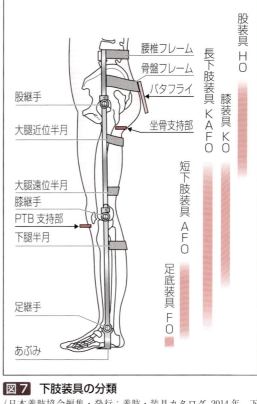

図6 体幹装具の分類
(日本義肢協会編集・発行：義肢・装具カタログ 2014年．体幹装具　裏表紙より引用)

図7 下肢装具の分類
(日本義肢協会編集・発行：義肢・装具カタログ 2014年．下肢装具　裏表紙より引用)

―LSHKO　　脊椎膝装具
―HKO　　　骨盤帯膝装具
―HO　　　　股装具
―KO　　　　膝装具
―KAFO　　　長下肢装具
―AFO　　　 短下肢装具
―FO　　　　足部装具

　下肢装具の名称において，体幹装具や上肢装具のようにルールに従うのであれば，「KAFO」は「膝足関節足部装具」であり，「AFO」は「足関節足部装具」となるべきである．しかし，上記日本語名称が使用されている．これは依然，「KAFO」を「LLB：long-leg-brace」と表記し，日本語訳として「長下肢装具」，「AFO」を「SLB：short-leg-brace」と表記し，日本語訳として「短下肢装具」と表記・呼

称していたためである．切断名同様，これから リハビリテーションにかかわる知識を身につける方々には，論文作製なども含めAAOSの統一基準に従っていただきたいが，臨床現場においては，どちらでも対応できるようにしていただきたい．

(4) 装着部位と対応する装具の名称：上肢装具
　　覆われる関節によって分類される（図8）．
—SEWHO：shoulder-elbow-wrist-hand orthosis
　　　　　　肩肘手関節指装具
—SO　　　肩装具
—EO　　　肘装具
—WHO　　手関節装具
—HO　　　手（部）装具

b．装具の分類
(1) 装着時期（対応する保健福祉制度）よる分類
①「治療用装具」：医学的治療が完了する前に使用する装具または医学的に治療の手段の一つとして使用する装具（JIS用語）．
②「更生用装具」：医学的治療が終わり，変形または機能損傷が固定した後に日常生活活動などの向上のため使用する装具（JIS用語）．

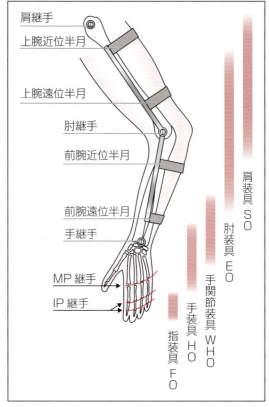

図8 上肢装具の分類
（日本義肢協会編集・発行：義肢・装具カタログ 2014年．上肢装具　裏表紙より引用）

「義肢」と同様に装着時期により分類されるが，最も異なるのは，「義肢」は基本的に本義肢を製作するのに対し，「装具」は「治療用装具」のみ装着し，「更生用装具」を製作しない場合もあるという点である．切断には根本的な治癒が存在しないのに対し，たとえば，後述する骨折用装具では，創の治癒後に装具は必要なくなるからである．もちろん，機能損傷が残存し回復が望めない場合は「更生用装具」を製作することとなる．

(2) 構造による分類
①金属枠装具：金属フレーム構造の装具．主として体幹装具に用いる（JIS用語）．
②モールド装具：陽性モデルを用いてプラスチック材をモールド成型した装具（JIS用語）．
③組み立て式：必要な部品を組み合わせて短時間で完成させる装具（JIS用語）．

(3) 材質による分類
①軟性装具：軟性材料で作った装具の総称（JIS用語）．
②硬性装具：硬性材料を使った装具の総称（JIS用語）．

(4) 材料による分類
①金属（式）装具：装具の主要部分に鋼・アルミニウム合金などの金属を用いて作った装具（JIS用語）．
②プラスチック（式）装具：プラスチックを主材料として作った装具（JIS用語）．

(5) 目的による分類
①固定保持装具：ある一定の肢位に身体の一部を固定または保持するために使用する装具（JIS用語）.
②矯正用装具：変形を矯正するために使用する装具（JIS用語）.
③免荷装具：下肢にかかる体重を減少させるために使用する装具（JIS用語）.
④牽引装具：牽引を目的に使用する装具（JIS用語）.
⑤夜間装具：変形の予防や矯正のために夜間就寝時またはベッドでの安静時に使用する装具（JIS用語）.
⑥歩行用装具：歩行の際に使用する装具（JIS用語）.
⑦立位保持用装具：起立のために使用する装具．移動が可能なものもある（JIS用語）.
⑧スポーツ用装具：スポーツのときに用いる装具（JIS用語）.
⑨交互歩行用装具：対麻痺患者が交互歩行できるように股継手部を工夫した装具（JIS用語）.

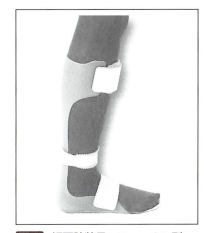

図9　短下肢装具　シューホン型
（日本義肢協会編集・発行：義肢・装具カタログ 2014年．下肢装具，p16 より引用）

「装具」は装着する理由・目的も非常に多岐にわたるため，分類も仕方も多い．このため，「装具」はそれぞれのケースによって，求められる機能・目的，装着する部位，上記の分類を組み合わせることとなる．たとえば，図9のシューホン型（shoehorn brace）は，脳血管障害（cerebrovascular accident：CVA）による不随意運動のコントロールを主な目的とし，「短下肢装具：AFO」であり，「更生用装具」，「モールド装具」，「硬性装具」，「プラスチック装具」，「固定保持用装具」，「歩行用装具」でもある．

また，上記分類以外にも，特別な目的に特化したため個別の名称が与えられているもの（たとえば下肢なら交互歩行装具，上肢なら対立装具など）も存在する．

これらすべてを網羅することは困難であるため，以下の項では装着部位ごとに特徴的な装具を紹介していく．

c. 体幹装具
体幹装具の例を図10に示す．

d. 下肢装具
下肢装具の例を図11に示す．

e. 上肢装具
上肢装具の例を図12に示す．

f. 装具へのかかわり方
近年，「装具」も技術的発達を遂げてはいるが，それ以上にリハビリテーションが発達（CVAにおける早期リハビリテーションなど）を遂げ，新たなニーズが生まれてきている．また，動力装具やロボットによるリハビリテーションなども現実味を帯びてきており，「装具」はまだまだ進歩する可能性を大いに秘めている．今後リハビリテーションにかかわる方々は，現状の「装具」で甘んずることなく，より広い視野と知識を持ってかかわっていただきたい．

Chapter 9 リハビリテーション分野における義肢装具と福祉機器の概要

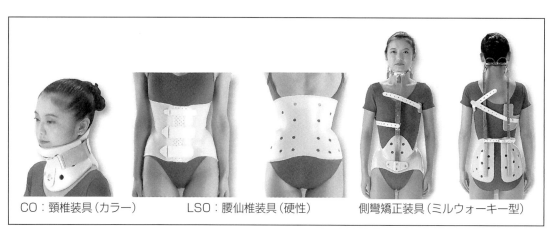

図10 体幹装具の例　（日本義肢協会編集・発行：義肢・装具カタログ 2014 年. 体幹装具, p3, p6, p9 より引用）

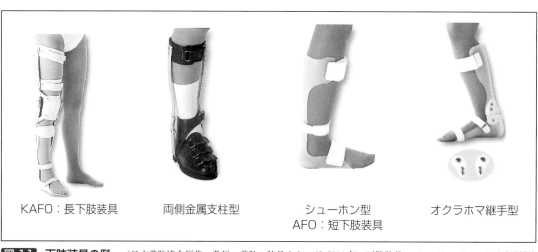

図11 下肢装具の例　（日本義肢協会編集・発行：義肢・装具カタログ 2014 年. 下肢装具, p4, p15, p16, p17 より引用）

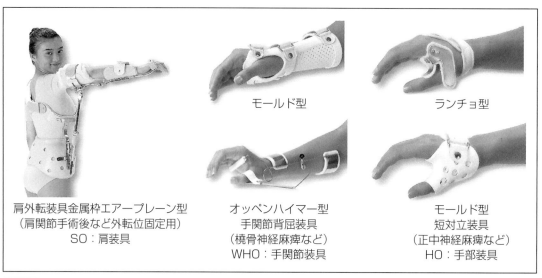

図12 上肢装具の例　（日本義肢協会編集・発行：義肢・装具カタログ 2014 年. 上肢装具, p1, p4, p5 より引用）

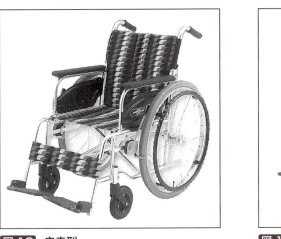

図13 自走型
(日本義肢協会編集・発行：義肢・装具カタログ 2014年．リハビリ機器，p1 より引用)

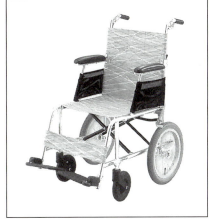

図14 介助型
(日本義肢協会編集・発行：義肢・装具カタログ 2014年．リハビリ機器，p3 より引用)

3) 福祉機器

a. 車いす・座位保持装置

車いすは，単純に考えると移動を確保するために使用するものである．しかし，長時間座位姿勢をとる必要があり，かつ，ベッドやトイレなど移乗も忘れてはならない．このため，車いすでは下記3点を考慮する必要がある．

① 移動
② 姿勢保持
③ 移乗

(1) 車いすの種類

① 移動に関する種類

操作法による分類では，自走型，介助型の例を図13, 14に示す．

上記以外にも，移動性能による分類として下記のような種類もある

・6輪型：非常に小回りが利き，屋内で使用しやすい．また，漕ぐのに力が入りやすい．
・フレーム固定車：折り畳み式に比べ，漕ぐのに効率が良く，疲労しにくい．

② 姿勢保持に関する種類

姿勢保持に関するものとして，リクライニング機構，ティルト機構の例を図15, 16に示す．

上記以外にも，姿勢保持に関する種類として，立位をとることが可能で，視線を健常者と同じ高さにすることができたり，高い所の物を取ったりできるスタンドアップ機構がある．

③ 移乗に関する種類

アームサポートを跳ね上げ，フットレッグサポートの取り外し可能なもの (図17) がある．アームサポートが跳ね上がることにより，ベッドなどへの横移動での移乗が可能となる．また，フットレッグサポートが取り外せることにより，シートがベッドへ着くくらいまで近づくことが可能となり，移乗距離を短くできる．

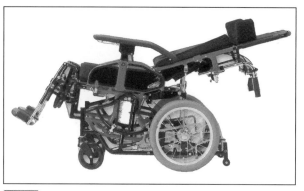

図15 リクライニング機構
バックサポートのみが倒れる．股関節の屈曲拘縮がある場合や安静位をとる必要がある場合などに使用．
(日本義肢協会編集・発行：義肢・装具カタログ 2014年．リハビリ機器．p2 より引用)

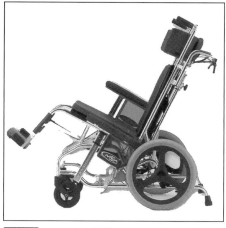

図16 ティルト機構
バックサポートとシートが同時に倒れる．脳性麻痺児の緊張緩和などに使用．
(日本義肢協会編集・発行：義肢・装具カタログ 2014年．リハビリ機器．p2 より引用)

④その他の車いすの種類

- モジュラー式：車いすの各部が，サイズ調整，取り外しなどが可能となっており，個々のユーザのサイズに調整することができる．しかし，調整部位がある分，重量が大きく，耐久性が低い場合が多い．

特殊な車いすとしては以下のものがある．

- 片手駆動車いす：片手で操作可能な車いすであり，以前はリムを2本操作していたが，近年はレバー1本で，駆動から方向転換可能なものが商品化されている．主に，片麻痺の方が使用する．
- 座面昇降機構：日本の生活に特化した車いすで，床面に座っている状態から，移乗が可能．また，車いすに乗ったまま炬燵に入ることも可能．
- スポーツ用：陸上用，テニス用，バスケット用など種目ごとに，その特徴に合わせた専用の設計がなされており，強度も高く製作されている．

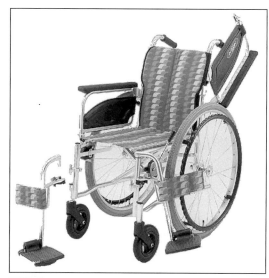

図17 アームサポート跳ね上げ，フットレッグサポートの取り外し可能な車いす
(NISSIN カタログ vol13．p93 より引用)

(2) 座位保持装置

　座位(姿勢)保持に重きを置いた車いすであり，脳性麻痺児などに使用される．モールド型や平面形状型，シート張り調整型などがあり，リクライニング機構やティルト機構も併用可能．

(3) 電動車いす

　自身の力では車いすを駆動できない方が使用．標準型やハンドル型，簡易電動型などがあり，簡易電動型は，車いすに動力ユニット・操作装置などを後付け可能なタイプ．

(4) その他

　車いすと併用するものとして，褥瘡予防や姿勢（座位）保持のための後付パーツも多種多様なものが商品化されている．個々のユーザに合ったものを選択する必要がある．

b．歩行補助具

　歩行自体は不可能ではないが，安定性や耐久性が低い場合などに用いる．各種つえや歩行器等がある．

c．その他

(1) 自助具

　日常生活のなかの個々の動作において機能低下を補うために使用する道具．食事用や整容用，入浴用，更衣など非常に多くの種類がある．

(2) 介助機器，家屋改造など

　機能損傷や機能低下を生じている方自身を助けるものもあれば，介助者を補助するために使用するものもある．たとえば，ギャッジベッドやリフトなどがあげられる．また，車いすに乗ったまま自動車に乗車することができる福祉車両，手すりを必要な場所に設置したりドアを車いすに乗ったまま開閉できるスライドドアに変更したりする家屋改造など，小さな機器に限らず，環境を整えることができるものまで多くの種類がある．

(3) まちづくり

　福祉機器という範疇とは考えにくいかもしれないが，環境を整えるという意味では，範囲を拡大したものが"まちづくり"である．駅での手すりやエレベータ，店先のスロープにはじまり，公共施設内の多目的トイレ，歩道やグレーチングなどの整備，ひいては，山奥の過疎地でリハビリテーションのために通院したくても交通機関がないといった問題点に対する交通網の改善まで，すべてが社会参加制約者の助けとなるものである．このため，広い視野で福祉機器を捉えるべきである．

(4) 福祉機器へのかかわり方

　福祉機器は，とにかく種類が多い．このため，常に情報を更新し続けるのは意外と難しいことであり，使い慣れている製品を変更することはより困難である．もちろん，新しい製品が以前の製品より必ずしも良いわけではないが，常に新しい情報を集め，新たな製品を試す姿勢も失わないで欲しい．

おわりに

　一部の「義肢装具」「福祉機器」の進歩には目を見張るものがある．しかし，半世紀以上にわたって，材質以外は進歩していない分野も存在する．また，目覚しい進歩を遂げている分野であっても，機能低下を生じる以前のレベルまで回復できるわけではない．また，更生用としては不必要であっても，入院中のリハビリテーションに効果が出るような装具（たとえば良い動作の習得のために敢えてROMを制限するような）があってもよいのではないかと考えている．つまり，いまだ改善の余地が大いにあるということである．

　これからリハビリテーションの知識を身につけかかわっていく方々には，関連職種と議論できるように正確な知識を身につけるとともに，可能性を広げるよう，「義肢装具」「福祉機器」に興味をもって勉強して欲しいと思う．

押さえておきたい要点

- リハビリテーション分野における義肢装具と福祉機器の歴史的動向：「義肢装具」「福祉機器」の個々の発達と，リハビリテーションが融合したのは，二つの世界大戦の後であると思われる．今後は，過去のデータに基づき継続的に検討していくことが重要となる．
- 用語の解説：用語は，「義肢装具」「福祉機器」「補装具」「日常生活用具」などとさまざまだが，制度，団体によって異なる．
- 義肢：切断レベルによって，対応する義肢が変わる．また，構造や機能によっても分類される．
- 装具：影響を及ぼしたい部位，つまり装具で覆う部位によって装具が変わる．また，構造や材質など，多くの分類法がある．
- 福祉機器：代表的な車いすから日常生活の個々の動作に至るまで，多種多様なものが商品化されている．また，ユーザのみではなく，介助者に使用するものも商品化されているので，個々のケースに合わせて選択することが重要である．

もっと知りたい人のための Further Reading

伊藤利之，赤居正美（編）：義肢装具のチェックポイント 第8版．医学書院，2014．
義肢装具・福祉機器から関連法規に至るまで幅広くまとめられており，多くの図により基礎知識がていねいに説明されているため，勉強する参考書として有用な書籍である．

川村次郎，陳　隆明，古川　宏，林　義孝（編）：義肢装具学 第4版．医学書院，2009．
義肢装具・福祉機器に至るまで幅広くまとめられており，基礎知識とともに，実際の症例の写真により実感できる資料となっていて，練習方法も網羅されているため，臨床的にも有用な書籍である．

渡邉英夫：脳卒中の下肢装具 第2版．医学書院，2012．
現在，臨床現場で使用されている短下肢装具は本当に多くの種類があり，これらを網羅した書籍であるとともに，数多くの短下肢装具の中から疾患や現象により，系統立てて選択することを紹介した，臨床現場でも有用な書籍である．

●文　献●

1) 武智秀夫：手足の不自由な人はどう歩んできたか．医歯薬出版，1988．
2) 坪井良子，他：特集―義肢の変遷―．POアカデミージャーナル 13(2)：47-88，2005．
3) 吉村　理，他：特集　義肢装具の歴史的変遷と今後の展望．日本義肢装具学会誌 27(1)：7-44，2011．
4) 澤村誠志：切断と義肢．医歯薬出版，p191，p247，p323，2011．
5) 中島咲哉：義肢学 第2版．澤村誠志（編），医歯薬出版，p253，2010．

Chapter 10 医療ソーシャルワーカーの役割と業務

金尾久美（兵庫医科大学病院）

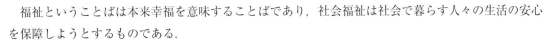

学習目標 何を学ぶか
- 社会福祉の基本的な考え方や視点を理解する．
- 医療ソーシャルワーカーとは，どのような職種か，役割や具体的な業務内容を知る．
- 患者が，病気や治療によりどのような社会生活上の課題を抱える可能性があるのか，患者の社会的背景にあるものを知る．

1. 社会福祉とは

　福祉ということばは本来幸福を意味することばであり，社会福祉は社会で暮らす人々の生活の安心を保障しようとするものである．

　その基本となるのは，「すべて国民は，健康で文化的な最低限度の生活を営む権利を有する」ことや，「国は，すべての生活部面について，社会福祉，社会保障及び公衆衛生の向上及び増進に努めなければならない」という生存権を保障する日本国憲法第25条といえる．

　このような理念に基づき，生活困窮者や児童，障害者，高齢者というような対象領域ごとに法制度が整備されている．その法制度によってさまざまな社会的なサービスが規定されており，それぞれの領域の人々の生活の安心が確保されている．

　社会生活上なんらかの課題を抱えている人々に，それらの社会的なサービスをつなげていく「支援」をソーシャルワーク（social work）といい，そのような支援を担う専門職がソーシャルワーカー（social worker）である．

　技術革新や価値の多様化などによる社会情勢の変化に伴い，複雑な現代社会で生活をしていくとき，誰もが社会的な支援を必要とする状況になる機会が増えているといえるだろう．

2. 医療福祉とは

　保健医療の領域においても，医療を取り巻く環境は大きく変化している．医療技術の発達や医療機関の機能分化などが進み，チーム医療や医療連携によって医療が提供されている．

　一方，患者の側には，疾病構造の変化やニーズの多様化といった課題があり，それに応えていくためには患者を幅広く捉え理解する必要がある．

　病気になり治療を受けようとする患者は，社会生活をしていることに変わりはなく，病気や治療によってもたらされる社会生活上のさまざまな課題を抱えることになる．そのような患者の抱える課題を解決すべく支援を行うのが，医療ソーシャルワーカー（medical social worker：MSW）であり，その支援を医療ソーシャルワークという．

それは，治療を目的とする医療の場で，社会福祉の視点で専門的援助を行うことにより，患者を「生活をする人」として捉えた医療を提供することにつながるのである．

本論においては，病院における医療ソーシャルワークについて述べていく．

3. 医療ソーシャルワーカーの資格制度

医療に携わる職業には，『医師法』や『理学療法士及び作業療法士法』などそれぞれの資格が定められている．ソーシャルワーカーには，『社会福祉士及び介護福祉士法』と『精神保健福祉士法』によって，社会福祉士，精神保健福祉士の資格が定められている．これらは，名称独占の資格であり，医師や看護師，あるいは理学療法士や作業療法士のように，資格をもっていなければその業務が行えないという業務独占の資格ではない．

しかし，近年では，診療報酬の算定に社会福祉士や精神保健福祉士の配置が求められるものが増え，病院での医療ソーシャルワーカーの採用に際し，社会福祉士の資格をもっていることが条件とされることが多い．

社会福祉士や精神保健福祉士の資格をもち相談業務を行う専門職は，病院以外にも，子ども家庭センターや児童自立支援施設，母子生活支援施設，障害者（児）関係施設，福祉事務所，社会福祉協議会，地域包括支援センター，介護保険関係施設など福祉や介護にかかわる機関に所属し，それぞれの対象者に対し相談業務を行っており，ケースワーカーや生活相談員，生活支援員など，呼称はさまざまである．

4. 医療ソーシャルワーカーの役割と業務

では，医療ソーシャルワーカーは，患者のどのような課題に対しどのような業務を行っているのだろうか．厚生省（現厚生労働省）は，1989年に「医療ソーシャルワーカー業務指針」（厚生労働省健康局長通知 健発1129001号 2002年改訂）を示し，疾病予防，治療，リハビリテーションに至る包括的で継続的な医療や患者と家族への援助サービスが求められる社会情勢のなかで，医療ソーシャルワーカーが専門的な業務を行い，関係者の理解を促進することを目的に，その業務の範囲や方法を定めている．

その内容をもとに，医療ソーシャルワーカーの役割と業務について解説していく．

1）医療ソーシャルワーカーの業務

a．療養中の心理的・社会的問題の解決，調整援助

難病といわれたが今後どうなっていくのだろうか，仕事や生活はどうなるのか，機能不全や社会参加制約が残った状態で自宅に戻って元のような生活ができるだろうかなど，病気をきっかけに人にはさまざまな心配事が生まれてくる．

医療ソーシャルワーカーは，患者の話に共感を示しながら傾聴をし，その人がどのような「心理的・社会的問題」を抱えているのかを把握する．そして，どうすればその課題を改善・解決できるのかの方法について検討し，傷病手当金などの収入の保障にかかわるような制度や介護サービスに関する情報を提供して，それらを利用できるように援助する．

そのような援助を通し，患者や家族の不安を少なくすることで，リハビリテーションを含め治療に専念しやすくなることがある．

b. 退院援助

　入院前は自立して生活をしていた人が病気になり，入院治療の後，自宅に戻って入院前と同様の生活をすることができなくなる場合がある．急性期治療を目的とした病院では，治療と併行して急性期リハビリテーションが実施されることになるが，その後の回復の状況に応じて，リハビリテーションを目的とした病院もしくは療養を目的とする病院への転院の調整，施設入所の調整，自宅に退院する場合は介護保険制度などで必要な介護サービスが使えるように援助を行っていく．

c. 社会復帰援助

　病気によって，休学や休職を余儀なくされる場合がある．学校を休むことにより，患者（児）には勉強の遅れが生じることもあり，学校の友人と会うことができず寂しさや友人との間に距離を感じることもあるだろう．仕事を休みがちになることによって，患者は職場に迷惑をかけているという思いや解雇されるのではないかという不安，収入が途絶え医療費や生活費に困るのではないかという不安などが生じることがある．

　医療ソーシャルワーカーは，復学や職場復帰にかかわる「心理的・社会的問題」を把握し，患者（児）や家族が学校や職場とスムーズに話し合いができるよう課題の整理を手伝う．状況によっては，患者（児）が学校生活で注意する点などについて学校への情報提供の部分でかかわることもある．また，患者が退職せざるをえない場合には，就労相談の窓口についての情報提供や，状況に応じて障害年金や生活保護などの生活費にかかわる制度の紹介を行うなどの支援をしていく．

d. 受診・受療援助

　ときどき入院治療が必要な病状でありながら，「入院になると困る」という患者がいる．実は仕事を辞めたばかりで医療費の支払いができない，大事な仕事をかかえ急に何日も休むことができない，自宅には子どもや高齢の親がいて入院中にみてくれる人がいないなど，治療とは無関係に思われるようなことが理由の場合がある．また，医師や他のスタッフとうまくコミュニケーションがとれないことからストレスや不信感が生じることや，病状認識ができていないなどさまざまな状況がある．一見治療とは無関係にみえても，それらは，患者や家族にとっては治療を受けるうえで非常に重要な課題なのである．

　医療ソーシャルワーカーは，そのような「心理的・社会的問題」を把握し，医師などへ報告し指示を受けながら，患者が抱える課題を解消し治療に臨むことができるように支援をしていく．また，患者が医師からの説明を十分に理解できていない状況があれば，再度病状や治療方針を説明してもらえるよう調整したり，セカンドオピニオンに関する相談に応じることもある．受診・受療援助においては，治療とかかわるため医師の指示を受けて行うことが特に必要とされる．

e. 経済的問題の解決，調整援助

　「経済的問題」というのは，治療を受けるうえでも生活を営むうえでも，患者や家族にとって非常に大きな心配事になりうる．

　特に手術を受けるとか，抗がん治療や難病に対する高額な薬の使用が続く場合など，支払いができず治療が受けられなくなるのではないか，生活費が足りなくなるのではないかといった不安を生むことがある．病気で仕事ができなくなり収入が途絶えることもあれば，元々生活費に困っていたというような状況の場合もある．

　「経済的問題」に対しては，状況によって高額療養費制度などの医療費を軽減する制度や，生活保護などの生活の保障につながるような制度を紹介し，必要な給付が受けられるように支援をしていく

ことで，それらの課題が解消されることも少なくない．

f. 地域活動

　医療と介護の連携，在宅医療が推進されるなか，入院前，入院中，退院後の患者の生活を継続的に支援していく必要があり，医療ソーシャルワーカーは地域にあるさまざまな関係機関との連携やボランティアグループや自助グループの育成といった資源開発などにかかわる．日々の連携以外にも，地域で開催される関係機関の会議などに参加し，病院と地域での共通の事例検討などを通して連携のあり方を見直し，地域のケアシステムづくりにかかわることがある．また，同じ病気の人と話がしたいという患者や家族に，地域の患者会や家族の会などの紹介を行う．

2) 医療ソーシャルワーカーの業務の特徴と役割

　医療ソーシャルワーカーが行う業務にはどのような特徴があるのか，「医療ソーシャルワーカー業務指針」で重視されている3つの側面からみてみよう．

a. 心理的・社会的問題の把握の視点

　医療ソーシャルワークは，「心理的・社会的問題」の予防や早期対応を行い，それらを改善・解決できるように支援をしていく．

　医療の場では，病気の治療を進めていくために，身体的側面に焦点を当て患者を理解する．しかし，患者は「患者」という役割以外に，家庭では生計を立てるために収入を得る役割や，家事や子育てを担っているといった役割がある．職場では仕事上の重要な役割や，地域においてなんらかの役割を担っていることもある．このような社会生活を営むうえでの役割は，たとえ病気治療中であっても，患者や家族にとって大きな意味をもつものである．

　患者は，患者である前にさまざまな役割をもつがゆえに，さまざまな社会関係を取り結び，社会生活を営む「人」としてそれぞれの役割をバランスよく担いながら生活をしていく必要性がある．そのような視点に立つことで，患者を心理的・社会的側面から理解することができ，専門分化された一つの機関において，医療ソーシャルワーカーは独自の役割を果たすのである．

b. 患者の主体性の尊重

　医療ソーシャルワーカーが援助を行ううえでのもう一つの特徴は，患者の主体性を尊重するということである．

　主体性とは，さまざまな状況のなかで自分の意思，判断によって行動することを意味し，自らの行動の結果についての責任を負うという要素も含まれているが，援助において主体性を尊重するとはどういうことなのだろうか．

　医療の場では，患者の治療のために医学的な立場からの専門的判断がなされ，患者もそれを求めている．しかし，そのような場であってもなお，患者の意思や思いがどのようなものであるのかということへの関心を失うことは望ましくない．医療ソーシャルワーカーは，目の前の患者を自己の意思で行動し課題を改善・解決していく「力」をもった人として尊重する．しかし，人のもつ力は状況によって変化する．その人の病気の特性により意思判断力に影響する場合もある．また，突然の病を受け止めることができず，生活面へのさまざまな影響に悩み，一時的に思考力や判断力，課題を改善・解決していく対処能力が弱まることもある．よって，医療ソーシャルワーカーには，その人の本来持てる「力」を引き出せるようなかかわりが求められるのである．

　患者の話を聴きながら，その人が状況や課題の整理を行うことを手伝い，課題を改善・解決するた

めの具体的な方法を提示しつつ，何をどのように選択していくのかをその人が決めていく，その過程を支えることが主体性の尊重である．また，明日にでも退院すると言っている一人暮らしの高齢患者がいると想定してみよう．病状や ADL，生活面においても，仮に一時期リハビリテーションを実施して在宅サービスを導入しなければ，退院したその日からたちまち生活ができないことが予測される場合，明日退院すると言う患者の判断が適切なのだろうか．リスクも理解したうえでの選択なのか，在宅サービスについて知っているのか，何か事情があるのかなどをアセスメント（assessment：評価）し，検討する必要がある．

　患者の心身の状態，理解力や判断力がどのような状態なのか，患者が自分自身でできることとできないことの範囲などをアセスメントしながら，患者が自らよりよい選択をし課題を解決していけるよう援助していくことが主体性の尊重である．

c. 医療における連携

　保健医療の領域では，医療の専門分化によって，さらに患者のニーズの多様化によって職種も多様化し，連携の必要性がきわめて高くなっている．

　連携には，病院と病院，病院と診療所などとの病病連携や病診連携，医療制度と福祉制度との制度間の連携，病院と地域包括支援センターなどとの機関同士の連携，そして医師と医療ソーシャルワーカーなどとの職種間の連携などがある．

　病院では，医師を中心に看護師や理学療法士，作業療法士，言語聴覚士，臨床検査技師，薬剤師，管理栄養士，臨床心理士，介護福祉士，医療ソーシャルワーカーなどのさまざまな職種が，一人の患者に対しそれぞれの専門的立場から業務を行っている．また地域では，診療所の医師，訪問看護師や保健師，介護保険制度のサービスを調整する介護支援専門員（care manager：ケアマネージャー）など，患者の在宅生活を支えるさまざまな関係機関のスタッフがおり，通院先である病院と生活の場である地域の機関とが，それぞれの立場からかかわっている．

　連携は，他職種や他機関が互いに必要とする情報を交換しながら支援することで，個々の連携以外にも，「チーム医療」や「チームアプローチ」というかたちで展開されている．よって，連携はそれぞれの専門職が互いに情報共有し相談協議しながら，支援の目的を達成する過程において不可欠となる．

　在宅復帰に向けての支援の際に，退院後通院はどれくらいの頻度で必要になるのかという医師の情報，退院時期の ADL にかかわる理学療法士や作業療法士の情報，薬を決められたとおりに自分自身で飲むことができるのかという看護師や薬剤師の情報など，専門職同士がこれらの情報を共有し共通の認識をもって患者の支援に臨むことが重要である．

　多職種が一人の患者の支援にかかわっている場合は，一堂に会しチームカンファレンスという形式をとって情報共有するほうが効率的であり確実でもある．とりわけ，回復期リハビリテーション病棟のように，在宅復帰を目標にリハビリテーションを実施している病棟においては，日々の連携と併行して定期的にチームカンファレンスを行い必要な情報交換を行いながら，多職種がチームとなって患者の在宅復帰の支援が行われている．

　医療ソーシャルワーカーは，患者の経済状況，家族関係や家族の介護力，患者や家族の今後の意向や思いなどの心理的・社会的な側面や，社会資源に関する知識など，リハビリテーションを含めた診療や今後の方向性を検討する際に必要となる情報を提供する．それにより，患者の心理的・社会的側面に対する理解をチームにもたらし，患者への総合的なアプローチに反映させることができるのである．

5. 地域におけるソーシャルワーク

1）地域における福祉

　高齢化率の上昇や高齢者のみ世帯の増加などを背景に，2000年に介護保険制度が導入され介護の社会化が進められた．障がい者の福祉においても，障がい者の福祉サービスを一元化し，障がい者が自立した日常生活または社会生活を営むことができるように『障害者自立支援法』が2006年に施行され，2013年には『障害者総合支援法』に改訂され一部の難病患者も対象となった．それにより，社会参加制約の有無にかかわらず人々が互いに人格と個性を尊重し安心して暮らすことのできる地域社会の実現を目指すこととなった．

　こうした社会的な動きは，ノーマライゼーションの理念に基づいて，施設から地域中心の支援へ，つまり高齢者や社会参加制約者が，住み慣れた地域で自分らしい生活を続けていくことを支援する施策を推進しようとするものである．

　さらに，団塊の世代が75歳以上となる2025年を目標に「地域包括ケアシステム」の構築が推進されている．これは，ニーズに応じた住宅の確保を基本に，生活上の安全・安心・健康を確保するための医療や介護・予防・福祉サービスを含めた包括的な生活支援が，日常生活圏域で適切に提供できることを目指している．

　このような地域を基盤とした総合的な支援体制は，各々の法体制によって成り立っており，高齢者や社会参加制約者が福祉サービスを必要とするとき，個々人の抱える問題が何かということや利用する制度によって相談窓口となる機関が異なる．高齢者の総合相談や介護保険制度によるサービス利用の相談であれば，「地域包括支援センター」，「居宅介護支援事業所」が窓口となり，障がい者の福祉サービス利用の相談は，『障害者総合支援法』による「基幹相談支援センター」が窓口となる．よって，地域での生活を支援する際には，適切な関係機関と連携しながら，支援体制を整えていくことが必要である．

　地域における福祉は，高齢者や社会参加制約者，さまざまな生活上の課題を抱える人々が，分け隔てられることなく住み慣れた地域社会の中で，あたりまえの生活を送ることのできる状態をつくっていくことにあるといえる．

2）社会資源の活用

　社会生活上の課題を解決するためには，社会資源の活用が不可欠である．社会資源は，介護保険制度や『障害者総合支援法』といった法に基づくサービス給付などのフォーマルな社会資源だけでなく，ボランティアや患者会活動，近隣の住民のつながりなどが，インフォーマルな社会資源として支援に生かされることもある．社会資源の活用においては，本人が主体的にサービスの選択を行っていけるよう支援することが大切である．

　地域における支援では，多様なニーズに応えるためそうしたさまざまな形態の社会資源を有効に活用できるよう専門職が適切にケアマネジメントを行い，その人の地域生活を支えるために関係機関や関係者による連携といった支援のネットワーク化が必要となる．そのネットワークを形成していく中心的役割はソーシャルワーカーが担うことが多いが，そのときどきの状況に応じて判断されることも多い．

3）在宅復帰における医療ソーシャルワーク—病院から地域へ

　患者は，入院治療やリハビリテーションを受けたとしても，心身になんらかの機能不全や生活機能

低下を残すことがあり，再び在宅生活が送れるよう患者の状況に応じた支援体制を整える必要がある．

　退院支援においては，医療ソーシャルワーカーが中心となり，他職種や関係機関と連携しながら患者の地域での生活を支えるためのネットワークづくりを図る．患者と家族に，介護保険制度や『障害者総合支援法』など適用する制度紹介を行い，退院時期，病状やADL，家族の介護力を含めた生活状況などから，サービスの必要性やどのようなサービスがどの程度必要かの検討を行う．その内容によって，退院後に地域で中心となって患者を支援することになる関係機関と連携する．

　社会参加制約者の場合，生活介護だけでなく，その状態に応じた就労支援なども必要になることがある．難病患者であれば，医療的依存度が高い場合があるため，訪問看護などの医療系のサービスを中心とした社会資源が必要となる．高齢者は，介護保険制度の身体介護や生活援助だけではなく，地域での見守りなどインフォーマルな社会資源が必要になる場合がある．また，がん末期であれば，在宅緩和ケアを提供している往診医や訪問看護が必要になるなど，年齢，疾患，病状，病期，ADLなどによって，必要な社会資源が多様化する．

　病気や社会参加制約を抱えたまま在宅復帰をする場合，個々の状況に応じた社会資源によって構成される地域を基盤とした個別的なケアのシステムが必要になる．病院も一人の患者を地域で支える社会資源の一つであり，ケアのシステムの一部として捉えられる．また，状況の変化によって，サービスの内容や支援の担い手などケアのシステムを構成する要素も変化する．

　退院支援において医療ソーシャルワーカーは，ケアマネジメントを行う介護支援専門員などと連携して，患者の支援のネットワーク化をはかり，病院から地域へ支援をつないでいく役割を担っている．

6．事例：脳卒中患者への医療ソーシャルワークの流れ―急性期から適応期（維持期）へ―

〈基本情報〉

　Aさん．68歳．男性．妻と2人暮らし．近所に娘世帯（夫と子ども2人）が住んでいる．
　国民健康保険加入．老齢厚生年金受給中．

〈病名〉

　脳梗塞（心原性脳塞栓）

〈入院の経過・病状〉

　自宅で食事中，左上下肢の痺れを感じ，救急車にてK急性期病院に搬送．脳梗塞との診断で2週間程度の保存的加療および精査を行うこととなり，理学療法士，作業療法士，言語聴覚士による急性期リハビリテーションが開始された．

〈入院初期の身体状況〉

　左上下肢麻痺あり．構音障害はあるが，会話は可能．
　ADL：車椅子移動・要介助，食事：経口摂取，排泄：おむつ使用，更衣：介助

［急性期病院でのソーシャルワーク］

相談経過

　K急性期病院に緊急入院した日，妻が自ら医療相談室を訪れ，Yソーシャルワーカーが応対した．
　妻は，「夫はこれまで病気らしい病気をしたことがない．初めての入院で，もし手術にでもなったら高額な医療費がかかるのではないか．」「食事中急に夫が茶碗を落とし，しゃべることもできなくなってしまい，気が動転してしまった．」「脳梗塞と言われたが，元の状態に戻るのか不安で仕方がな

い.」など，落ち着かない様子でさまざまな不安を語った.

　医療費の不安に対し，高額療養費制度のリーフレットを渡し，1か月の医療費が一定の自己負担上限額内に抑えられることや申請方法などについて説明を行った．また，夫の脳梗塞の発症に伴う妻の不安を傾聴し「突然のことで，ご心配なことと思います．今後もいつでも相談に応じます．」と伝え，最初の面談を終えた．

　数日後，主治医から，「治療の終了時期に合わせて転院し，リハビリテーションを受けるようAさんと妻に説明をしたので，転院先の病院紹介をしてほしい．」との依頼があった．

　Aさんは車いすで，妻と近所に住む娘とで医療相談室を訪れた．

　Yソーシャルワーカーは，脳梗塞発症後間もないことから，Aさんと家族に，急性期治療後のリハビリテーションを受ける医療機関として，回復期リハビリテーション病棟について説明し，回復期リハビリテーション病棟のある病院をいくつか紹介した．

　自宅から比較的近い病院として，C回復期リハビリテーション病院とM回復期リハビリテーション病院が候補にあがった．M回復期リハビリテーション病院のほうが自宅から近く，Aさんは，「家族が見舞いに行きやすいほうでよい．」とのことだったが，娘は「母は腰痛があり，あまり介護ができないと思う．父が自分自身のことができるようになるように，きちんとリハビリテーションを受けられる病院に転院してほしい．」と希望を述べた．妻は「一人でも見舞いに行きやすいほうがいいけれど，夫には良くなってもらいたい．どちらがいいだろう…」と決めかねていた．また，妻にとって一番気になっていたのは，リハビリテーション後に麻痺が残った場合，家で生活ができるのかどうかということだった．

　転院先の選定については，候補にあがった2つの病院に見学に行き，実際に病院やリハビリテーションの様子を見て，交通の便も確かめることをすすめた．交通の便宜さを重視するのか，見学したときのリハビリテーションの様子などで判断するのか，家族間で話し合ってどちらの病院にするか返事をもらうこととした．また，回復状況に合わせての今後の生活がイメージできるように，市の介護保険制度のパンフレットを渡し，どのような状況のときにどのようなサービスの利用ができるのかなどの説明を行った．

　その後，妻と娘が病院見学しAさんに見学時の状況などを話され，最終的にAさんと家族から「M回復期リハビリテーション病院のほうが自宅からは行きやすいが，C回復期リハビリテーション病院のほうがリハビリテーションの環境が整っているように思った．」という理由で，C回復期リハビリテーション病院への転院の希望があった．YソーシャルワーカーはC回復期リハビリテーション病院へ転院依頼を行い，その5日後にAさんは転院した．

▶援助のポイント

■必要な情報提供

- ・急性期病院では，緊急入院の場合も多く医療費の支払いなどが課題になりやすい．医療費を軽減できる制度などを紹介することで課題が解消されるよう援助する．
- ・転院先は，患者の状態に適用する病院を紹介する．選定にあたっては，患者や家族が実際に見て直接情報を得るほうが適切な場合がある．
- ・罹患した状態で今後の生活をイメージしやすいような情報を提供することで，気持ちの整理がつくように支える．

■心理的側面への援助
　急な病気の発症により，患者や家族がその状況を受け止めきれず，混乱した状況になる場合がある．患者や家族の話を傾聴し，状況を整理できるよう心理的側面を支える．
■相談を継続できることの保障
　特に最初の面談時に，これからも必要時には相談に応じることができることを伝えることで，安心感を与える．
■転院先選定における自己決定への援助
　必要な情報を提供しつつ，患者や家族が何に重きをおいて選択するのかを整理しながら，自ら決めていけるようにその過程を支える．

[回復期リハビリテーション病棟でのソーシャルワーク]
C 回復期リハビリテーション病院退院時 ADL
　移動：杖歩行，食事：経口摂取，排泄：トイレ使用，入浴：見守り〜軽介助，更衣：自立
支援経過
　C 回復期リハビリテーション病院入院後，回復期リハビリテーションが開始された．
　入院時，C 回復期リハビリテーション病院の S ソーシャルワーカーは，A さんと妻に面談を行った．妻は，「リハビリテーションによって麻痺がどの程度まで回復するのか，とても気がかりです．」と語った．一方，A さんはリハビリテーションに前向きの様子で，できるだけ元の状態に戻って自宅に帰ることを強く希望していた．
　S ソーシャルワーカーは，在宅復帰を検討していくために，妻の健康状態，近所の娘の協力はどの程度期待できるのか，経済状況などを具体的に聞き取り，今後本人や家族の希望している自宅退院に向けて支援を行っていくことを約束した．一方，病棟のチームカンファレンスにおいて，麻痺の状況や ADL，リハビリテーションの短期目標および 1 か月後の目標，退院の目標時期，方向性などを検討しながら，「リハビリテーション総合実施計画書」を共同で作成し，チーム内で情報の共有化を行った．
　歩行器歩行を開始した頃，医師から A さんと妻，娘に自宅退院に向けて準備をしていく方向で説明がなされた．
　S ソーシャルワーカーは，理学療法士や作業療法士と協議しながら，A さんが自宅で生活をする際に支障となりそうな点を確認したうえで，A さんと妻，娘に，介護保険制度の説明を行い，娘が市の申請窓口に要介護認定の申請に行った．自宅への退院が現実的になってくると，A さんは，「家に帰り特別なことをしたいとは思わないが，絵画教室に行き趣味だった絵を描きたい．」と自らの希望を語るようになった．
　S ソーシャルワーカーは，要介護認定の結果が要介護 1 だったことを踏まえ，A さんと妻に介護保険制度でのサービス調整を行う介護支援専門員について説明し，知り合いも利用しているという居宅介護支援事業所に依頼した．A さんは，見守りで杖歩行が可能となったが，自宅は家屋が古く段差の多い造りであったことから，「退院前訪問指導」を実施することとなった．A さんの外泊日に合わせ，C 回復期リハビリテーション病院の作業療法士，介護福祉士，医療ソーシャルワーカーと，介護支援専門員，住宅改修業者で自宅を訪問し，情報交換を行いつつ，本人の身体状況と移動能力を観察したうえで，手すり設置や段差解消の必要箇所の確認を行った．
　その結果，玄関の上り口，トイレ，浴室に手すりを設置，門から玄関までのアプローチが砂利であったためコンクリートで舗装することとなった．玄関の上り口の手すりの検討中，妻が「あまり目立た

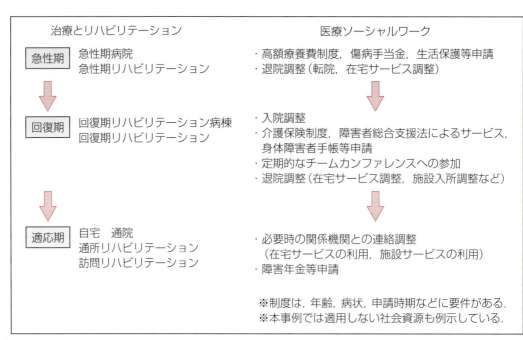

図1 急性期から適応期（維持期）への医療ソーシャルワークの流れ

ないかたちで，見栄えのいいものを付けてもらえないかしら．」と伝えてきたため，Ｓソーシャルワーカーより関係者へ伝達した．また，浴槽が深かったため浴槽台を置き，シャワーチェアを購入する方向となった．浴槽に入る際の見守り介助は，妻が行うこととなった．介護支援専門員より，介護保険制度での利用料についても説明があったが，Ａさんと妻は年金のみによる生活だがその費用は賄えるとのことだった．

その際，Ａさんより「退院後もリハビリテーションを続けたいのだが，病院に通えるだろうか．」との質問があり，退院後は医療保険の適用ではなく，介護保険制度でのリハビリテーションが適用されることを伝え，介護支援専門員より通所リハビリテーションの紹介がなされた．Ａさんは施設で長時間過ごすことは好まれなかったため，できるだけリハビリテーションを中心に行っている通所リハビリテーションの事業所を探すこととなった．

退院前にＣ回復期リハビリテーション病院にて，Ａさんと妻，娘をまじえて，病院の関係職種，介護支援専門員などの在宅でのサービス提供者でカンファレンスがもたれた．Ａさんが退院後安心して生活ができるよう，心身状態，日常生活上注意を要する点，今後の通院の必要性や退院後に利用するサービスなどの最終確認を行い，Ａさんは退院となった．

〈退院後：在宅〉

住宅改修と福祉用具の導入で住環境を整え，週２回の通所リハビリテーションに通いながら，月に１回娘の送迎で趣味だった絵画教室にも通うようになった．住み慣れた地域のＡさんの家で，サービスを利用しながら今もＡさんらしい「暮らし」が続いている．

▶援助のポイント

■チームアプローチ

回復期リハビリテーション病棟では，多職種がチームとなって在宅復帰に向けての支援を行う．医療ソーシャルワーカーは，退院時期に合わせて在宅でサービスを提供する関係機関と連携をとりなが

ら，患者の在宅生活を支える体制を整える．

■ 代弁的役割

専門職が集まるような場では，患者や家族は思ったことをことばにしにくい場合がある．住宅改修などにおいても，専門家から見た機能重視の案だけでなく，「見栄え」といった患者や家族の意向も考慮してもらえるように，当人らの思いを代弁することも必要である．

■ 連携の窓口としての役割

介護支援専門員による患者と家族との最初の面談の調整，退院前訪問指導や退院前カンファレンスが必要な場合の日時調整など，院内外の窓口としてコーディネーター的な役割を担う．

押さえておきたい要点

- 社会福祉は，個人の抱える社会生活上の課題をその人の責任とするのではなく，社会全体の問題として捉え社会で支えていこうとするものである．
- 医療ソーシャルワーカーは，病気や治療によってもたらされる患者の社会生活上の課題に対し，社会福祉の視点から支援する相談援助専門職である．
- 医療ソーシャルワーカーは，他職種や関係機関と連携をとりながら，患者が，さまざまな社会資源を活用し主体的に社会生活上の課題を改善・解決していくことを支援する．
- 地域におけるソーシャルワークは，社会参加制約者や高齢者であっても住み慣れた地域で生活できるよう社会的なしくみを整え，生活を継続できるよう地域で支える支援のネットワークを構築していくことにあるといえる

もっと知りたい人のための Further Reading

社会福祉士養成講座編集委員会：保健医療サービス 第4版．中央法規出版，2014．
医療ソーシャルワーク，保健医療サービスを提供する施設やシステム，医療保険制度や診療報酬の概要など，保健医療分野にかかわる基礎知識についてわかりやすく解説されている．

宮本節子：ソーシャルワーカーという仕事．ちくまプリマー新書，2013．
ソーシャルワークとは何か，具体例をまじえながら読みやすくまとめられた一冊．ソーシャルワークの本質にふれることができる．

● 文 献 ●

1) 岡本栄一，岡本民夫，高田真治（編著）：社会福祉原論．ミネルヴァ書房，2001．
2) 社会福祉士養成講座編集委員会：保健医療サービス 第4版．中央法規出版，2014．
3) 田中千枝子：保健医療ソーシャルワーク論 第2版．勁草書房，2014．
4) 小西加保留，田中千枝子（編）：よくわかる医療福祉．ミネルヴァ書房，2010．
5) 上野谷加代子，松端克文，山縣文治（編）：よくわかる地域福祉 第5版．ミネルヴァ書房，2012．
6) 岩間伸之，原田正樹：地域福祉援助をつかむ．有斐閣，2012．
7) 上好昭孝，田島文博（編著）：リハビリテーション概論 第3版．永井書店，2014．
8) 大田仁史（編著）：地域リハビリテーション論 Ver.5．三輪書店，2012．
9) 大田仁史：地域リハビリテーション原論 Ver.6．医歯薬出版，2014．

Chapter 11 リハビリテーションに関する心理的配慮

奥田裕紀（金城大学）

学習目標 何を学ぶか
- 心理学的な人間の理解
- リハビリテーションにおける心理学的配慮の内容とスタッフの役割
- カウンセリング技法などを参考としたリハビリテーションにおける心理的配慮の例
- 「心身の機能・構造などの永続的変容」に関する認知・影響・支援などについて

1. 心理学的な人間の理解

1）類型的な理解

　ある職場に，新人が配属され，その職場の人たちにあいさつをする場面を考えてみよう．「はじめてお目にかかりまんなあ．今日からこの部署に配置された，新入の逢坂寅吉や．大学では，野球部に入って，野球一筋に打ち込んでいた大のタイガースファンや．これからよろしゅうお願いしまんねん．」（実際に，こんな風に話す人はいないだろうが，関西弁に疎いので，ご容赦願いたい）．

　このあいさつを聞いた人たちは，"関西人だ！"，"体育会系ね！"などと思うだろう．そして，その人の特性について，"きっとノリが良いだろうな"，"ボケと突っ込みが得意だろうな"，"上下関係はキッチリしているだろうな"，"家には，たこ焼き器があるな"などとパターン化して理解しがちである（図1）．

　このように，ある人の一つの特性（たとえば，出身地，体型，趣味など）から，その人の全般的な特性について，類型化（パターン化）して理解しようとするのが類型論（類型的な理解）である．類型論は一つの特性に基づいて，その人の全体的な特性を即座に容易につかめるので，便利なように思われ，世間一般でよく用いられる．あなた自身も，友人と，"東北の人は，ガマン強いから"，"あの人は，鉄ちゃん（鉄道マニア）だから"などと話をしたことがあるのではないだろうか．

　しかし，このような理解は，その類型に含まれる典型的な（あるいは極端な，目立つ）例を，全体にあてはめ一般化しようとするものである．実際に，大阪の学校に行ってクラスの生徒や，運動部の学生を調べれば，さまざまな性格特性の人がいることが示されよう．

　人間の特性は一人ひとり異なる．また，同じ人であっても周囲の状況により，その人の状態により認知，行動は異なる．したがって，類型的な人間の理解は，短時間である人の全体像をつかめ，一見便利なようであるけれど，特定の個人を，正確に理解しようとするためには適切ではない．

2）心理学的な人間の理解

　心理学とは，人や動物の行動・認知に関する科学だとされる．したがって，心理学的に人間を理解するためには，自然科学において一般的に用いられる方法である"仮説演繹法"を用いることになる（図2）．

　何だか難しそうだと思う人のために，具体例を考えてみよう．あなたが，学校である人に「こんに

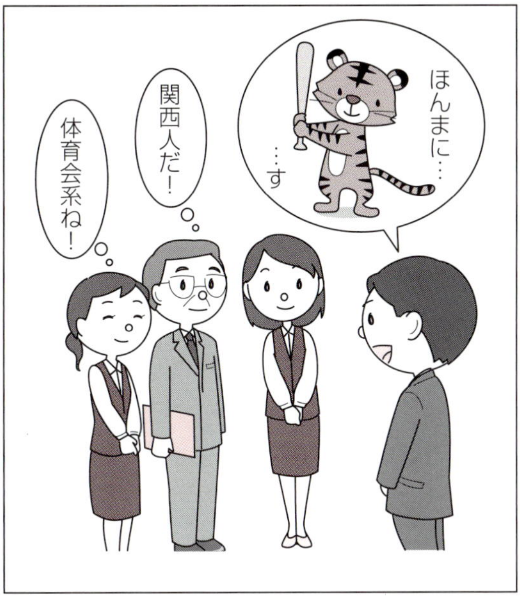

図1 類型的な理解の例

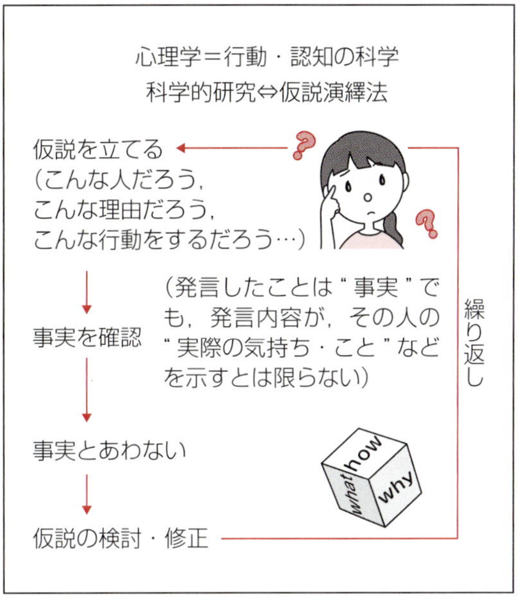

図2 心理学的な人間の理解

ちは！」と，あいさつをしたのに，相手は何も言わずに行ってしまったとしよう（相手があいさつを返してくれなかったことは，一つの"事実"である）．あなたが，"あの人は，自分が嫌いなので，無視されたのだ"と考えたとすると，これが最初の"仮説"となる．

別な日に，その人に会った際に，また"こんにちは！"とあいさつをしたら，今度は，相手もあいさつを返してくれた（これは新たな"事実"となる）．ここで，最初の"仮説"を，この新たな"事実"を考慮し，再検討・修正することが，"仮説演繹法"を用いることになる．

相手が自分を嫌っているのではなく，前に会ったときは，相手が考えごとをしていて，自分のあいさつに気がつかなかったのかもしれない．自分の声が小さすぎて，相手に聞こえなかったのかもしれない．相手があいさつを返そうとしたときには，自分は行き過ぎてしまっていたのかもしれない．こうして新たな仮説を立て，その仮説についても事実に基づいて，検討・修正を繰り返していけば，最初の仮説がどんなに間違っていたとしても，次第に正しい理解に近づいていくであろう．

一方，どのような事実が明らかになっても，最初の"仮説"を修正せず思い込んでしまったり，類型的な理解にこだわったとしたら，その人の特性や，ある発言・行動の要因や表すことなどを正しく理解したり，今後の行動の予測を適切に行うことは困難となろう．

心理学の研究者，臨床心理士などは，仮説を立て，検討・修正するための"事実"として，心理学的な研究の結果，心理検査の結果，面接から得られた情報などを利用するであろう（そして，熟練した専門家は，重要な事実を的確に収集し，適切な仮説を立て，検討・修正することが可能なため，効率的に人間を理解することができるであろう）．

しかし，リハビリテーションを行う現場では，そのような情報は得られない場合も多い（他部門からの情報などとして得られる場合もあるだろうが）．したがって，セラピストなどのリハビリテーションスタッフが，対象者を心理学的に理解しようとする際に，仮説を立て，検討・修正するための基礎となる"事実"とは，スタッフが，自分自身で観察し，捉えた対象者の"発言（記述など），表情，身体

運動,時間的・空間的情報(たとえば,早く終わらそうとする,自分から離れた場所に座る)"などになる.

3) 心理学的な人間理解のポイント

ここで,留意すべきことは,ある人がある発言(記述など)をしたことは,"事実"であるが,その発言(記述など)が何を示しているのかは,他のさまざまな他の"事実"(発言・表出の際の表情,身振り,声の大きさ,高さなどの変化,間合い,他の場面での発言内容など)を考慮し,理解していく必要があることである.

たとえば,ある対象者が,セラピストらに"退院後の住まいに関する希望"について質問され答えた場合,その回答がその人の"希望"を,"ありのままに"示しているとは限らない.自分が何を望んでいるのか,明確に認知できない(意識化)できない場合もあろう.周囲に遠慮するとか(家族の介護負担や,住宅の改装費用など),実現可能性が低いから(自分の身体機能などの回復に自信が持てない)と思って,第一希望を言えない場合もあろう.

さらに,対象者の身体的状態,環境などが変化すれば,対象者の認知,希望なども変化する可能性がある.病状が改善したり,機能が回復したり,周囲の人からより多くの支援を受けられるようになったりすれば,希望は高まり,広がるかもしれない.病状が悪化したり,機能低下が進行したりすれば,以前とは異なった希望を持つようになる可能性もある.したがって,仮にいったん適切と思われる理解に至ったとしても,その後の対象者の特性・認知などの変化にも留意し,再検討・修正を継続することが求められよう.

ある人を心理学的に理解していこう(正確な理解に近づこう)とすれば,その人に関する"事実"を集め続けることが必要となる.そのためには,その人と適切な人間関係(ラポール,信頼関係)を形成し,維持することが求められよう.

2. リハビリテーションにおける心理学的配慮の内容とスタッフの役割

1) リハビリテーションにおける心理的配慮の内容,スタッフの役割

リハビリテーションの現場における心理的配慮・支援,心理学の応用などとして,に示したようなさまざまなものが考えられる(詳しく知りたい人はFurther Readingの参考書を参照).このうち各スタッフ自身が行うものが,どこまでの範囲なのかは,理学療法士,作業療法士,言語聴覚士などの職種,職場の状況,対象者,各スタッフの自分の職務範囲の認知などによって異なってくるであろう.

リハビリテーションにかかわる人のなかには,国家資格を取得した(しようとする)前後に,大学などで心理学を学ぶ人もいる.また,臨床心理士などの心理関係資格を持っている人もいる.ここでは,ページ数の制約もあるので,多くのリハビリテーションスタッフに必要とされる,基礎的な心理的配慮を中心として述べることとする.

2) 臨床心理士の役割

臨床心理士とは,臨床心理学に基づいた知識と技術で援助する(公財)日本臨床心理士資格認定協会の認定を受けている心理専門職のことである(残念ながら,日本では心理関係の国家資格は確立さ

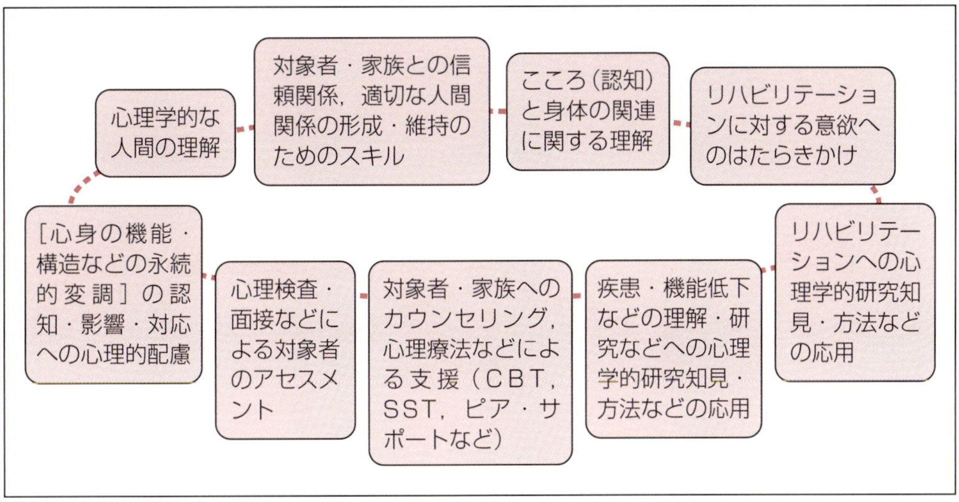

図3 リハビリテーションにおける心理的配慮・支援，心理学の応用の例

れていない）．臨床心理士の専門的技術は，心理アセスメント（問題の状況や課題などを面接や心理検査などによって明らかにし，自己理解や支援に役立てる），心理面接（相談者の課題に応じて，心理カウンセリング・心理療法により，心理的課題の克服や困難の軽減に向けて支援するもの）などがある[1]．リハビリテーションの現場でも，多様な連携・協力を行うことになろう．

また，図4に例を示したように，職場の状況などによって，セラピストらは，多くの職種がかかわるチームアプローチの一員として対象者にかかわり，心理的配慮・支援の中心となる人（臨床心理士など）が別にいて，セラピストらは自分が治療・対応を行う際などに，心理的配慮を行えば良い場合もある．専門家（臨床心理士，精神科医など）のアドバイスなどが得られる場合もある．

一方，セラピストが1人しかいない職場などでは，1人だけですべての心理的配慮を行わなければならない場合もあろう．

可能であれば，専門家とともに心理的配慮・支援を行ったり，専門家に相談したり，アドバイスを得ることが望まれよう．特に，自分だけでは対応が困難と思われる場合は，早めに専門家に相談し支援を得ることが重要となる．

3. セラピストらの立場，認知と個々の対象者などの立場，認知

さまざまな機会に，セラピストらのリハビリテーションスタッフには，対象者に対してリハビリテーションの方法・リスクなどについて十分な説明を行い，それらの内容に同意して自己決定してもらうことの重要性がある（説明と同意，informed consent）．また，リハビリテーションスタッフには，対象者と人間として対等な関係にあることが求められよう．しかし，対象者や家族にとって，医療の専門家であり，自分自身や家族の健康や命に大きな影響力のあるセラピストらと，（心理的に）対等であることは容易ではない．

筆者[2]は，学生から高齢者までの一般の人（平均年齢47歳）に，セラピストらのさまざまな対応について，軽度（短期間で完治する場合），中程度（1か月ほどの入院が必要な場合），重度（生命にかかわるような場合）の各条件を想定してもらい，さまざまな対応を示す評定項目の認知（希望する程度

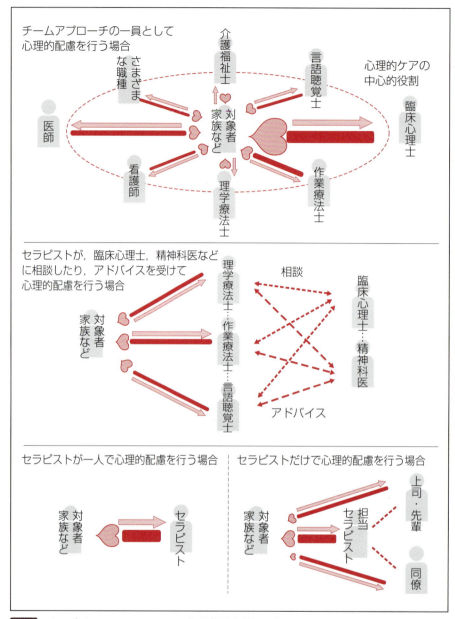

図4 リハビリテーションにおける心理的配慮状況の例

など）について，7段階で評定を求めた．

　治療方針・方法を決定，再確認する際に関する評定項目は，他者依存項目群（たとえば，"自分の治療方針，方法などについては，説明を聞いても良くわからないので専門家であるセラピストらに決めてもらいたい"などの項目群），援助あり自己決定項目群（たとえば，"治療方針・方法などについては，理解できるまでていねいに説明してもらいたい"，"治療方針，方法などについては，複数の選択肢を示し自分に選択させてもらいたい"などの項目群），自己のみ決定項目群（たとえば，"自分の治療方針，方法について選択する際には，自分で判断できるようセラピストらにはかかわらないでもらいたい"などの項目群），責任回避・押しつけ認知項目群（"検査や治療などに伴う危険性に関して事細かく説

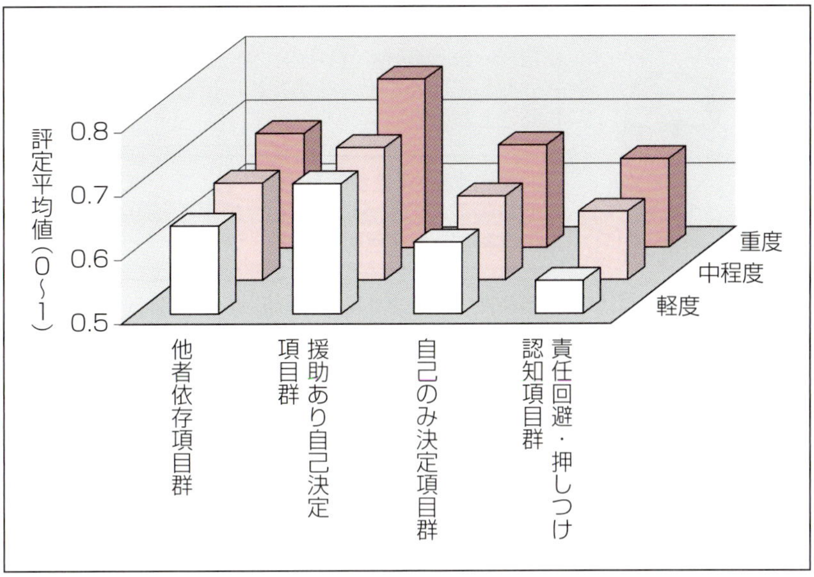

図5 一般の人たちにおけるセラピストらの対応などに関する評定平均値

明されると，万が一の場合にそなえセラピストらが責任回避をしているように感じる"などの項目群），その他の項目群に分けられた．

　図5に示したように，各条件とも，援助あり自己決定項目群の希望する程度（望ましさ）の評定平均値は，他者依存項目群，自己のみ決定項目群の評定平均値より高かった．また，重度条件の場合に，援助あり自己決定項目群の評定平均値が最高となった．

　これらの結果から，とりわけ重度の場合には，治療方針・方法などの重要な決定を行う場合には，専門家から十分な説明を受け，適切な選択ができるよう支援して欲しいと思う人が多いことが示唆される．しかし，それ以外の対応を，より希望すると評定している人もいる（実際の対象者，治療場面ではないことには，留意しなければならないが）．

　また，責任回避・押しつけ認知項目群の評定平均値は，重度条件の場合に最高となった．対象者がこのように認知する可能性を考慮し，何のために対象者に自己決定を求めているのかを，適切に理解してもらい，誤解を与えないよう配慮することが重要であろう．

　さらに，各研究参加者の自分のみ決定項目群の評定平均値と，自己決定を重んじる心理特性（心理的リアクタンス）の強さの間には，有意な正の相関があることが示された（すなわち，自己決定を重んじる特性が高い人ほど，自己のみ決定項目群を高く評定する傾向があることが示された）．

　このように，一般の人，対象者が，リハビリテーションの現場で，セラピストらにどのような対応を希望するのかは，対象者の状況，各人の心理的特性などにより異なる可能性がある．このことに留意し，適切な心理的配慮を行うことが重要となろう．

4．来談者中心療法，カウンセリング技法などを参考にした心理的配慮

1）来談者中心療法におけるカウンセリングの成功にかかわる3つの基本的態度

　ここでは，来談者中心療法，カウンセリング技法などを参考にして，具体的な心理的配慮の例を示

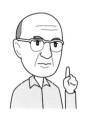

図6 来談者中心療法における3つの基本的態度

す．誤解を与えないように強調しておくが，決してカウンセリングを行おうというのではない．カウンセリングを行う際に，来談者との信頼関係，適切な人間関係を形成・維持するための方法を参考にしようということである．

"来談者の話をよく傾聴し，来談者自身がどのように感じ，どのように生きつつあるかに真剣に取り組んでいくことにより，来談者自身が気づき，成長していく"と考える来談者中心療法では，図6に示したような，3つの基本的態度が，カウンセリングの成功にかかわるとしている[3]．ただし，この3つが満たされなければ，何も始められないということではなく，努力目標だと考えておけば良いという意見もある[4]．

実習生や新人のセラピストらは，病院・施設などのルールを守らない，自分を拒否する，理不尽な要求をするなどの対象者の"受容"や，対応について，悩み，迷うこともあろう．

3つの基本的態度を参考にすれば，対象者を尊重し，発言を注意深く聴きながらも，自分を偽ったり，むやみに同意・同調したりすることなく，その人のためにできる限りのリハビリテーションを行おうとしていることを示すことは，重要になろう．また，対象者の言動の要因・示していること（心身の変調に関する不安・悲しみ・怒りなど，実習生・新人が担当となった不満・不安，医師・病院・家族に対する不満，治療効果に対する疑問・意欲の低下，その人の心理的特性など）を理解しよう，対象者の思い・感情などを共感しようとしていることを示し，理解・共感したことを伝えていくことは重要となろう．

2) カウンセリング技法などを参考とした心理的配慮

マイクロカウンセリングとは，カウンセリングの基本モデルであり，コミュニケーションの形を一つひとつ技法と命名し，目に見える形で習得できるようになっている．図7に，初期に学習する傾聴に関する技法などを参考として，基本的な心理的配慮の例を示す[5]．これらの技法は，スタッフが対象者や家族などを尊重し，できるかぎりのリハビリテーションを行おうとしていくことを，わかりやすく示し，伝えるために参考になろう．なお，リハビリテーションの現場では，さまざまな説明や，プログラムも必要となるので，さらに多くの心理的配慮が必要となる．それらに関しては，専門科目などで学ぶことになろう．

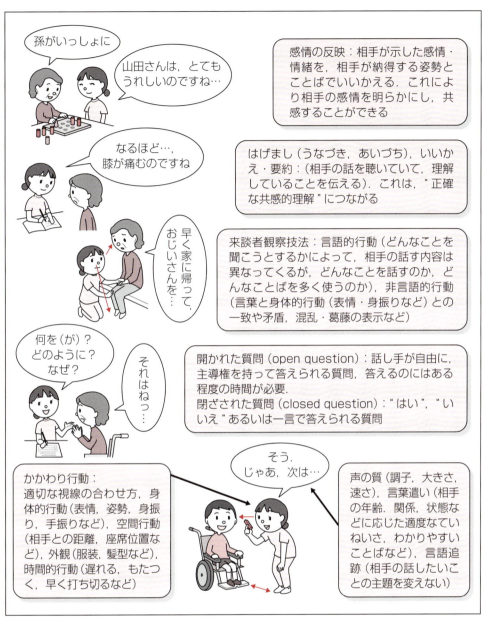

図7　カウンセリング技法などを参考とした心理的配慮の例

5.「心身の機能・構造などの永続的変調」に関する認知・影響・支援などについて

　ここでは，心身の機能・構造などの非定型発達や，いったん定型的に発達した機能・構造などの発達の中途過程における永続的変調，およびそれに伴う社会参加制約など（以下，「心身の機能・構造などの永続的変調」とする．これは，奈良，山本[6]の用いた用語に基づくものである）に関する対象者・家族の認知，その影響，心理的配慮や支援について考えていく．上田[7]は，「障害の受容とはあきらめでも居直りでもなく，障害に対する価値観（感）の転換であり，障害をもつことが自己の全体としての人間的価値を低下させるものではないことの認識と体得を通じて，恥の意識や劣等感を克服

し，積極的な生活態度に転ずること」[7]としている．このような受容を，以下「受容」と表記する．

1) 上田の「受容」理論とその課題点

　いくつかのリハビリテーションのテキストでは，上田の「受容」理論（モデル）を簡単に紹介している．しかし，そのことが課題の要因となっているとされるので[8]，図8に，一般的な紹介より詳しく示した．

　また，上田の「受容」理論は，価値転換論（「心身の機能・構造などの永続的な変調」がある人に求められるとされる，価値の範囲の拡大，与える影響の制限，身体の概観を従属的なものとすること，比較価値から資産価値への転換）とステージ理論（「受容」過程として，一般的な一連の過程を示すもの）を一つにまとめたものだとされる[9]．

　以下に，上田の「受容」理論の課題点としてあげられることの例を示す[8,9]．ただし，このなかには上田の「受容」理論が十分に，適切に紹介されていないために，誤解されていることも含まれている．

① セラピストらが不可能と思うような回復を望み，適切と思う治療方針を受け入れない対象者を"「受容」ができていない"と表現してしまうことがあるように，まるでセラピストらのために「受容」が必要であるかのように，「受容」が用いられることがある（図9）．

② 各対象者の「心身の機能・構造などの永続的変調」の内容は，多様であり，個々の対象者の認知は異なっている．また，症状や機能低下は進行することもあり，同じ要因，あるいは異なる要因により「心身の機能・構造などの永続的変調」が，繰り返し起こる場合もある．発達過程のなかでさまざまなライフイベント（進学，就職，結婚など）を経験する際に，新たな社会参加の困難さを感じショックを受ける場合もあろう．したがって，「受容」の段階が直進的に進行するモデルが，すべての人に当てはまるわけではない．

③ 上田の「受容」理論は，ある程度発達が進んだ後に，身体の「受容」が求められる場合の理論で，発達の初期から「受容」が求められる場合，心の「受容」，家族の「受容」などに関する理論ではない．

④ 「心身の機能・構造などの永続的変調」のある人の苦しみには，周囲の人がその人をスティグマ（stigma，汚名，烙印と訳される）のある人として，受け入れないことなどが含まれている．したがって，社会的受容の重要性をもっと強調すべきである．

⑤ 「心身の機能・構造などの永続的変調」のある人は，必ず"価値の転換"が求められるのだろうか，「受容」が求められるのだろうか．それ以外にも，その人の苦しみ，悩み，不安などを少なくし，楽に自由に生きることができる方法はあるのではないか．

⑥ 人は誰にも，得意なこと苦手なことがある．また，他者の援助なしで一生（乳幼児期や死の間際を含む）を過ごせる人はいないし，社会参加に何の制約もない人もいない．「心身の機能・構造などの永続的変調」によって人々を区分することなく，すべての人とって，生活しやすい，参加しやすい社会となるようにしていくことが求められる（インクルージョン，ユニバーサルデザインなどの考え方も参照されたい）．

⑦ 「受容」理論により，何もしなくても自動的に「受容」に至るという誤解を招き，抑うつや自殺などを予防し，心理的状態を良くしていくためのセラピストらや周囲の人の心理的配慮や，専門家によるカウンセリング，心理療法などの重要性などが十分に認識されていない．

　「受容」や社会参加などについては，社会福祉や特別支援教育などさまざまな領域においても，多様な考え方が示されており，時代とともに社会的な認識，対象者・家族などの認知も変わってき

ショック期:
発病・受傷直後, 肉体的な苦痛はあっても心理的には平穏, 感情が鈍麻し無関心, 自分に起こっていることが自分のことではないような, 離人症的状態になることもある. 健常時と同じような生活目標, 欲求, 対人関係を示す.

否認期:
「心身の機能・構造などの永続的変調」は, 容易に治らないことがわかってくると, 心理的な防衛反応として, 疾病・心身機能低下などの否認が生じる. ある日突然, 心身の状態が元に戻るような奇跡を望む場合もある. 回復を目的とするのではなく, 代償的な機能を高めるセラピー（車いすの使用練習など）に対して, しばしば拒否的.「心身の機能・構造などの永続的変調」のある人と同一視されることを拒否し, 疾病・受傷前の生活目標を維持し, 退行的, 依存的となる.

○対応:支持的・保護的に対象者のもつ"依存ニード"もある程度満たし幻想も否定せず, 対象者の自立能力を少しでも高める方向にセラピーを進める.

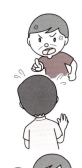

混乱期:
圧倒的な現実を否認できず,「心身の機能・構造などの永続的変調」が完治しないことを否定できなくなる時期. 攻撃性が高く, 外向・他罰的な場合は, 治らないのは治療が間違っているからだ, 回数や時間が少ないなど, すべてを他人の責任にし, 怒り, うらみの感情をぶつける. 内向・自罰的な場合は, すべては自分が悪いのだと考え, 悲嘆にくれ, 抑うつ的になり, 時には自ら死を選ぶ.

○対応:他罰的な場合は,"あなたのいうことの当否はわからないが, 気持はよくわかります. 私は常にあなたのことを思って行動しましょう"という基本態度で, セラピーを続ける. 自責的・抑うつ的な場合は, 対象者の話を聞き「あなたの責任ではない」と伝え, 未来に目を向けるように誘導する.

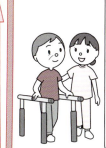

解決への努力期:
前向きの建設的な努力が主になる時期. 外交的な攻撃では問題は解決しないこと, 自己で努力しなければならないことを理解する（依存からの脱却）. その前提として, 現実的な明るい展望（たとえば, 機能低下の軽減, ADLの向上, 復職など社会的不利の軽減の見通し）などがあることが必要.

○対応:リハビリテーションスタッフの責任は, 苦痛に満ちた試行錯誤の努力である価値の転換の過程を援助し, 促進していくことにある. そのためには, スタッフ自身が価値の多様性を認め, 本人にだけに価値の転換を要求するのではなく, 自分たちが対象者の多様な価値（美点）を発見し, それを本人と家族に伝え確認してもらうことが重要となる. 対象者が「受容」するためには, 社会（まずはスタッフと家族）がその対象者を受容しなければならない.

受容期:
価値の転換を完成し, 社会（家庭）のなかでなんらかの新しい役割や仕事を得て, 活動をはじめ, その生活に生きがいを感じるようになる.

○まとめ:身体的な機能などに関するリハビリテーションを表とすれば,「受容」にいたるプロセスはいわば裏であり, 表裏一体として進めていってはじめて本当のリハビリテーションの目的（自立と復権）が達成される.

図8 上田敏（1980）の「受容」理論の概要

（上田 敏（1980）障害の受容―その本質と諸段階について―を参考に作成）

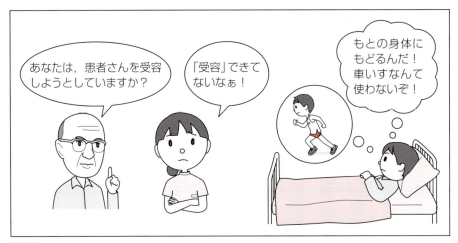

図9 「受容」に関する課題点の例

ている．したがって，これらの課題について，学び，考え続けていくことが重要であろう．

2）機能の向上，社会的状況の好転がない場合の心理的配慮・支援など

　実際には，上田の「受容」理論では，何もしなくても自然に「受容」に至るとされているわけではない．リハビリテーションスタッフには，さまざまな心理的配慮や対象者の積極的受容が求められている．さらに，"混乱期"から"解決への努力期"への移行には，"現実的な明るい展望"，たとえば，日常生活活動能力の向上，社会的不利の軽減（復職など）などが"ある程度生まれることが不可欠"とされている．

　しかし，対象者によっては，疾患・機能低下などが進行する場合もあろうし，社会的状況が悪化する場合もあろう（たとえば，家族との死別や経済状況の悪化など）．そのような場合でも（こそ），対象者や家族が，できるだけ（少なくとも心理的に）安らかに，自由に生活できるよう配慮・支援することが求められよう．

　臨床心理学の専門家が行う心理カウンセリング，心理療法では，基本的には身体的機能・構造に対し，直接的なはたらきかけを行うことはない（薬物療法や，身体への治療などが同時・並行的に行われることはあるが）．そして，身体的機能の向上や社会的状況の好転などがない場合でも，心理的状態が良くなるよう，はたらきかけることが求められる．

　たとえば，うつなどに対する心理療法として，認知行動療法（cognitive behavioral therapy：CBT）などが行われ，有効性が示されている．認知行動療法は，認知モデルを基礎とした治療法で，うつについては「自動思考」とよばれる，多様な状況で自動的に起こってくる認知に焦点を当て治療行う．人間は，常に自分の状況を主観的に判断しているが，強いストレス状況下などでは，この判断に偏りが起こり，非適応的な反応を示すようになり，抑うつ感や不安感が強まる．すると，非適応的な行動が起こり，認知の歪みがいっそう強まるという，悪循環に陥るとされる．

　認知行動療法では，相談者を受容することに加え，治療者と相談者が一緒になって，相談者の考えや思いこみを検証していく，協同的経験主義とよばれる関係の重要性が強調され，相談者が自分で答えを見つけだしていけるような"ソクラテス的問答"とよばれるかかわり方をすることが重要とされる[10]．なお，認知行動療法については，多くの解説書があり，厚生労働省のHPなどでも紹介されているので参照してほしい．

心理的に困難な状況にある対象者・家族には，このような心理療法（薬物療法などとの併用を含む）や，インターネット，電話などによる相談を紹介することも一つの方法であろう．

押さえておきたい要点

- 心理学的な人間の理解とは，理解しようとする人に関する自分の考え（仮説）を，事実に基づき検討・修正し，正確な理解に近づこうとすることと考えられる．正確な理解に近づくために，ある人に関する事実を集め確認しようとすれば，その人と適切な人間関係を形成し，維持することが重要になろう．
- リハビリテーションの現場における心理学的配慮の内容と，リハビリテーションスタッフの役割は，職場，対象者，職務範囲の認知によって多様であるが，専門家と適切に連携・協力することが望ましい．また，求められる心理的配慮は多様であり，個々の対象者・家族などの心理的特性，状況などにより変化することに留意が必要となる．
- 「心身の機能・構造などの永続的変調」に関する認知・影響・支援などについて，学び考えることは，リハビリテーションスタッフにとって，重要なことである．この課題に関しては，さまざまな考えがあり，時代とともに変化してきている．学び，考え続けることが重要であろう．

もっと知りたい人のための Further Reading

大田仁史（監修），南雲直二（著）：リハビリテーション心理学入門　人間性の回復を目指して．荘道社，2002．
「受容」に関する入門書，社会的受容などについて紹介されている．

福原眞知子，アレン・E・アイビイ，他：マイクロカウンセリングの理論と実践．風間書房，2004．
カウンセリングについて，さらに学びたい人のための解説書．

鈴木伸一（編著）：医療心理学の新展開　チーム医療に活かす心理学の最前線．北大路書房，2008．
医療・リハビリテーションの現場における心理学の役割について，さらに学びたい人のための解説書．

●文献●

1) （公財）日本臨床心理士資格認定協会（監修）：新・臨床心理士になるために．平成26年版，p1-142，2014．
2) 奥田裕紀：一般の人の理学療法士，作業療法士，看護師等の対応に関する希望等について．投稿準備中
3) ロジャーズ（著），佐治守夫，飯長喜一郎（訳）：ロジャーズ クライエント中心療法．有斐閣新書，1983．
4) 玉瀬耕治：カウンセリングの理論．カウンセリングの技法を学ぶ 初版，有斐閣，p19-33，2008．
5) 福原眞知子，アレン・E・アイビイ，メアリ・B・アイビイ：マイクロカウンセリングとは，マイクロカウンセリング技法．マイクロカウンセリングの理論と実践 初版，風間書房　p15-210，2004．
6) 奈良　勲，山本太郎：心理・精神領域における理学療法の必要性と可能性．心理・精神領域の理学療法 はじめの一歩 第1版，医歯薬出版，p18-22，2013．
7) 上田　敏：障害の受容—その本質と諸段階について—．総合リハビリテーション，8（7）：515-521，2004．
8) 田嶋明子：障害受容再考「障害受容」から「障害との自由」へ．第1版，三輪書店，p2-204，2009．
9) 南雲直二：2つの苦しみ，障害受容という方法，緩和を求めて．リハビリテーション心理学入門　人間性の回復を目指して，初版，大田仁史（監修），荘道社，p7-84，2002．
10) 慶應義塾大学認知行動療法研究会：うつ病の認知療法・認知行動療法治療者用マニュアル（平成21年度厚生労働省こころの健康科学研究事業「精神療法の実施方法と有効性に関する研究」），p1-27，2010．

Chapter 12 近未来における理学療法の課題と展望

半田一登（日本理学療法士協会）

学習目標 何を学ぶか
- 診療報酬・介護報酬の過去について理解する．
- 診療報酬・介護報酬の現在について理解する．
- 日本の将来の社会保障制度について理解する．
- 近未来の理学療法について理解する．

はじめに

　近未来を正確に予測するためには，過去を知り，過去からの大きな流れを察知するとともに，新しい芽の動きを把握し，総合的にそして客観的に考えなければならない．理学療法士は往々にして，病院の中で白衣をまとい，患者を'待つ'ということが体質化しており，社会参加制約者や患者だけではなく，周辺職種からも常に上から目線であることが指摘されてきた．2025年をターゲット年とした地域包括ケアシステムなどの動きをみると，理学療法士に求められる資質は，先進的な理学療法の知識と技術を身に付けているだけではなく，この理学療法を商品として売り歩くことが求められている．そこには渉外能力が重要になり，説明能力を含めたコミュニケーション力はきわめて重要である．

　これまでを振り返ってみると，日本のリハビリテーション医療の草創期にあっては，採算性よりは，自らの「夢の実現」に重きが置かれてきた．そのため，チャレンジブルな理学療法を展開することができ，それは楽しくやりがいのある時空間であったと感じている．しかしその間の採算性は決して良かったとはいえず，リハビリテーション医療が全国的に普及発展することはなかった．それが1980年代からの厚生労働省（当時は厚生省）によるリハビリテーション料の大幅な引き上げという政策誘導によって，リハビリテーション医療の採算性が高まり，その結果，急激に普及発展を遂げることになった．そのような変化のなかで，理学療法士の業務も大きく変化することになり，同時に医療制度の変化に非常に敏感になるようになった．

　2025年を目途とした地域包括ケアシステムは，大きく医療提供体制を変え（図1），そのための法律の整備は着々と進んでおり，国が中心となり動いてきた医療・介護を都道府県や市町村が主体となって運用（図2）することになった．そのため，組織活動としても，日本理学療法士協会と厚生労働省の関係から，市町村と都道府県理学療法士会との関係性のなかで地域におけるリハビリテーションや理学療法を構築する責任が増大している．人口や地形そして医療環境などの地域特性には大きな差があり，これからは地域ごとに理学療法士がかかわる業務内容や役割に差異が生じてくる．その点でも地域における理学療法士に求められる理学療法は格段と多様性を帯びてくると確信する．

　医療自体の進歩も理学療法業務を大きく変化させる要因の一つである．日本に理学療法士が誕生した1966年代には，大腿骨頸部外側骨折は骨癒合が難しく，多くの場合は両松葉杖歩行になっていたが，

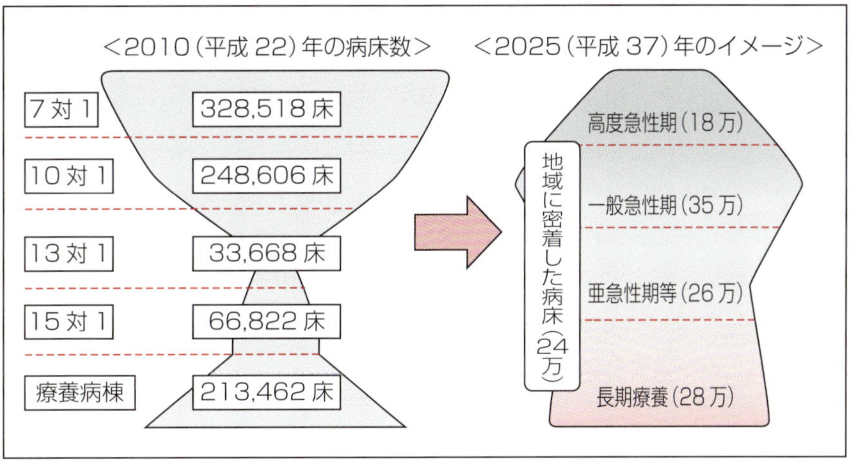

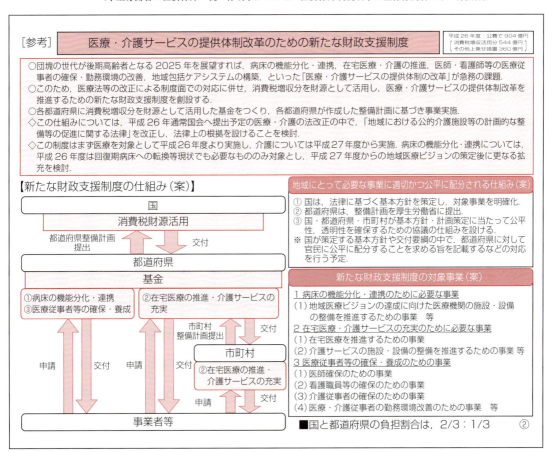

図1 2025年に向けた医療提供体制の変化
（厚生労働省：社会保障・税一体改革について．社会保障制度改革の全体像資料より一部抜粋）

図2 都道府県や市町村を中心とした医療介護提供体制　（第266回中央社会保険医療協議会総会資料より抜粋）

人工関節の開発や手術の進歩によって状況は一変した．脳血管疾患でも，脳出血は2週間のベッド上絶対安静，脳梗塞で1週間のベッド上絶対安静が常識であったが，今日では早期離床・早期起立が普通になり，また当時は，小児の筋性斜頸は数多くみられたが，今日では周産期医療の進歩によってほ

とんどみることのない疾患になっている．そして，大きく変わった点として物理療法があり，初期の頃には物理療法は理学療法の多くの部分を担っていたが，診療報酬での評価が低くなると一斉に姿を消すことになった．このような例はそのほかにも数多くみられ，それぞれが理学療法業務に多大な影響を与えている．

近未来の理学療法を知るためには，過去・現在を確実に把握することと，これからの社会保障制度の動向などを十分に察知する必要性がある．理学療法士はその変化に幅広い関心を持ち続け，より主体的に近未来の理学療法を構築することが大切であり，リハビリテーション医療発祥から今日までは「与えられた理学療法」であったが，専門職としての理学療法士の英知を集め，近未来の理学療法を自ら描くという意気ごみが重要な課題となる．

1. 人口構成の変化（図3）

1）超高齢社会

地域包括ケアシステムが着々と進み，2025年には，いわゆる団塊の世代が75歳となり後期高齢者になる年である．これまでの調査でも明らかなように，75歳を超えると通院できる患者が減り始め，逆に入院するケースが増えている．当然，そうなれば現在の病床数では対応できなくなり，これまで以上に効率的で効果的な病床の運用が必要になる（図4）．団塊の世代が後期高齢者となり，入院が増え，さらに要介護者が増えれば，医療保険，介護保険，年金などの社会保障制度の存続すらが危うくなる．

2）少子社会

一方，少子社会が並行して進行していることで，日本はより深刻な課題を背負っており，2030年には2006年比で労働人口が1,000万人も減少し，そうした社会は労働市場を大きく塗り替える．少ない労働人口をいかに健康な勤労者にするか，腰痛，関節痛，高血圧などの生活習慣病，うつ病などの精神心理疾患の予防が国家的課題になることは確実である．理学療法は運動を治療として活用する治療手技の一つであるが，腰痛や生活習慣病，そして精神疾患に対する予防としての運動療法の効果は示されており，これからは理学療法士がその責任を果たすことが求められる．

2. 報酬関係の変化

1）診療報酬の動向

2006年の診療報酬は，それまでのリハビリテーション医療を一変させるもので，それまでの総合リハビリテーションを軸としたものから，疾患別リハビリテーションの導入という，診療報酬体系の抜本的改革が行われた．今でも根強い反対意見があるものの，理学療法士にとっては疾患別理学療法が発展する絶好の機会になったことは事実である．そのときに，それぞれの疾患別リハビリテーション料に算定日数上限が決められ，この上限設定は医療関係団体にも大きな衝撃を与えた．それだけではなく，患者団体などの反対運動も全国で展開された．これらの反対運動の結果として，算定日数上限を超えても医師が「治る」と判断すれば，月に13単位は継続することが可能となったのである．後には，従来の脳血管疾患，運動器・呼吸器・心大血管という疾患別にがんリハビリテーション料が加

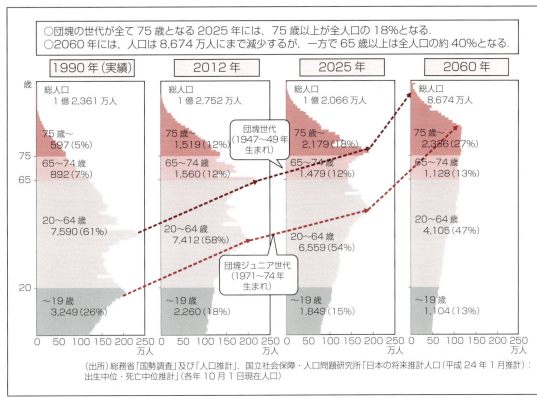

図3 人口構成の変化　　（厚生労働省：社会保障・税一体改革について．社会保障制度改革の全体像資料より抜粋）

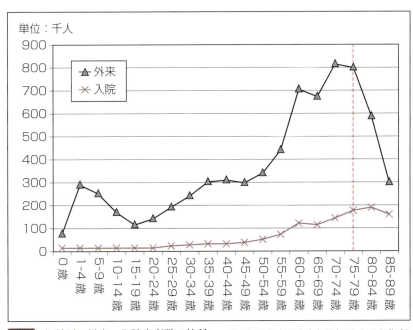

図4 年齢別　外来・入院患者数の比較　　（平成23年（2011）患者調査の概況より作成）

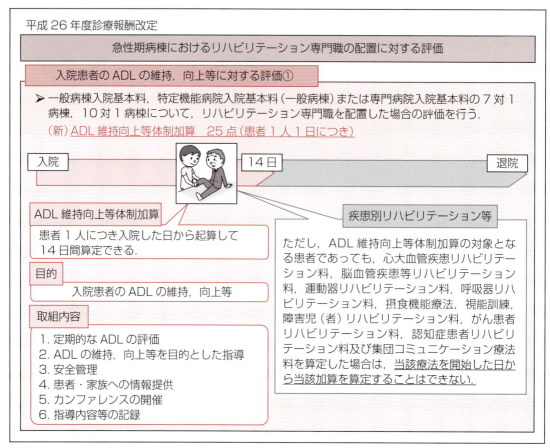

図5 急性期病棟への理学療法士などの配置

(厚生労働省：平成26年度診療報酬改定説明会資料（平成26年3月5日開催）より抜粋)

わった．

　2014年改定では，急性期病棟（7対1，10対1病棟）への理学療法士等の配置（図5）が決まった．その業務は，これまでの疾患別リハビリテーション料に基づいたものではなく，肺炎などで入院した高齢者のADL低下を予防することを主要な業務としている．さらに，急性期病棟で頻発する転倒転落事故を予防することも重要な業務である．この理学療法士の病棟配置は，これまでの治療理学療法に加えて，予防理学療法が社会的な認知を受けたことになり，この改定は理学療法士にとって，将来の理学療法を占う重要な意味をもつものとなった．

　近未来の医療保険下における理学療法はどのようになるのか．iPS細胞の研究は飛躍的に進んで，臨床応用まで10年といわれており，最近では脊髄損傷のサルがiPS細胞による治療で歩行が可能になったという報告がされている．また，厚生労働省によると，がんについても10年以内の征圧が可能とされている．近未来に現在のような疾患がそのままリハビリテーション医療の対象疾患となっているのかについてはまったく不透明のままである．

2) 介護報酬の動向

　介護保険分野でのリハビリテーションは，老人保健施設，通所系サービス，訪問系サービスとして

運用されている．この分野の課題は，介護保険制度ができて10数年が経ったにもかかわらず，臨床実習前教育や臨床実習教育が不十分なことである．特に臨床実習に関しては，いまだその3分の2は医療機関や診療所と限定されており，学生の間にこの分野を経験する可能性がきわめて低い状況となっている．

昨今の介護報酬運用上では，機能回復プログラムに偏りすぎて，活動や社会参加に対する取り組みが不十分であることが課題となっている．いずれにしても，日本の社会保障費の財源は底をつき始めており，いかにして医療保険や介護保険を使わない状況を作るかが問われている．その重大なときにあって，運動を治療として活用する運動療法を駆使した理学療法を社会的に提供する必要性がある．そのための理学療法の量的・質的課題への対応は，重大な岐路に立っている．

医療保険分野の理学療法は，多くの場合，rehabilitation に代表されるように，'元に戻す'ことを前提とした医療といえる．なんらかの疾患やけがによって生じた機能損傷・不全に対して'治す'ことを主眼として理学療法を提供するが，介護保険分野では対象者が高齢であることがほとんどであり，身体機能としては老化の過程にあり，身体機能の退行に対する理学療法が求められる．

これから先，先端医療の推移によっては医療保険下における理学療法の将来は不透明になると思える．しかし，介護保険分野での理学療法は，老化と廃用症候群に対するものがほとんどであり，この2つは人間が進化して2足歩行に至った宿命的課題であり，それに対する理学療法は，永久に不可欠な専門職であると考える．よって，今後は，老化，廃用症候群（生活不活発病），緩和・ターミナルケアなどに対する理学療法のあり方が問われる．

3. 地域包括ケアシステムの動向

1）自助・互助の動向

2013年8月に社会保障制度改革国民会議が報告書を提出し，そのなかで「自助」「互助」「共助」「公助」（図6）という新しい社会保障制度を提案している．共助とはこれまでの医療や介護保険制度が含まれ，効率的な医療提供体制が中心課題となり，公助は行政による生活保護などの現物支給制度となっている．そうしたなかで，自助と互助は新しい概念であり，自らの努力と社会的助け合いによって健康な高齢者を増やす試みといえる．

しかし，ほとんどの高齢者は効果的で自らに適した運動を作り出すことは困難である．そのため，運動を治療として駆使する理学療法士は，それぞれの対象者に適した運動メニューを計画作成し，その運動プログラムや頻度などについて，適切なアドバイスをできることが求められる．

さらに引きこもり傾向にある対象者への行動変容の推進も重要な役割となっている．長い人生を過ごしてきて，生活様式ができあがった対象者の行動変容を支援することは簡単ではなく，行動変容への促しにも専門的な知識と技術が求められる．ところが，行動変容が得られても，それを継続することはまたまた至難の技となり，専門職の支援に関す感性の高い知恵と技能が求められる．このようなケアが専門職による「互助」と考えられる．

2）介護予防の動向

介護予防の大切さが提言され始めて数年が経過した．介護予防を実効性のあるものとして完成させ，少しでも介護保険や医療保険に頼らずにすむ高齢社会を作り上げることは社会保障制度の持続性にも

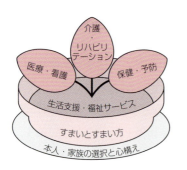

図6 地域包括ケアシステムの5つの構成要素と「自助・互助・共助・公助」

影響することである．厚生労働省の資料によると，市町村移管事業の一つであるこの介護予防についてはリハビリテーション専門職などに対する強い期待感が寄せられている（図7）．リハビリテーション専門職とは理学療法士，作業療法士，言語聴覚士を指すが，行政としては，これらのリハビリテーション専門職に限定して期待感を強めているわけではなく，有効な結果を出せる職種であれば誰でも良いという方向である．厚生労働省老健局では，機能トレーニングに偏りすぎていたこれまでの介護予防事業を，活動や参加という視点をバランスよく実行することを目標としている．「活動」や「社会参加」によって，社会との関係性を維持し，身体機能面だけではなく精神心理的な賦活作用を強く期待しているといえる．

2013年11月には，厚生労働省医政局から都道府県に通知（表1）が提出されたが，理学療法士の名称の使用や医師の指示について画期的なものとなった．具体的には，『理学療法士及び作業療法士法』（表2）では，理学療法士は医師の指示がある場合のみ，理学療法士の名称を使用してよいことになっているが，今回の通知では医師の指示がない介護予防事業などにあっても，理学療法士という名称の

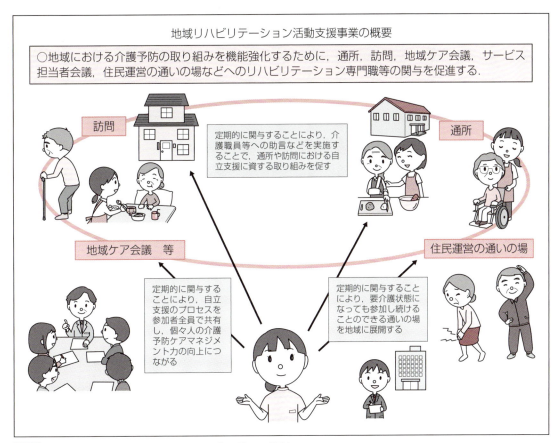

図7 介護予防へのリハビリテーション専門職への期待
（厚生労働省：全国介護保険担当課長会議資料．介護予防の推進について（1）より抜粋）

使用を認める内容となっている．さらに，その際には医師の指示は不要であることと明記されている．したがって，身体に機能損傷・不全のないレベルの高齢者などの介護予防では，理学療法士が自ら必要な評価を行い，その評価結果を総括し，そのうえで個別的な運動プログラムを提供しなければならない．地域で働くこれからの理学療法士にとって，評価計画策定，評価の適正な実施，評価結果の総括，運動プログラムの作成，エビデンスの確認を自身で行うことが求められる．

3）地域ケア会議の動向

　地域ケア会議は介護支援専門員の事例勉強の場として設置された背景がある．一人ひとりの具体的事例のなかで介護保険をいかに給付するのかをこの会議で決定する．現在では生活支援が給付の大部分を占めており，自立支援の少なさが課題となっている．介護支援専門員の資格は多くの職種が取得することが可能で，医師，歯科医師，薬剤師，看護師，理学療法士の医療職と福祉職がある．なかでも大多数が福祉職であり，自立支援の専門家ではないため，この地域ケア会議を通じて，理学療法士が自立支援の具体的方向性や対策を提案することがますます大切になる．

　これからの理学療法士に求められるものは，専門的な理学療法評価であり，特にADL低下の原因を探り出すことにある．そのうえで，ゴール設定と包括的プログラムの作成が求められるのである．これらの業務は理学療法士であれば普通にこなさなければならないカテゴリーであるが，意外に難し

表1 理学療法士の名称の使用等についての通知(医政医発1127第3号)

> 医政医発1127第3号
> 平成25年11月27日
>
> 各都道府県医務主管部(局)長　殿
>
> 厚生労働省医政局医事課長
>
> 理学療法士の名称の使用等について(通知)
>
> 　厚生労働省に設置されたチーム医療推進会議及びチーム医療推進方策検討ワーキンググループにおいて,本年6月から10月にかけて,医療関係団体から提出された医療関係職種の業務範囲の見直しに関する要望書について議論してきました.
> 　この要望書における要望の1つとして,理学療法士が,介護予防事業等において身体に障害のない者に対して転倒防止の指導等を行うときに,理学療法士の名称を使用することの可否や医師の指示の要否について,現場の解釈に混乱がある実態に鑑み,理学療法の対象に,「身体に障害のおそれのある者」を追加してほしい旨の要望がありました(別添1).
> 　これに対しては,本年10月29日に開催された第20回チーム医療推進会議において別添2のような方針が決定されたところですが,このような議論があったことを踏まえ,理学療法士の名称の使用等について,下記の事項を周知することとしましたので,その内容について十分御了知の上,関係者,関係団体等に対し周知徹底を図っていただきますようお願い申し上げます.
>
> 　　　　　　　　　　　　　　記
>
> 　理学療法士が,介護予防事業等において,身体に障害のない者に対して,転倒防止の指導等の診療の補助に該当しない範囲の業務を行うことがあるが,このように理学療法以外の業務を行うときであっても,「理学療法士」という名称を使用することは何ら問題ないこと.
> 　また,このような診療の補助に該当しない範囲の業務を行うときは,医師の指示は不要であること.

表2 理学療法士及び作業療法士法

> 第一章　総則
> (この法律の目的)
> 第一条　この法律は,理学療法士及び作業療法士の資格を定めるとともに,その業務が適正に運用されるように規律し,もつて医療の普及及び向上に寄与することを目的とする.
> (定義)
> 第二条　この法律で「理学療法」とは,身体に障害のある者に対し,主としてその基本的動作能力の回復を図るため,治療体操その他の運動を行なわせ,及び電気刺激,マツサージ,温熱その他の物理的手段を加えることをいう.
> 3　この法律で「理学療法士」とは,厚生労働大臣の免許を受けて,理学療法士の名称を用いて,医師の指示の下に,理学療法を行なうことを業とする者をいう.

く，多くの経験を要する．

4．予防理学療法の発展

1）産業保健の動向

　日本における労働人口の減少は深刻で，男性諸氏は70歳まで働くこと，女性のほとんどの方が専業主婦から勤労者になることが少子社会への対応としてあげられている．高齢者はこれまでの概念では家庭内弱者であり，彼らを人的資源として考える場合，適正評価が重要になってくる．つまり，これまでの勤労者としての経験，現在の体力および家庭環境などを総合的に評価して，われわれ理学療法士は，労働と体力，そして労働環境という視点からの評価を確立する必要がある．

　腰痛は作業関連疾患のなかでも最重要な疾患でありながら，日本では雇用者および勤労者の双方ともに腰痛予防の概念が薄く，その対応もその場しのぎの感がある．特に，これから多くの勤労者を必要とする看護や介護の分野では，他の職場では考えられないほどの腰痛発生率となっている．オーストラリアなどでは，ノーリフト（持ち上げない）運動が社会行動として確立しており，空港でも制限を超えた荷物の取り扱いは断られる．少子社会の到来とともに，腰痛予防を国民的課題とし，その主な役割が理学療法士に求められている．

　また，勤労者の生活習慣病の有病率も年々高くなっており，糖尿病以外の生活習慣病に対する運動療法の効果は各種示されているが，日本の労働時間の長さなどによって継続的な運動や生活習慣の是正は非常に困難である．

　うつ病も産業に大きな影響を及ぼす疾患であるが，近年では運動療法の効果も示されており（図8），心理精神疾患への理学療法士による運動療法の提供体制作りが求められる時期となった．

2）地域保健の動向

　地域保健は地域包括ケアシステムによってこれまでとは異なった新しい形のものとなるが，このケアシステムはリハビリテーション医療関係者が主張してきた地域リハビリテーション構想に酷似したものである．そのため，地域リハビリテーションを再確認しながら，地域包括ケアシステムを検証する必要がある．

　地域保健も高齢社会の影響を強く受け，介護予防（別項目で記述）や転倒予防がきわめて大事な予防活動となってきている．転倒には偶発的転倒と必然的転倒があり，過去に転倒した経験のある方々の再転倒率は非常に高く，このような場合は必然的転倒といえる．また，転倒を経験した高齢者は，外出への不安を感じ，外出機会が少なくなる（図9）．このような場合，単に高齢者の活動・社会参加を促すだけではなく，心身機能や環境・精神因子までを含めた総合的なアプローチが必要となる．

3）学校保健の動向

　学校保健における理学療法士の役割は，現在も行われている支援学級での活動にとどまらず，スポーツ損傷の予防や運動器の健全な発育にかかわることも含まれる．高校野球連盟や軟式野球連盟との連携は形が整いつつあるが，それを理学療法士の業務の一環とすることの困難さに直面している．しかし，世界基準でみた場合，スポーツと理学療法は切っても切れない関係となっており，これからも継続した理学療法士の努力が必要である．

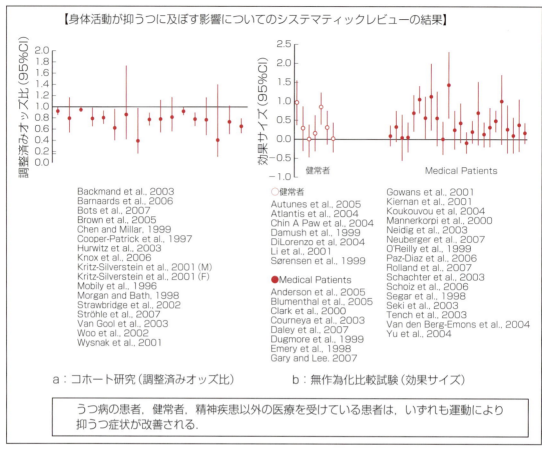

図8 うつ病に対する運動療法の効果　（公益財団法人明治安田厚生事業団：運動とメンタルヘルス（杏林書院）より引用）

5. 治療理学療法の進化と深化

1) 急性期理学療法

　急性期リハビリテーションの効果は，数多く示されているが（図10），急性期病院におけるリハビリテーションは徐々に発展しつつあるが，いまだ十分ではないとの指摘も多い．

　今後，急性期病院は命を救うことを第一使命とした高度急性期と一般的な手術などを担う一般急性期に区分される．当然，高度急性期での理学療法業務には命にかかわる状況が生じ，その中核となるのが重篤で緊急を要する患者に対する理学療法であり，集中治療室（intensive care unit：ICU）や冠疾患集中治療室（coronary care unit：CCU）での業務が多くなることが予測される．そのため，種々の生命維持装置の操作，閉ざされた空間における患者の心理的なサポート，医師や看護師とのチーム医療の推進など，理学療法士が身に付ける知識や技術は多種多様である．一般急性期の場合は，脳血管・運動器・呼吸器・心大血管・がんなどに対する理学療法が求められ，すべてに対する知識や技術が必要となる．

2) 回復期理学療法

　近年，回復期リハビリテーション病棟の病床数は飛躍的に増加し，リハビリテーション医療の中核

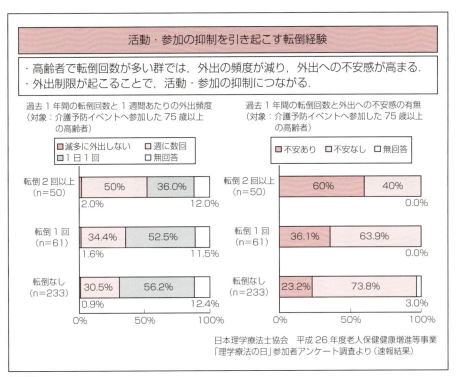

図9 転倒について

（第108回社会保障審議会介護給付費分科会資料より抜粋）

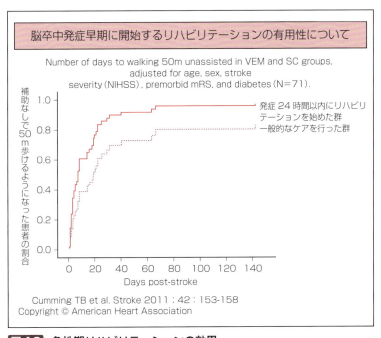

図10 急性期リハビリテーションの効果

（第211回中央社会保険医療協議会総会資料より抜粋）

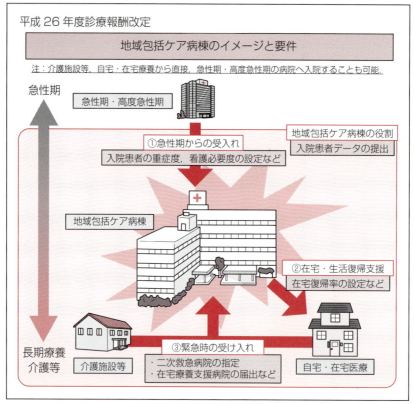

図11 地域包括ケア病棟のイメージと要件
（厚生労働省：平成26年度診療報酬改定説明会資料（平成26年3月5日開催）より抜粋）

をなしている．この病棟では，機能回復による生活機能改善に取り組まれるが，機能回復に偏りすぎているとの指摘が強まっている．また，新卒理学療法士の多くが就職する病棟でもあるが，一方では，臨床能力の不足に批判が強まっていることも認識しておく必要があろう．

今後は，回復期病棟とともに地域包括ケア病棟が回復期的機能も担うことになるため（図11）．この病棟は急性期からの患者の受け入れと地域からの受け入れという急性期と在宅との中間的な役割を併せ持つことになる．よって，理学療法士は急性期理学療法，回復期理学療法，適応期（生活期，維持期）理学療法の各病期にわたる知識と技術・技能が求められる．

3）適応期理学療法

適応期リハビリテーションでは，ほとんどの場合，在宅者が対象となり，在宅者への訪問と通所によるリハビリテーションとなる．これまでは，その拡充が急務であったが，最近ではその質が問われ始めている．特に訪問リハビリテーションでは，家庭の一員に介護人がいたとしても，理学療法技術の移転が困難なため，十分なケアを提供できないことが課題となっており，独居生活者が対象になれば，さらに深刻なこととなる．

施設内理学療法であれば，医師や先輩理学療法士による指導が可能だが，訪問リハビリテーションでは大きな課題が残る（図12）．一方，通所ではデイケアとデイサービスという2つの方法があるが，いずれにしても理学療法士の役割は，対象者の生活の自立の支援であり，この本来の業務を完遂させ

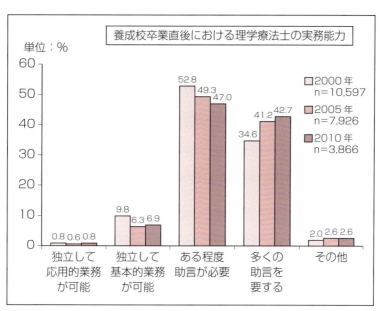

図12 量的な課題から質的な課題が問われる背景

(日本理学療法士協会白書 2000 年, 2005 年, 2010 年)

ることが必要となる．特にこれからは，「活動」と「社会参加」の向上にかかわる理学療法士の創意工夫が重要なポイントになる．そのためにも，社会構造や生活行為についての知識を深めることも求められる．

6. 時代背景に沿った理学療法学教育の方向性

　理学療法学教育は，専門学校3年制でスタートして約50年が経過し，50年前と現在，そして近未来を考えると大幅な理学療法学教育の改革が求められる．その一つの理由として，10数年前から新卒理学療法士の臨床能力の低下が指摘され始めていることである．また，理学療法の業務範囲も大幅に拡大し，各病期別では予防理学療法，急性期理学療法，回復期理学療法，適応期理学療法，疾患別では脳血管疾患理学療法，運動器理学療法，呼吸器理学療法，心大血管理学療法，がん理学療法など多岐にわたっている．

　それに対して，現在の教員構成および人数で臨床前教育は十分なのだろうか．理学療法の専門課程を担当する教員だけでも充足していない現状もあり，従前は1,680時間あった臨床実習は，810時間と半分以下に減少し，加えて，医療現場における医療安全性への規制が厳しくなってきたため，学生が患者を触れる機会は少なくなり，本来の臨床実習ではなく，臨床見学の様相を呈しているのが実態である．

　別項で述べたように，疾患別リハビリテーションは先端医療の発展で，その対象疾患が少なくなることも想定される．脳梗塞に対するt-PA (tissue plasminogen activator) およびrt-PA (alteplase)，脊髄損傷に対するiPS細胞 (induced pluripotent stem cells) の活用，がんの征圧など，医学・医療は急速に進歩している．しかし，廃用症候群と老化は人類永久の課題として残ることは確実であり，産業保健における腰痛とうつ病も容易に克服できる課題ではない．いずれにせよ，運動療法による予防

理学療法の重要性は，近未来的観点からしてもニーズが高まることは想定されることから，この分野に対する理学療法学教育の強化は急務であることは否定できない．よって近未来の国民の保健・医療・福祉領域の要請に応えることが，日本理学療法士協会の使命であることを肝に銘じた理学療法学教育のさらなる飛躍を期待したい．

おわりに

　1965年の『理学療法士及び作業療法士法』の制定から約50年が経過し，この数年の理学療法を取り巻く環境は激変しているが，2025年を目途とした地域包括ケアシステムの整備によって，その変革はさらに加速されるだろう．さらに，2045年には大きな課題として，高齢者の数は激減し，その結果として理学療法士の対象患者も急激に減っていくことが予想される．高齢者が多いから対象患者が多いという状況から，高齢者も減り患者も少ないという状況へと時代は流れていくのである．そうしたなかで，理学療法士業務として予防理学療法の分野がますます重要な意義を帯びてくるに違いない．

押さえておきたい要点

- 近未来を確実に予測するためには過去と現在についての医療施策などについて十分な分析が必要である．
- 日本のいびつな人口動態が社会保障制度に大きな影響があり，そこから発生する諸課題と政策が理学療法に大きな影響を及ぼす．
- 社会保障制度改革のなかで医療費，ことに75歳以上の後期高齢者の医療費増大が医療全般に影響を及ぼしており，今後は後期高齢者に対する理学療法が期待されている．
- 地域包括ケアシステムでは介護予防分野での予防理学療法の発展が望まれている．
- 2025年代からの超高齢社会における理学療法から，2045年代からの少子社会における理学療法への転換が必要な時期が訪れる．

もっと知りたい人のための Further Reading

社会保障制度改革国民会議報告書（平成25年8月）
将来の社会保障制度のあり方を集約しており，現在の政策もこの報告書を基に進められており，これからの医療・介護を考えるためには貴重な資料となる．

平成18・20・22・24・26年医科点数表
診療報酬におけるリハビリテーションは平成18年から急激な変化をしており，その後の2年おきの改定を知ることはリハビリテーション医療の歩みを知る貴重な資料となる．

Chapter 13 近未来における作業療法の課題と展望

清水順市（東京工科大学）

> **学習目標　何を学ぶか**
> - わが国において「作業療法」が使われ始めた歴史を理解する．
> - 「作業療法」の定義について理解する．
> - 「作業療法」が実践されている領域を理解する．
> - 社会から求められいる「作業療法」を理解する．

はじめに

　日本に「作業療法士」が制度化されて半世紀が経過した．この歴史において，作業療法の対象や社会から求められる役割は拡大し，かつ深くなってきた．作業療法士の活動が求められる場は医療・保健・福祉から教育・就労・地域活動・行政へと拡大し，施設内の限られた活動場面から地域社会へと変遷している．

　本章では，以下の順番で説明する．

　1. 日本における作業療法の歴史と変遷，2. 作業療法の定義，3. 作業療法の考え方，4. 作業療法を取り囲む心身機能（構造を含む）・活動・社会参加の範囲と現状，5. 近未来への取り組み．

1. 日本における作業療法の歴史と変遷

　日本において，作業療法の考え方は19世紀末から精神疾患者の社会復帰に対して行われていた．当時は，戸外での散歩や遊戯施設の利用，施設内の草取りなどが行われた（1880年頃）．「作業療法」という名称と考え方が本格的に使われ始めたのは，東京帝国大学医科大学助教授であった呉　修三がドイツとオーストリアに留学し，両国の精神病院を視察して，そこで行われていた治療に驚き感銘し，帰国後の1901年（明治31年）に国家医学会常会において報告してからである．その後，東京府癲狂院（後の巣鴨病院）では病棟の開放化と「作業療法」の導入に着手した．1919年（大正8年）には東京府松沢病院が開所され，作業療法が本格的に導入され，屋外作業は農業，畜産，園芸，土木建築工事などがあり，屋内作業は下駄鼻緒制作，裁縫，洗濯，袋貼り作業，特殊作業として，事務補助，医務補助，理髪補助，炊事部補助が行われていた[1]．その後，結核治療の一助として日本で初の結核患者作業療養所として「東京府立静和園」が設立された（1921年）．そこでは，軽い農耕，園芸工芸などが回復期の結核患者に教えられた[2]．さらに，衛生局嘱託として英国で学んだ濱野は，帰国後，occupational treatment（濱野訳は職業療法）を用いて，治療から社会復帰までを視野に入れた「作業療法」を取り入れた傷痍軍人結核療養所の建設が行われ，「作業療法指針」が発表された．その後，「作業療法指導要綱」を発表し，作業療法の定義が示された[3,4]．この定義は現在行われている作業療法の考え方

表1 教育内容（理学療法士作業療法士学校養成施設指定規則）

教育内容		単位数
基礎分野	科学的思考の基礎 人間と生活	14
専門基礎分野	人体の構造と機能および心身の発達	12
	疾病と障害の成り立ちおよび回復過程の促進	12
	保健医療福祉のリハビリテーションの理念	2
専門分野	基礎作業療法学	6
	作業療法評価学	5
	作業治療学	20
	地域作業療法学	4
	臨床実習	18
（選択必修分野）	（専門分野を中心として講義または実習を行う）	(9)
合　計		93

と一致するところがある.

1）作業療法（士）養成教育の体系化

　作業療法の名称と作業療法士の身分制度は『理学療法士及び作業療法士法』（1965年5月可決成立，1965年6月法律137号として交付）で明確になった．理学療法士と作業療法士の教育は1963年5月から東京病院附属リハビリテーション学院で開始された．その後は1966年に労働福祉事業団立九州リハビリテーション大学校が設立された．1979年に金沢大学医療技術短期大学部（3年制）が開校された．日本作業療法士協会と日本理学療法士協会は4年制教育の必要性を文部省に要望し，1992年広島大学医学部保健学科の設置へと発展した．続いて，1996年には大学院教育が開始された．現在の養成課程は，大学60校，3年制短期大学3校，国公立専門学校1校，私立専門学校109校で合計173校，入学定員は6,950名（2014年4月現在）である．

　作業療法士養成カリキュラムは基礎分野（14単位），専門基礎分野（26単位），専門分野（53単位）の計93単位となっている（表1）．

2. 作業療法の定義

　日本で作業療法の定義を法律で記されたものは『理学療法士・作業療法士法』（1965年）である（表2）．この法律における作業療法の定義では，作業療法の対象者は障害のある者であり，作業を行わせて，応用的動作能力または社会的適応能力を図るとされている．この定義では，対象者が作業療法に自ら参加して，適応能力などを高めるのではなく，治療的要素が強い文言となっている．

　1980年代になると，高齢化社会の到来による医療費の増大が予測され，国は保険制度の改訂などを行ってきた．これに併せて，作業療法が実践される範囲・場所が医療施設や福祉施設などの施設中心型から在宅など地域中心型へ移行しようとする動きが生まれた．そこで，日本作業療法士協会はこの動きに対応できるように作業療法の定義を作成した（1985年）．

　この定義では，「障害を有する者だけではなく，障害が予測される者」までと作業療法の対象の範囲を拡大し，使役的な文言を避けて，対象者本人の主体を尊重して作業療法を説明している（表2）．

表2 作業療法の定義

	定義
世界作業療法士連盟（WFOT）	作業療法は，人が目的を持った作業や行動をすることは健康的な生活を促進する，との考え方に立っている保健（health care）専門職である．またその目的は必要な日常生活能力の促進，発展，回復，維持をもって，障害を防ぐ．また作業療法の最も重要とする部分は，作業療法の過程において対象者がより積極的に活動に参加するという点にある．」（WFOT広報委員会，1994）．
理学療法士・作業療法士法	「作業療法」とは，身体または精神に障害のあるものに対し，主としてその応用的動作能力または社会的適応能力の回復を図るため，手芸，工作そのほかの作業を行わせることをいう（1965）．
日本作業療法士協会	「作業療法」とは身体または精神に障害のある者，またはそれが予測される者に対してその主体的な生活の獲得を図るため，諸機能の回復・維持および開発を促す作業活動を用いて行う治療，訓練，指導および援助を行うことをいう（1985）．

表3 医療スタッフの協働・連携によるチーム医療の推進について

（医政発0430第2号及び第1号，2010年4月30日）
2）作業療法の範囲
　理学療法士及び作業療法士法第2条第2項の「作業療法」については，同項の「手芸，工作」という文言から，「医療現場において手工芸を行わせること」といった認識が広がっている．以下に掲げる業務については，理学療法士及び作業療法士法第2条第1項の「作業療法」に含まれるものであることから，作業療法士を積極的に活用することが望まれる．
・移動，食事，排泄，入浴等の日常生活活動に関するADL訓練
・家事，外出等のIADL訓練
・作業耐久性の向上，作業手順の習得，就労環境への適応等の職業関連活動の訓練
・福祉用具の使用等に関する訓練
・退院後の住環境への適応訓練
・発達障害や高次脳機能障害等に対するリハビリテーション

　一方，WFOTは，時代の変化に合わせて，複数回の改定を行っている．そこでは，作業療法士はhealth（care）professionと保健専門職であることを謳い，現在に至っている[5]．

　近年は治療技術や医療器具の進歩，さらに診療報酬の改訂などが行われ，臨床で実践されている作業療法の内容は大きな変化を遂げてきた．その結果，臨床で実践されている作業療法と法律で定められた「作業療法の定義」との間に，作業療法の解釈で誤解される状況があることを受け，作業療法をより有効活用をしていただくために，厚生労働省は2010年に「医療スタッフの協働・連携によるチーム医療の推進について」という医政局長通知を発した（表3）．この通知により，作業療法士の活動がより明確に示されることになった．

3. 作業療法の考え方

　作業療法が医療領域おいて一役を担ってきたなかで，作業療法の効果とその検証が国内外で求められ続けてきた．1980年代において，米国を中心に作業療法のエビデンスを示すために作業療法理論

Chapter 13　近未来における作業療法の課題と展望

表4　日本にもたらされた代表的作業療法理論

理論名	理論的基礎	機能・機能障害の見方	評価方法	治療	提唱者（著書出版年）
Meta theory：一つの専門職の全体像を述べたもので、専門職としての妥当性を裏づける理論					
作業科学 Occupational science 作業科学は基礎科学であり、作業療法は応用科学と定義 （対象：全年齢、全障害、健常者）	一般システム理論 進化論的生物学、社会心理学、社会学、心理学。既存の作業療法理論の整理統合。①作業療法実践を学問的に支持する基礎理論の確立を目指す。②作業と作業遂行に貢献する過程の体系化と研究が必要。③作業する存在としての人間の研究。	①適応と満足、社会的期待と関係。②内発的動機づけ、有能感を求める動因。③生涯発達的観点でみる。④人間システムの全レベルが、作業という出力に貢献する過程に関心をもつ。		臨床実践モデルの提示は不十分（Kielhofner）	Yerxa, EJ Clark, F Henderson, Å (1989)
Grand theory：専門職がかかわる現象のすべてのレベルにわたって、その主要な目標や概念を述べたもので、やや一般的かつ抽象的な理論					
作業療法の理念 The philosophy of OT	精神医学（道徳療法、仕事療法）。仕事 work、作業 occupation、活動 activity、行為 action が人間に与えられた自然の賜であるとする哲学的前提に立って作業療法の成立根拠を提示。	精神病の本質や現実世界への適応の障害である。現実世界への適応・参加・仕事・活動・行動である。	能力による作業の段階づけ	①仕事、遊び、休息の均衡保持により生活習慣の再構築。②作業による適応能力の向上。③対人交流の重視。	Adolf Meyer (1922) Eleanor Clerk Slagle (1933) マイヤー理論に基づく治療モデル（50年代前半まで利用された）
発達モデル Developmental model	発達心理学：人間発達と成熟は支持的環境の中では連続的、段階的に起こる。	①発達の遅れ。②ストレスによる抑制。③発達に必要な環境の欠如。	発達レベル、適応行動、機能段階の評価。	適切な行動を行わせるために、活動要素を変更し発達を促す環境を創造する。	Lela Llorens (1970) Jean Ayres (1963) Ann Mosey (1968)
作業行動モデル Occupational behavior model 人間作業モデル Model of human occupation （対象：全年齢、全障害。特に心理社会的障害）	一般システム理論 哲学、心理学、社会学、人類学、社会心理学。	身体的・精神的、発達的障害や遅れが作業行動の選択、組織化、遂行に影響し、作業機能障害を引き起こす。人間は環境との絶えざる交流の中で解放システムとして機能し、3つのサブシステム（意思・習慣・遂行）の状態により正常と異常を形成する。	作業機能自己評価 役割チェックリスト・作業質問紙・活動記録・特定の活動の興味のレベル	①特殊な治療技術は提供していない。多様な作業と多様な参加機会の提供方法を想定。②作業への参加機会の提供を強調。③作業は対象者本人の意思で選択される。④作業は役割、習慣、環境と関連したものでなければならない。	Mary Reilly (1962) Gary Kielhofner & Janice Burke (1980)
精神力動モデル Psychodynamic model （対象：精神障害者、境界例、心身症、自我自律性因難、現実適応困難）	精神分析学（深層心理学）：精神現象や行動を生物的、社会的な力の因果関係として理解する（集団力動 group dynamics も入る）。	生活適応か組織や集団内の人間関係に強く力動が精神障害に影響を及ぼし、治療関係にも影響する。①行為の裏に働く欲求。②無意識的欲求同士の葛藤。③精神現象や行動は無意識的欲求の妥協である。	精神症状を引き起こす無意識的欲求の発見と解釈による意識化。	自我の防衛機制の変容（対人関係パターンの変容）により現実適応を促す。	Gail/Jay Fidler (1954)

158

Middle range theory：対象とする範囲は比較的広範囲であるが、専門職のかかわるすべての現象を含めない。				
感覚統合モデル Sensory integration model （対象：学習障害児）	発達理論（神経発達学・運動発達学）系統発生的、個体発生的発達原理、実験神経科学、システム理論、哲学。	感覚入力の処理と統合に欠陥があると行動を計画し生み出すうえでの欠陥が生じ、概念や運動の学習を妨げる。	感覚統合と行為検査（17種の個別検査）。観察。生育歴による障害タイプの決定。	①障害パターンの決定（前庭・固有受容性、体性感覚障害、感覚調整障害、行為障害、両側統合障害と連続的行為障害、感覚的行為障害、言語的行為に基づく行為と規則的行為の障害）。 ②治療のガイドライン。 ③講習会による資格認定国際感覚統合療法協会 SⅡ	Jean Ayres （1968の論文からSⅠの語の使用）
運動コントロールモデル Motor control model 対象：全年齢の中枢性疾患	神経生理学、神経心理学、心理学、人体運動学 日本ではファシリテーションテクニックや神経生理学的アプローチとして紹介されることが多い。 PTの運動療法として開発されたがOTにも広く応用されている。	随意運動は中枢神経系（CNS）の発達と再構成の結果である。運動機能障害はCNS障害の結果起こる運動コントロールの障害である。	①筋緊張の程度の評価 ②運動発達レベルの評価 ③随意運動コントロールの程度 ④機能回復段階評価 ⑤姿勢と運動パターンの決定と機能的使用	Rood：①姿勢維持に関与する安定筋（重力筋）から運動（軽労作筋）への回復を図る。②適切な感覚刺激が特定の運動反応を誘発する。 Bobath：正常運動パターンの学習により適切な感覚情報を提供する。 Brunnstrome：回復段階に応じた適切なパターンを用いる。 Kabat, Knott, Voss：固有感覚受容性神経系促通法。正常発達の原理（頭部→尾部、中枢→末梢）と多重感覚刺激を用いる。	Margarete Rood（1956） Berta/Karel Bobath（1965） Signe Brunnstrome（1970） Kabat, Knott, Voss（1963）
認知能力障害モデル cognitive disability model 対象：精神障害、頭部外傷、痴呆	生物精神医学、神経学 認知は行動の基礎である。認知行為を導く認知機能の障害である。	認知レベルは脳損傷の結果引き起こされる感覚運動、運動行為などの情報処理能力の相違として記述される。	①Allen cognitive lebel（ACL） ②Routine Task Inventry課題研究	①認知能力レベルにあった課題の提供。 ②患者が機能できる環境を明確化し、提供する。	Claudia Allen（1985）
Practice theory：治療目標と治療方法について述べた理論				
リハビリテーションモデル （身体障害・発達障害）	リハビリテーション医学（リハビリテーションをモデルとよぶものではないが、リハ技術全般を指す。リハ理念はmeta theoryに匹敵するがOT独自の理論ではないのでこの項へ入れる）	基本的ADLとADL関連動作（IADL）、作業における残存機能を重視。	ADL、IADL、作業、環境へのアクセスに対する能力や障害の程度の評価。	①自己の持てる能力で生活していくことを学ぶことで障害を代償する福祉用具の利用と環境改善。 ②自立的生活を得るため環境を改変し適応させる。	Willard & Spackman（1954）
生体力学モデル （対象：身体障害）	物理学、力学、運動学、リハビリテーション医学	身体の構造的安定性、ROM、筋力、耐久性の障害。	バランス、ROM、筋力、耐久性テスト。	障害を減ずるために必要な訓練や作業の利用と直接的に治療効果の得られる手段方法の利用	Catherine Trombly（1977） Lorraine Pedretti & Barbara Zoltan（1981）

（杉原素子（編集）、日本作業療法士協会（監修）：作業療法学全書　作業療法の理論、協同医書出版社、p146-147、2010 より引用）

が提唱された．そして，1990年代から作業療法の実践と枠組み作りが発展し，「occupational science（作業科学）」として広がった．作業療法の対象は身体機能損傷・不全(physical impairment・disfunction)，精神疾患(mental disorder)，発達遅滞，老年期疾患などであるため，その領域特性に適応した理論を用いて説明された(表4)[6]．

その一例として身体機能損傷・不全に対しては，作業療法の考え方を「作業行為(遂行)モデル」で説明した[7]．このモデルは日常生活領域，仕事活動領域，遊び，余暇活動領域の3つの領域から構成されている．この3領域を構成する要素として，運動機能，感覚統合機能，認知機能，心理的機能，社会的機能をあげている．作業療法は対象者が人として生活するためには3領域が必要であり，それぞれの領域に生じている課題点は5つの要素が関連し，その要素から課題解決の方策を探索し，対応していくことになる．このモデルは，WHOが2001年から提唱しているICFの考え方に共通するものがある．

作業療法の基本的な考え方は，対象者を常に中心に捉えclient (patient) oriented，client (patient) centered，周囲を作業療法士や関連職種が取り囲み，存在する課題を対象者と一体となって発見し，解決を進めるものである．この過程では，対象者と対峙し，「対象者の思い・要望・希望など」的確に探り，家族や周囲の人たちと密接な関係を構築しながら環境調整を進めていくことにある．このような過程を踏むことにより，対象者の生活へ対応が可能となり，作業療法が成立する．

4. 作業療法を取り囲む心身機能(構造を含む)・活動・社会参加の範囲と現状

1) 心身機能(構造を含む)への対応

作業療法の対象疾患および症状・徴候は，脳血管疾患による片麻痺，神経筋疾患や整形外科などの骨関節疾患を中心とする身体領域，乳幼児・小児における発達期領域，精神疾患などの領域，認知症を含む老年期領域である．作業療法士が対応している疾患別(全疾患を100％とする)では，上位から循環器系の疾患(脳血管疾患を含む)55.1％，精神疾患および行動機能低下19.3％，神経系の疾患7.3％となっている．さらに作業療法士が働いている施設の分類では76.5％が医療法関連の施設である[8]．作業療法を実施した場合，診療報酬上では身体領域において疾患別(脳血管，運動器，呼吸器，心大血管)リハビリテーション料，また精神疾患領域では精神科作業療法料などが請求できる．

2) 身体領域の作業療法の広がり

2005年度に診療報酬の改定が実施され，疾患別リハビリテーションが新設された．心大血管疾患リハビリテーション料の施設基準に作業療法士の名称がなかったが，2014年度の診療報酬の改定により，作業療法士の職名が追記された．これに伴い，この領域に携わる作業療法士には「心臓リハビリテーション指導士研修」を受講できる体制つくりを進めた．心大血管疾患リハビリテーションチームの一職種として，作業療法士の役割は「日常生活活動指導，環境調整指導，職業関連活動指導」などの項目があげられている．

さらに呼吸疾患の領域においては，3学会合同呼吸療法士認定委員会は2014年度，「呼吸療法認定士における作業療法士への受験資格付与」においては，臨床経験が2年以上あれば認定講習会への参加が認められた．

3）発達遅滞領域（期）の作業療法

　子どもとその母親に対する母子保健は課題の早期発見や介入により，その後生じる心身の変調に対して円滑な対応が可能となる．近年，子どもにかかわる制度の見直しと再編が行われ，対応は変化している．『発達障害者支援法』や『障害者基本法』に基づき，共生社会の形成に向けた「インクルーシブ教育システムの構築」に向けた取り組みが始まった（図1，2014年）．このシステムは特別支援学校への専門支援人材（作業療法士，理学療法士，聴覚言語療法士，心理学の専門家など）の配置・活用を推進しつつ，支援体制の構築を行っていくものである．特別な支援が必要となる可能性のある子どもとその保護者に対し，早期からの情報の提供や相談を実施し，心身に変調のある子ども一人ひとりの教育的ニーズに応じた支援をできる教育機関を選定し，質の高い教育を行っていこうというものである．子どもたちの心身の変調は視覚，聴覚，病弱，身体虚弱，発達（自閉症，アスペルガー症候群，学習，注意欠陥多動症，その他の広汎性発達遅滞など）と多数の変調があげられる．この取り組みはこれらの児のライフステージに応じた支援を進めることで，途切れのない効率的なサービスが可能となる（図2）．就学期においては，保育所，幼稚園，小学校，中学校，高校と通級による指導方法が可能になるためには，特別支援指導コーディネーターの存在が必要になる．特別支援指導コーディネーターの役割は，それぞれの専門的な立場から対象児を評価して得た情報を集めるための会議を招集し，課題点の整理と適切な対応の方向性を示すことである．

　作業療法士は学校内での食事，排泄，更衣などの生活行為や認知面を評価することができる．また，身体運動・認知・社会適応能力など総合的な評価により友人とのかかわり方などを示すことが可能である．（福祉）就労においては，職場見学や職業体験などを行い，実際の現場を通して働くことの意味や生きがいなどを一緒に考えていくことができる．以上のように発達期における作業療法支援は，対象児や家族，そして地域を含めた包括的な支援が必要である．特に教育機関との連携においては，これまで，建物や学校内の設備など物質的な支援が中心であったが，これからは対象児が適切な教育を受けられる教育システムを構築していく必要性がある．

4）精神科領域の作業療法

　日本の精神科医療は他の国々に比較し，精神科病院のベッド数が多い[9]ことから，施設中心である入院治療に重点がおかれている．厚生労働省はベッド数の減少を促進するための施策（後述）を打ち出しているが，精神科病棟での入院患者数は平成20年度が301,400人，平成23年度は282,300人と急激な減少には至っていない[10]．日本作業療法士協会の医療施設の認可施設分類別会員数において，精神科作業療法に分類された作業療法士は4,365人（9.1％）と精神科領域で働く作業療法士が多いことがわかる．これに比較し，精神科デイ・ケア，ナイト・ケア，デイ・ナイト・ケアに携わっている作業療法士は合計で1.9％である．以上のことから，精神科作業療法は地域で生活をしている対象者の割合は少なく，入院している人を主に行っていることを示している．

　国は精神機能変調者の地域生活への移行を促進するため，『精神保健及び精神障害者福祉に関する法律』の一部改正や「精神障害者地域移行・地域定着支援事業」などの施策を打ち出し，積極的に地域での生活ができるように取り組んでいる．「精神障害者地域移行・地域定着支援事業」では，①地域体制整備コーディネーターの配置，②地域移行推進員の配置，③協議会の設置やピアサポーターの活用などを行っている．しかし，年齢が高く，入院期間が長い「高齢長期入院者」の退院が進んでいないことが課題になっている．

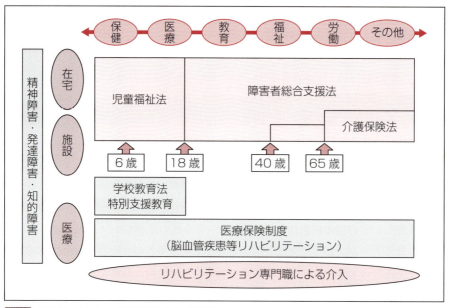

図1 子どもにかかわる各種法および制度

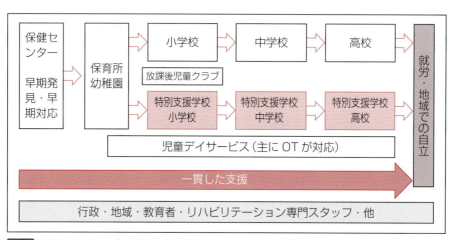

図2 ライフステージに応じた支援とインクルーシブ教育システム

　これらの課題に対して，作業療法士は大きくかかわる必要がある．これまで行ってきた施設内での作業療法ではなく，対象者が暮らす「社会環境」の評価と適応指導を行う必要がある．対象者に施設外の社会参加を経験してもらうために，身体運動能力や知的能力，環境変化への適応能力など多面的な角度から評価し，適応手順計画を作成して進めていくことが必要である．また，社会適応を促進するためにsocial skill training（SST）を用いて，社会の把握，課題解決能力や判断力，適応行動能力を養い，自己管理や生活の質の向上へ結びつける必要がある．

　社会生活への移行をより推進するために，作業療法と「包括的地域生活支援プログラム（assertive community treatment：ACT）」やアウトリーチ（多職種チームによる訪問支援）事業として取り組む必要がある（図3）．在宅精神疾患を有する人たちの生活を医療・福祉からなる多職種チームで支える

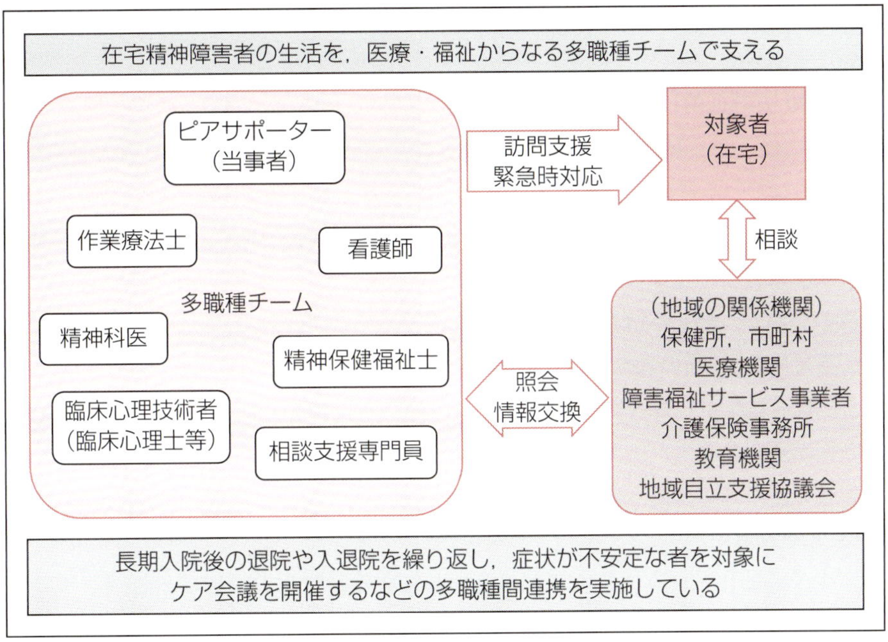

```
┌─────────────────────────────────────────────────────────────┐
│      在宅精神障害者の生活を，医療・福祉からなる多職種チームで支える      │
│  ┌───────────────────────────────┐                            │
│  │      ピアサポーター              │   訪問支援      対象者      │
│  │       (当事者)                 │   緊急時対応   (在宅)        │
│  │                              │ ──────────▶                 │
│  │  作業療法士       看護師        │              ↕ 相談         │
│  │         多職種チーム            │  (地域の関係機関)             │
│  │  精神科医      精神保健福祉士   │   保健所，市町村               │
│  │                              │   医療機関                   │
│  │  臨床心理技術者                 │ 照会  障害福祉サービス事業者    │
│  │  (臨床心理士等)  相談支援専門員   │ 情報交換 介護保険事務所        │
│  │                              │    教育機関                  │
│  │                              │    地域自立支援協議会           │
│  └───────────────────────────────┘                            │
│      長期入院後の退院や入退院を繰り返し，症状が不安定な者を対象に       │
│        ケア会議を開催するなどの多職種間連携を実施している             │
└─────────────────────────────────────────────────────────────┘
```

図3 精神障害者アウトリーチ推進事業（平成23年より開始）

ことや長期入院後の退院において，症状が不安定な人たちの在宅生活を支えるために，多職種によるケア会議を開催することも必要である．さらには，地域の行政を含む関係機関と密な連携をとらなければならない．ここでは対象者の生活能力や情報を把握している作業療法士がコーディネートすることにより円滑に展開することが可能となる．

一方，長期入院者においては，加齢による廃用症候群，脳血管疾患，循環器系疾患，運動器疾患を併発するなどの結果，身体機能低下を合併する者が増加傾向にある．この場合には，発症早期から対応を迫られる．この場合は，移動などの基本的動作やADL動作の自立をめざして，下肢の筋力強化とバランス能力の向上プログラムを実施している．

5）高齢者に対する作業療法

人は誰でも年齢を重ね，ある年齢になると心身機能を中心にさまざまな変化が生じる．このような高齢者の現象を老化とよんでいる．老化では身体的機能，心理（精神・認知）的機能，社会的機能（表5）が低下するという現象が出現する．これらの機能低下が重なりあい，人は回復力，適応能力，意欲などが低下し，全体として，それまで行ってきた人としての生活行動の縮小が起こることになる．

日本国内の生活様式や社会環境は半世紀の間（特に1990年代から現在まで）に大きく変貌した．家屋内環境，住宅設備は西洋化が進み，ベッド生活，洋式トイレ（さらにウォッシュレット付き），シャワー付き浴室など一般家庭でも標準設備として設置されてきている．さらに，IT（情報技術 information technology）の進歩により，固定電話は携帯電話へ，コミュニケーション手段は手紙に変わるものとして，電子メールが普及し，日々発展を続けている．しかし，現実では，高齢者がこのような時代の進歩で生まれた最新機器を使いこなしていない状況である．その理由は操作が複雑であることや操作盤の文字が小さい，ボタンが小さいなど多くの問題があるため，高齢者にやさしい機器と

なっていないなどの理由から十分に機能が生かされていないことが多い．

高齢者の作業療法の目的は，①現有している機能を低下させないこと（廃用性の低下を予防する），②残存している機能を活用する，③なんらかの役割を持つことがあげられる．高齢者はそれまで生まれ育ったところでの生活習慣や慣れた環境のなかで，個々の「自己生活様式」を作り上げてきている．周囲の人たちはこの「自己生活様式」を尊重しながら社会制度に併せて対応することが求められる．

表5　老化の特徴

機能低下	主な要因
身体機能の低下	骨・関節機能の低下 筋力の低下 循環器・呼吸機能の低下 嚥下・咀嚼機能の低下 排泄機能の低下 感覚機能の低下
心理的機能の低下	記憶（短期記憶）の低下 感情の平坦化（喜怒哀楽の消失） 判断力の低下
社会的機能の低下	社会的地位（地域の役員など）の喪失 家庭内役割の喪失 配偶者・友人の死

6）高齢者を支える制度

日本では，少子高齢化という大きな課題に直面している．厚生労働省は2025年（平成37年）を目処に，高齢者の尊厳の保持と自立生活の支援という目的に，可能な限り住み慣れた地域で自分らしい暮らしを人生の最後まで続けることができるように地域の包括的な支援・サービス提供体制の構築を推進している．

a．医療介護総合推進法

この法律は21世紀に向けたわが国の医療・保健・福祉の充実をめざすものであり，①医療と介護の連携強化，②地域のおける効率的かつ効果的な医療提供体制の確保，③地域包括ケアシステムの構築と費用負担の公平化があげられている．ここでは，入院，入所中心的なサービスから地域における総合的なサービスへの転換や機能集中から機能分化とその効率的相互利用への転換が図られることになっている．これまで高齢者を対象に行ってきた機能回復や高齢者本人へのアプローチだけではなく，生活環境の調整や地域の中での生きがいや役割を高めて，地域へ出て行く機会をつくるように「本人と地域へのつながりのあるアプローチ」を実施していくことである．このアプローチは，医療モデルにとどまらず，生活・作業モデルを取り入れた理論と実践が必要とされ，対象者からの要求を生活の手段や方法の援助・支援という形で答えていくことになる．

作業療法では住民が生活している地域に根を下ろし，住民の声に耳を傾け，話をしっかり聞く「ナラティブ・アプローチ」などを取り入れて活動する手法も必要である．そこに存在する生活の問題を確実に把握することから開始される．この手法については，後段の「生活行為向上マネジメント」で説明する．

b．地域包括ケアシステムに関連した作業療法士の活動

重度な要介護状態になっても住み慣れた地域（日常生活圏域）で，自分らしい暮らしを人生の最期まで続けられることができるよう，住まい・医療・介護・生活支援が一体的に提供される「自助」「公助」「互助」「共助」を整備し，各分野における取り組みを関係機関が連携して推進してくためのシステムである．このシステムの中で行われる「地域ケア会議」は医療と介護そして福祉の連携を進めるために重要な役割を果たすことになる．国はこの地域ケア会議を推進し，徐々に自治体ごとに立ち上がってきている．この地域ケア会議が果たす機能のうち，個別ケースの自立支援に関するケアマネジメント支援に資する地域ケア会議（以下，個別地域ケア会議）は地域包括支援センターを中心に行わ

れている．ここで取り上げられるケースは困難事例などが多く，リハビリテーション専門職の援助が必要なことが多い．

個別地域ケア会議におけるリハビリテーション専門職に対する役割と期待についての調査[11]があるので紹介する．この会議の話題で重要と思うことは，「リスク管理」，「環境面からの課題分析」，「心身状況からの課題分析」があげられた．次にリハビリテーション専門職に援助を期待することは「(ADLにおいて)"できる"，"している"ために必要な援助」，「生命機能の予後予測」，「心身状況からの課題分析」の順であった．次に「助言を期待したいこと」は圧倒的に「(ADLにおいて)"できる"，"している"ために必要な援助」であった．最後に個別地域ケア会議において必要な職種では，リハビリテーション専門職が医療関連職種の中で最も高かった．以上をまとめるとリハビリテーション専門職は「個別地域ケア会議では，対象者の日常生活を含めて心身の課題解決には重要な職種として位置していることが示された．今後は地域ケア会議，個別地域ケア会議への出席要請が増えることが予想されるが，先項でも述べたように，医療施設に所属する作業療法士が多く，地域に所属する作業療法士が少ないため，地域からの要請に応えきれていない状況である．医療施設に所属するリハビリテーション専門職が地域へ出かけることができるシステムを早急に作る必要がある．

c．認知症支援の作業療法

高齢化に伴う大きな課題として，認知症があげられる．わが国では65歳上の高齢者のうち認知症の人は15％おり，推計462万人以上いることがわかった．さらに認知症になる可能性のある軽度認知症（mild cognitive impairment：MCI）の高齢者も約400万人いると推計され，65歳以上の高齢者の4人に1人は認知症またはその予備軍とされている．このような状況から国は認知症施策推進5か年計画（通称：オレンジプラン）を発表し，早期介入・対応をする取り組みを開始した．その取り組みの一つに「認知症初期集中支援チーム」がある．このチームの定義は「複数の専門職が家族の訴えなどにより認知症が疑われる人や認知症の人およびその家族を訪問しアセスメント，家族支援などの初期支援を包括的，集中的に行い，自立生活のサポートを行うチーム」である．この専門職には，保健師，看護師，作業療法士，精神保健福祉士，介護福祉士で構成されている．このチームでは，それぞれの専門性を活かしたサポートが行われる．

作業療法士の役割は，①認知機能に由来する行為や日常生活遂行困難に対する支援や助言，②住環境の確認と改善の提案である．作業療法は自立した日常生活が可能になるように支援していく．「できることは何か」，「したいことは何か」と生活行為と結びつけて接し，「できることを探し」そのできることから他の関連行為へつなげていく．住環境においては，道具の使用や動作の意味づけを行い，目立つ色や単純なスイッチの導入など工夫し，わかりやすい環境作りをすることである．

地域環境作りにおいて，認知症の人や家族が気軽に立ち寄ることができる「サロン」や「認知症カフェ」の設置も重要[12]である．自宅にこもらないためには，出かけるところが存在するということが必要である．その出かけるところの条件として，①気持ちが落ち着ける場所であること，②居心地がよいこと，③心が安らぐ場所があること，④利用者は役割が得られることなどがあげられる．このように利用者にとって何かが得られることにより，外出の機会が習慣化され，その結果，日常生活では規則正しく活動が行われ，体調が維持され，意欲の獲得につながっていく．

5. 近未来へ取り組み

作業療法が発展するためには多くの切り口が準備されている．その大きな路は，「施設からの脱却と地域への拡大」である．作業療法は人の生活にかかわることができる専門職である．疾患を患い，心身機能の変調を背負いながら生活していくための意欲と幅広い考え方を支援していくことが可能である．

ここでは，近い将来に作業療法士の職域が拡大するであろうと思われる領域について触れる．

1) 就労支援事業への参画

作業療法士の得意領域として就業支援がある．しかし，心身機能変調者の福祉サービス事業所や支援事業所などに所属し，就労移行支援や就労継続支援にかかわっている作業療法士数は総作業療法士数の1％まで達していない[8]．作業療法士は対象者を医学的・社会的見地から評価することができる技術と知識を習得している．作業療法士は対象者を就業させるために，対象者自身の身体的作業能力（筋力，持久力，作業耐性など）と認知機能などを評価すると同時に，作業そのものを工程分析し，作業を遂行するために必要な身体能力・認知能力の両面から評価し，作業能力適性をアセスメントできる．

近年，仕事の疲労，精神的な打撃，経済，家庭内の課題，家族の病気などの原因により「うつ病」を発症することが多くなってきている．ストレス社会とよばれるなかで活動できる（働くことが可能）年齢層がうつ症状を呈して，労働が継続できないことが社会的課題になっている．ここで，作業療法士に期待できることは「リワークプログラム」の企画および実施である．このプログラムを進めるには，企業との連携が必要である．運営資金の調達等は作業療法士のマネジメント能力が必要である．内容はカウンセリング，心身へのアプローチ（作業耐性の再構築），シミュレーションなどが含まれる．この場合，対象はうつ病にとどまらず，重度精神疾患者，再就労者，さらには初めて就労しようとする若者たちまでの幅広い領域，年齢層になる．

2) 生活行為向上マネジメント

生活行為向上マネジメントは日本作業療法士協会が作成した生活行為を向上させるためのツールである．このツールは，対象者がやりたい（したい）生活行為の実現を図るために，心身機能や環境などの関連要素を分析し，家族や他の職種の関与を含めた支援計画を立て，それを実行・促進することである．ここで用いられる生活行為とは，人が生きていくうえで営まれる生活全般の行為と定義され，ADLのほか，IADL，仕事や趣味，余暇活動なども含まれる．

このマネジメントツールは7つの過程から構成されている（図4）．「生活行為アセスメント」項目はICFの心身機能・構造の分析，活動と参加の分析，環境因子の分析の2領域で行われ，自己評価を付けることになる．アセスメントを基に次の段階である社会適応プログラムを作成する．この段階では，いつ，どこで，誰が，何を実施・支援するのかがわかるように記載される．そして，プランに沿って「介入」となる．続いて，「評価」，「再アセスメント」，「申し送り」となる．このツールは医療機関でも利用でき，また，諸般の都合によりプログラムの途中で，退院となり，施設，または自宅での生活へ移行しても，プログラムを継続して進めることが可能である．このツールの特徴は，対象者が求める生活行為の自立をめざして計画されているので，担当者の変更や実施する場所が代わっても

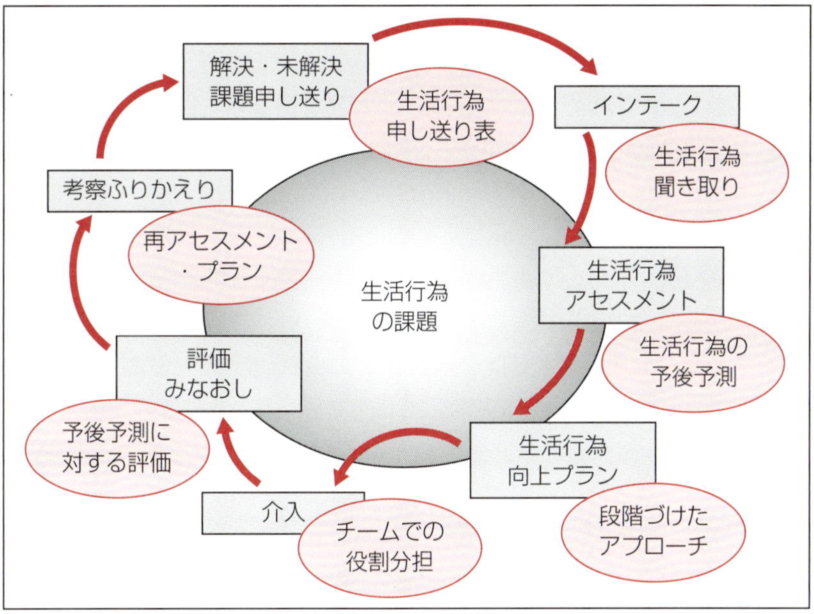

図4 生活行為向上マネジメント

同じプログラムで実施されることである．

　将来，このマネジメントツールは全世代を対象とすることが可能であるため，多くの職域で使用されることが期待される．

3）福祉具・機器および義肢装具などのトータルマネジメント

　これまでの病院，施設における医療から地域・在宅医療へ医療構造の再編成が進んでいるなかで，作業療法士の役割も広がっている．福祉具は簡単な作りの自助具から電位回路が組み込まれた環境制御装置，ベッド，車いす，さらに義足・義手，下肢装具・上肢装具など多くの機器が存在する．作業療法士は対象者の機能損傷・不全の程度に適切な自助具を作成してきたが，現在は福祉具の開発・発展により手軽に手に入るようになってきた．しかし，道具が有する特性を活かされない状態で使用する，誤用をするなど適切な指導がないための事案が発生している．現場で発生している問題を把握し，適切にマネジメントができる知識と技能の必要が求められる．将来，地域環境や住宅環境と福祉具・機器および義肢装具を心身とトータルにマネジメントできる，建築，電気，機械などの知識を有した人材が必要となる．現段階では，地域生活支援を推進するためには多職種と連携することで問題解決が円滑に進む．

おわりに

　秋元はリハビリテーションのあり方について以下のように述べている．「わが国ではリハビリテーションということばは主として身体障害者のための理学療法や作業療法などの機能訓練の意味に用いられ，このことばの本来の意味，「人間性の復権」というヒューマニティに基づいた本質がうすれ，一つの医療技術にせばまれているきらいがある．疾患（それが身体疾患であろうと精神疾患であろう

と）によって喪失した人間性の回復は具体的には彼が社会のなかで自立して，精神的ないし物質的な生産性を獲得するようになることである[5]．」

作業療法では「社会のなかで自立する」ことにより，「精神的ないし物質的な」というどちらかではなく，「精神的および物質的な生産性を獲得する」という目標に向かって進むことが必要である．

押さえておきたい要点

- 関連する法規や施策の内容確認をする（例：『障害者総合支援法』『精神保健及び精神障害者福祉に関する法律』『発達障害者支援法』『医療介護総合推進法』，認知症施策推進5か年計画など）．
- 地域包括ケアシステムに「地域ケア会議・個別地域ケア会議」における作業療法士の役割を知る．
- 多職種連携アプローチにおける作業療法士の役割を知る．

もっと知りたい人のための Further Reading

澤田雄二（編）：考える作業療法―活動能力障害に対して―．文光堂，2008．
この書は，ICFに沿って生活機能低下から自立するためのADLの項目ごとに考え方，具体的な方法を図と文章で解説されている．自己管理，家族への支援法，そして，社会参加への支援法など在宅生活を推進するために利用できる．

小川敬之，竹田徳則（編）：認知症の作業療法．医歯薬出版，2009．
この書は認知症の歴史から現在の考え方，評価法，治療法，そして，多くの事例を紹介して作業療法アプローチと結果を詳しく解説している．

●文献●

1) 秋元波留夫：作業療法の源流．金剛出版，p215-232，1975．
2) 砂原茂一：リハビリテーション．岩波新書，p107-108，1980．
3) 杉原素子（編）：作業療法概論．作業療法学全書 改訂第3版，協同医書出版社，p71，2010．
4) 砂原茂一：リハビリテーション．岩波新書，p108，186，1980．
5) 友利幸之介，大野勘太，東登志夫，小林正義：日本作業療法士協会の「作業療法の定義」改訂に向けた学術委員会における検討内容．作業療法 33：94-102，2014．
6) 岩﨑テル子：作業療法の理論．作業療法学全書 改訂第3版 第1巻，杉原素子（編集），日本作業療法士協会（監修），協同医書出版社，p146-147，2010．
7) 宮前珠子，清水一，山口 昇（監訳）：身体障害の作業療法（改訂第4版）．協同医書出版社，p3-11，2000．
8) 日本作業療法士協会誌，2013年度日本作業療法士協会会員統計資料．p13-16，2014．
9) 織田淳太郎：精神科医療に葬られた人びと．光文社新書，p21-24，2011．
10) 厚生労働省 患者調査の概況平成23年（2011）
   http://www.mhlw.go.jp/toukei/saikin/hw/kanja/11/dl/01.pdf
11) （一財）日本公衆衛生協会，分担事業者：（公社）日本理学療法士協会，（一社）日本作業療法士協会：平成25年度地域保健総合推進事業「行政の理学療法士，作業療法士が関与する効果的な事業展開に関する研究」―地域保健への理学療法士，作業療法士の関わり―，平成26年3月．
12) 公益社団法人認知症の人の家族会：認知症カフェのあり方と運営に関する調査研究事業報告書．平成24年度老人保健事業推進費等補助金 老人保健健康増進事業，2013．

Chapter 14 リハビリテーションの課題と展望
—地域リハビリテーション，チームアプローチ—

木林　勉，河野光伸（金城大学）

学習目標　何を学ぶか
- 地域におけるリハビリテーションの考え方を理解する．
- 対象者の生活を踏まえた最適なリハビリテーションの目標とは何かを考える．
- チームアプローチにおける共通目標の重要性を理解する．
- コミュニケーションを阻害する因子を理解する．
- 良好なコミュニケーションを図るための配慮を理解する．

1. 地域におけるリハビリテーションの考え方

　高齢化の進展に伴い，地域におけるリハビリテーションの対象者のニーズは多様化している．それに応えるために，地域では対象者の能力を最大限に活かし，多様なサービスを提供する仕組みが求められている．地域リハビリテーションは表1のように定義づけられており，対象者主体の医療・介護サービスの利用や介護保険の認定に至らない高齢者の増加，重度化防止，高齢者の自立支援に向けた取り組みが推進されている．

表1　地域リハビリテーションの定義

> 地域リハビリテーションとは，障害のある人々や高齢者およびその家族が，住み慣れたところで，そこに住む人々とともに，一生安全に，いきいきとした生活が送れるよう，医療や保健，福祉及び生活にかかわるあらゆる人々や機関・組織がリハビリテーションの立場から協力し合って行なう活動のすべてを言う．

（日本リハビリテーション病院・施設協会1991），(2001改定)

　また，"重度な要介護状態となっても，できるだけ住み慣れた地域で自分らしい暮らしを人生の最後まで続ける"ことの実現に向けて，国をはじめ，地方自治体，医療機関，事業者などが，医療や介護，予防，住まい，生活支援，これらを一体的に提供することを目指した「地域包括ケアシステム」の構築が推し進められている．時代の変化とともに地域におけるリハビリテーションの目標は，「機能障がいの改善」から「日常生活活動の自立」を経て，「生活機能の向上」と変わっていった．そして，現在は，地域包括ケアシステムを支えるリハビリテーションとして「その人らしい暮らしの再構築と支援」が掲げられている．重度な要介護状態になっても，住み慣れた地域で自分らしく，生きがいや役割をもって生活できる地域の実現とそれを目指すためには，生活機能の低下した対象者に対して，リハビリテーションの理念を踏まえて，心身機能，活動，参加，それぞれの要素にバランスよく働きかけることが重要である．

　地域におけるリハビリテーションは，日常生活の活動を高め，家庭や社会への参加を促し，それによって一人ひとりの生きがい，自己実現のための取り組みを支援して，QOLの向上を目指すものである．しかし，現実では心身機能に対する機能回復のための運動を漫然と提供されているという実態

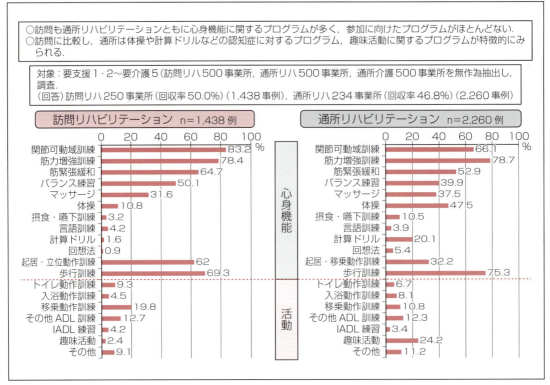

図1 介護保険のサービスにおけるリハビリテーションの内容
(出典:平成24年度介護報酬改定の効果検証及び調査研究に係る調査[平成25年度実施分](11)生活期リハビリテーションに関する実態調査報告書)

がある.日常生活活動を含めた自立という視点が,いわゆる機能回復に終始しているような発想であり,そのための特定の運動を継続することがイコールリハビリテーションという誤った考え方になっている.この考え方を是正するためには,対象者をはじめ家族の方,広くは国民に正しいリハビリテーションを理解してもらうことが大切だが,まずリハビリテーション専門職をはじめ保健,医療,介護や行政の関係者が正しい認識を共有しなければならないであろう.実際に介護保険のサービスにおけるリハビリテーションの内容をみると,圧倒的に身体機能に焦点を当てたサービスの提供が実施されており,特に地域社会の参加ということを設定しているケースは非常に少ない(図1).多職種が連携した対象者の総合的評価に基づいて,個別の計画を立案し定期的な評価を実施するリハビリテーションを目指す必要があるのではないか[1].適応期・生活期のリハビリテーションは,日常生活の活動性ということを意識しつつ,生きがいづくりや社会参加の場の創設について"まちづくり"の観点が必要ではないか[1].これらの課題を踏まえて多職種がリハビリテーションについての考え方を統一していくことが重要である.

2. 対象者の態様に応じたリハビリテーション

対象者の状態はそれぞれの日常生活や人生を反映したきわめて個別的,個人的なものであり,ニーズやプログラムもさまざまである.厚生労働省は平成16年に「高齢者リハビリテーション研究会」を

立ち上げ，次の論点をあげている[2]．
① 個別性が重視されず，画一的なリハビリテーションが提供されていないか．
② 目標や期間等を定めた計画に基づくリハビリテーションが提供されていないのではないか．
③ リハビリテーションの継続が前提になっていないか（通所リハビリテーションなどに通うことが目標となっている）．
④ リハビリテーション終了後の対象者の生活をイメージできていないのではないか．
⑤ 対象者の気概や意欲を引き出す取り組みが不十分ではないか．

　高齢者のリハビリテーションのあるべき方向は，対象者の生活機能に関する最適の目標を一人ひとりに設定し，その目標を実現させるために立てられた個別的な計画に基づき，期間を設定して活動や参加に結びつけるものであると示された[2]．具体的には，起居や歩行などの日常生活活動，家事などの手段的日常生活活動，社会参加などの生活行為の改善について焦点を当てたリハビリテーションを提供し，対象者が「したい」「してみたい」「うまくできるようになりたい」と思う生活行為を検討し目標とする．そして活動と社会における役割や生きがいの早期獲得を目指す．目標とした生活行為の自立もしくは達成により，次のサービス（自主的な取り組みを含む）につなぐなど，終了を意識した，短期的，集中的な取り組みとする．意欲を引き出すためには，医療から在宅生活の重なり合う部分で，きちっとした働きかけが必要である．生活の継続性を踏まえ，家族への支援やなじみの人間関係の維持など対象者の周りの生活全般への働きかけも積極的に行わなければならない．それにはリハビリテーション専門職の養成課程に認知症や家族へのアプローチ，ピア（仲間）サポートに関する学習を導入する必要がある．

3. 地域における多職種の連携と協働

　医療保険から介護保険に変わるとき，地域での暮らしをどのようにサポートしていくか，ケアマネジャーおよびサービス提供者，医療機関のスタッフが話し合う協働の場が必要である．目標と情報の共有化がなければ，一貫したリハビリテーションは展開できない．地域における連携は，病院など単独施設のなかの連携と違い，複数の施設・機関との連携が多く，さらに保健，医療，福祉などさまざまな学問を背景とすることから，連携・協働において困難な状況がある．現在地域では，多職種および関連機関の連携と協働の場として機能を強化する「リハビリテーションカンファレンス」が提案されている[1]．記録の作成と提出を求めることで定期的な開催を誘導し，従来のサービス担当者会議録と共通性をもたせることで，情報共有の促進および書類作成の効率化をねらいとしている．各関係者が当該利用者・家族の意向や総合評価の結果，リハビリテーションの目標などを共有し，同じ方針・目標に向かってサービスを提供するには必須である．認知症短期集中リハビリテーションの見直しや生活行為向上リハビリテーションなどが検討されているなか，この多職種との連携・協働がキーポイントとなっている．

4. リハビリテーション医療とチームアプローチ

　日進月歩の医学の発展に伴って患者の治療に必要な知識・技術は増大し，医療の専門分化は進んでいった．そして，各領域において多くの専門職種が誕生した．今日，これらの専門職種は，それぞれ

の臨床場面に応じて組織されたチームによって，一職種では行えない医療（課題）を遂行できるようになった（チームアプローチ）．

リハビリテーション医療においても，個々の患者がおかれている臨床的な状況によって，患者・家族を中心に，さまざまな専門職種がチームを組んで治療にあたる（図2）．そして，各職種が孤立した部分的作業による治療・援助にならないよう分業と統合を行いつつ，医師（リハビリテーション専門医）をリーダーとしたチームアプローチを遂行する[3]．リハビリテーション関連専門職種は，その時々の医療チームが良好に機能するよう，相互の役割を意識しながら各自の役割を遂行するよう努める必要がある．

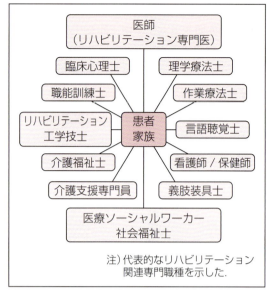

注）代表的なリハビリテーション関連専門職種を示した．

図2 リハビリテーション医療チーム

5．良好なチームアプローチのために

チームアプローチにおいて，リハビリテーションのメンバー間で共通の明確な目標を設定することは重要である[3〜6]．各専門職種が共通の目標を認識することでチームの協調性が得られ，メンバーが各自の役割を認識しやすくなり，チームとしての医療（課題）遂行機能は高くなる．逆に，目標が曖昧だと，メンバー間の対立・抗争や逃避がおきる（闘争-逃避集団），一定の権威者にチームの方向性が依存される（依存集団），気に入ったメンバー間でグループをつくる（対集団），などによってメンバーが各自の役割と責任を果たしづらくなると，チームの成果は向上しない[4]．よって，チームリーダー（多くの場合，リハビリテーション専門医が担う）によるリーダーシップが十分に機能しているかが重要なポイントとなる[3〜5]．

リハビリテーションチームの目標を明確にするために，メンバー間の良好なコミュニケーションを図ることもチームワークにとって重要である[3〜6]．コミュニケーションの不成立は，チームとして誤った意思決定をしてしまうことや，重大なミスにつながることも多いため，注意が必要である．そのため，社会心理学的な人間の特性を理解しておくことは大切である．具体的には，誤っていると思っていても同調して相手に合わせてしまう（同調行動），上司や先輩の高圧的な意見・指示に左右される（不適切な権威勾配），他のメンバーが行ってくれるだろうと他人に任せてしまう（社会的手抜き），知識がないこと・自信がないことを「できない」といえない・いわない（正直さの欠如），確認をしないで自分の都合のよいように解釈する（こじつけ解釈）があげられる[7]．

コミュニケーションは，誤った伝達や誤解，聞き違いなど（miscommunication）によっても成立しないし，聞こえていない，聞いていない（dis-communication）ことによっても成立しない．同じことばを使用していても受け手の解釈している内容が異なっている場合，コミュニケーションは成立していない．このようなコミュニケーション不成立を起こさないために，伝えることの順序を考える，部分否定や二重否定を用いない，曖昧な表現を避け正確に伝えることばを選択する，などの受け手が理解しやすくなるような配慮が必要となる．

一方，各専門職種が用いている専門用語もコミュニケーションを阻害する因子となりうる[5]．よって，各自の職種の専門用語のみでなく，他職種のことばや専門用語の語彙数を増やし自らの基本的知識を向上させること，ことばの語意を正確に理解・使用するなど，コミュニケーションを良好にするための努力は必須である[8]．むやみに専門用語を使用せず，わかりやすい表現に心がけることも，コミュニケーションを成立させるための一つの手段である．

　コミュニケーションは，受け手が送り手の伝達したい内容を理解できたとき，はじめて成立する．メンバー同士の感情もコミュニケーションに影響する因子となる．チームのメンバー同士相互に尊重し合い，社会の一員であることを理解し，リハビリテーションチームの一員としての自覚をもって行動する努力を怠ってはならない．

押さえておきたい要点

- 適応期・生活期のリハビリテーションには，住み慣れた地域で自分らしく，生きがいや役割をもって生活できる地域の実現に向けて "まちづくり" の観点が必要である．
- 対象者の気概や意欲を引き出す取り組み，家族への支援やなじみの人間関係の維持など生活全般への積極的な働きかけが大切である．
- 共通の明確な目標を設定することでメンバーの役割認識がしやすくなり，チームとしての成果を高めることができる．
- 同調行動，不適切な権威勾配，社会的手抜き，正直さの欠如，こじつけ解釈はコミュニケーションを阻害する社会心理学的な人間特性である．
- 良好なコミュニケーションのために，伝えることの順序を考える，部分否定や二重否定を用いない，曖昧な表現を避ける，などの受け手に対する配慮をすることが重要である．
- 各自の職種の学習だけでなく，他職種も含めた学習をすることで自らの基本的知識を向上させることや，わかりやすい表現を用いることも重要である．

もっと知りたい人のための Further Reading

太田仁史：地域リハビリテーション原論 Ver. 6．医歯薬出版，2013．
地域リハビリテーションの活動について，時代的な流れからの基盤作り，組織化活動，さらに連携というように整理して示してあるので，自分のリハビリテーションに対する理念を確立するための助けとなる．また，リハビリテーション関連職種が社会的なニーズ応えるために必要な地域包括ケアシステムについても情報がまとめられている．

千田琢哉：「あたりまえ」からはじめなさい．星海社新書，2012．
社会人として仕事をするにあたって必要なことは何か，自分の仕事に対する意識について考えさせられる内容である．職場内でのコミュニケーションを良好にするための具体的な行動について示されているので，仕事をするうえで行うべき言動の理解がしやすい本である．

福原麻希：チーム医療を成功させる 10 か条 現場に学ぶチームメンバーの心得．中山書店，2013．
医療ジャーナリストが医療施設を取材して記した本である．医療チームの運営にあたってメンバーが心得ておくべきことを，事例を通して示してある．職種間の相互理解や信頼関係を高めるためにも，一読しておくとよい本である．

●文 献●

1) 厚生労働省ホームページ，高齢者の地域におけるリハビリテーションの新たな在り方検討会．
http://www.mhlw.go.jp/file/05-Shingikai-12301000-Roukenkyoku-Soumuka/0000059447.pdf
2) 厚生労働省ホームページ，高齢者リハビリテーション報告書．
http://www.mhlw.go.jp/file/05-Shingikai-12301000-Roukenkyoku-Soumuka/0000059451.pdf
3) 才藤栄一：リハビリテーションチームの運営（チームワーク）．リハビリテーション患者の心理とケア，渡辺俊之，本田哲三（編集），医学書院，p208-214，2000．
4) 岩崎徹也：治療チームと集団力学．からだの科学増刊10医療心理学読本，小此木啓吾（編），日本評論社，p36-40，1989．
5) 吉川ひろみ：チームメンバーの役割とチームアプローチ．標準作業療法学専門分野作業療法学概論 第2版，岩崎テル子（編集），医学書院，p88-99，2011．
6) 中村隆一，佐直信彦（編）：入門リハビリテーション概論 第7版増補，第6章2；チーム・アプローチと専門職．医歯薬出版，p181-184，2014．
7) 東京電力（編集）：Medical TIPS．テプコシステムズ，2003．
8) 奈良　勲：プロフェッショナル・コミュニケーション論―Professional Communication―．PTジャーナル43：735-747，2009．

コラム　理学療法・作業療法の開拓

1. 精神科領域の理学療法の課題と展望

山本大誠（神戸学院大学）

　2014年夏，筆者はイタリアの精神疾患への実情について視察に出かけた．イタリアの精神科領域においては特有の事情があった．それは，2000年までに精神科病院をすべて閉鎖し，保健・医療・福祉の拠点を一括して地域精神保健センターに移行したことである．イタリアでは，医療従事者が精神疾患者を病院で診る仕組みから，地域精神保健センターを拠点に医療従事者が地域へ出かける仕組みとなり，保健・医療・福祉のみならず，仕事や住居，地域の暮らしに関する支援も地域精神保健センターが担っている．その理念は，「社会治安のための収容型医療は人間の尊厳を損ない，心身の健康を増悪させ，人間同士とのかかわりを断ち切るものである．精神疾患者に必要なことは，地域社会で継続的に生活を支援するためのケアである」としている．ヴェネチアのサン・セルボロ島にある精神科病院博物館を訪れた際に，イタリアの精神疾患者への政策が決して健全であったとは思えないほどの悲惨な過去を感じた．イタリアの精神科領域におけるこれほどまでの劇的な転換は，フランコ・バザーリア氏の革新的な活動から始まったという．

　日本ではどうだろうか．日本の精神科病床数は近年微減しているが，1990年代の30万床超がいまだ続いており，先進国の精神科病床数の約20％を占めている．また，日本の精神科病院の平均入院期間は約300日であり，諸外国の2～3週間と比べると極端に長い．近年では，多くの精神科病院で入院者の高齢化現象がみられる．精神疾患者の高齢化は，筋骨格系を含む身体機能低下のみならず，脳卒中や心血管系疾患，呼吸器疾患，糖尿病をはじめとする生活習慣病や内科的疾患などを合併する可能性がたいへん高くなっている．さらに，自己の身体への関心の喪失や身体感覚の低下などは，痛みへの感受性を鈍化させて身体の危険信号を見過ごし，身体の機能不全を増悪させる可能性がある．統合失調症やうつ病などの重度な精神疾患は，同年齢群の健常者よりも13～30年程度寿命が短いとの調査報告がある．

　精神科領域に理学療法は必要なのか？　このような疑問を抱く方々は多いと推察する．その背景には「理学療法は身体に関する専門家である」という既成概念があるからであろう．その先入観を逆説的に捉えると，上記したような精神疾患者の身体症状に対しても理学療法の必要性は重要であるとの論理が成立すると考える．精神疾患者の身体症状は，精神症状である自己の実存感覚や時間的・空間的認知の低下などに起因する身体症状として，筋緊張や動きのタイミングの不調和，動作の滑らかさ，姿勢やバランスの低下などがあげられる．また，精神疾患に直接的に起因しない二次的身体症状として，関節可動域制限，筋力低下，持久力低下などの廃用症候群が生じる．精神疾患者の身体症状は，イタリアでも例外ではなく，上記した症状は過少評価される傾向にある．しかし，精神と身体は切り離すことができない人間の総体であり，精神疾患者の身体症状に対しても適切なケアが必要なことはいうまでもなく，全人的ケアは，精神症状の改善にも寄与する可能性を秘めていることは否定しえない．

　ヨーロッパ，特に北欧では精神疾患に起因する身体症状に対して機能的改善を目指した理学療法が実施されている．身体的機能は身体症状のみではなく精神症状の影響も受ける．北欧における精神科領域の理学療法は，これまでの経験の積み重ねによって構築された心身両面からの具体的方法を提示している．

| コラム | 理学療法・作業療法の開拓

② 動物の理学療法・リハビリテーションの課題と展望

下神納木加枝（アイ動物医療センター），皆川武久（皆川獣医科医院）

　動物の理学療法・リハビリテーションとは，文字どおり動物を対象とした臨床行為である．1960年代から始まり80～90年代にかけて欧米で関心が高まってきた領域であり，ワクチンなどの予防薬や高度な医療機器の普及，獣医師の知識や技術の向上と同時に，ペットの高齢化に伴い人間に類似した疾患も増えてきている．また，愛玩目的や所有物扱いではなく人生を共に過ごす家族の一員（伴侶）であるという意識をもった飼い主が増え，人間並みの医療を受けさせたいと思うようになった方々が多い．そのような背景から動物の理学療法・リハビリテーションへの関心が高まってきた．欧米では約10か国に動物の臨床行為に関する専門組織があり，それぞれの国の理学療法士の組織から正式な承認を受けている．2011年には世界理学療法連盟のサブグループにも動物の理学療法が加えられた．またライセンスや教育プログラムも確立されている国もある．

　日本では獣医師が中心となり2007年に「日本動物リハビリテーション研究会」，2010年には「日本動物リハビリテーション学会」として組織を編成して設立，また同年，理学療法士が中心となり「動物理学療法研究会」が設立された．どちらの組織も獣医療に従事する者と，人間の医療に従事する者が，情報交換しながら運営されている．臨床では獣医師，動物看護師と連携し，動物病院で理学療法・リハビリテーションに取り組んでいる理学療法士がいる．だが，理学療法士が獣医療に介入している病院は皆無に等しく，専門的知識が不足したなかで動物の理学療法，リハビリテーションが行われているのが実情である．

　獣医療の主な対象疾患は，椎間板ヘルニアなどの神経系疾患や前十字靱帯断裂などの整形外科疾患，高齢犬であり，急性期・回復期・維持期にわたる．理学療法プログラムとしては物理療法，徒手療法，運動療法，水治療法，補装具療法などが実施される．さらに，大動物に関しては動物園からの依頼で理学療法士が治療に携わることがある．また馬（競走馬）の治療は独自に開発され発展してきた分野でリハビリテーションも実施されている．

　人間が動物に触れることは生理的，身体的・精神的作用，社会性の改善などの効果があり，人間の介助や癒しの1つとして動物介在療法が導入されている．少子化や高齢化に伴いペットを飼う人が増えたのもこういった効果を人々は望み，それによって充実した生活を過ごしたいからであろう．動物の理学療法・リハビリテーションは単に動物の疾患への治療という視点だけではなく，動物と飼い主のライフスタイルに合わせた相互のケアが必要であり，双方のQOLの向上を支援することが重要である．その点からしても，今後，この領域での理学療法士の活動の必要性も高まり，その要請に応えていくことが求められよう．そのためには，この領域を組織的に構築することで，理学療法士が動物の理学療法・リハビリテーションに関する教育・研修・臨床の機会を設けて啓発する必要性があると考える．

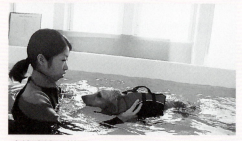

水治療法の様子
胸腰椎椎間板ヘルニア術後のリハビリテーション（アイ動物医療センターにて）．

コラム　理学療法・作業療法の開拓

 認知機能低下予防・向上へのコミュニケーションロボットの応用

高橋良至（東洋大学），井上　薫（首都大学東京），河野光伸（金城大学）

　人との会話は認知症の予防に効果があることが経験的に知られており，社会的な接触が認知症のリスクを低減させることは海外における疫学調査でも示されている．コミュニケーションによって認知症の予防や認知レベルの向上を図る取り組みは多くの施設などでなされているが，人同士の相性が良くない，人とのかかわりが煩わしいと感じる，人手が足りないといった問題もある．人に対するサービスは基本的に人によってなされるべきであると考えるが，ロボットを導入することでこれらの問題を解決する試みがなされている．

　産業技術総合研究所の柴田が開発したメンタルコミットロボット，「パロ」は，アザラシの幼獣を模したロボットである．抱きかかえや接触，声掛けなどを，音，光，触覚，温度のセンサで検出し，人工知能により撫でられると喜んだり，叩かれると怒るなどの感情を，鳴き声や瞬き，首や足の動きで表すことができる．ペットロボットとして研究がスタートし，現在はセラピーロボットとして日本をはじめ海外でも実証試験や評価が行われている．アニマルセラピーの問題点である動物アレルギーや世話，寿命の問題を解決し，言語によらないコミュニケーションとなじみやすい外観から多くの人に受け入れられやすいロボットであるといえる．しかしながら，動物が嫌いな人には受け入れられない，ことばを話さないために反応のバリエーションが限られており飽きてしまう，といった報告もある．

　「パルロ」は富士ソフト株式会社が開発した小型のヒューマノイド型コミュニケーションロボットである．マイク，カメラなどのセンサにより外部からの声掛けや人の顔を検出し，音声認識機能，人工知能，会話生成機能により簡単な会話を行うことができる．その際，ヒューマノイドの特徴を活かして身振り手振りでコミュニケーションを図ったり，踊りを踊るなどの動作も行う．問いかけや会話の流れから関連のある語句や話題を抽出して話題提供を行うなどの機能を有しているが，人の日常会話に対応することは難しく，意図したやりとりが成立しないことも多い．しかしながら，逆に予期せぬ回答がおかしさを生む場合もある．ヒューマノイド型であるため，落下などにより腕や足に大きな力がかかると破損しやすいといったリスクがある．

　これまでに筆者らが介護現場の方々に介護へのロボット導入についてお伺いしたところ，ロボットに仕事は任せられないといった否定的な見解が多いように感じた．確かに現在の技術ではロボットは人間のようにさまざまな作業に柔軟に対応することはきわめて難しいといえる．どのような問題がロボットで解決できるのかを理解し，介護者，被介護者双方にとって無理なく利用することができる方法を見つけることが重要であると考える．今のところ機械が主体的に作業をすることは難しく，最終的には人間の判断が不可欠なのである．

●文献●　1）柴田崇徳：人の心を癒すメンタルコミットロボット．日本ロボット学会誌 17(7)：943-946, 1999.

コラム　理学療法・作業療法の開拓

4. 大災害時の理学療法・作業療法の支援の課題と展望

室井宏育, 折内英則（総合南東北病院）, 根田英之（南東北新生病院）

[福島県理学療法士会から]

1. 東日本大震災を経験して

2011年3月11日午後2時46分, 東日本大震災発生. 今まで経験したことがない激しい揺れに生命の危険を感じた. 同時に, 電気・ガス・水道, ライフラインのすべてが停止. 追い打ちをかけるように大津波, そして, 世界的にも類のない原発事故. 震災被害と二次被害が重なり, 他県にない特徴的な状況に突然おそわれた. 「想像してみて下さい. このような状況下で理学療法士として何ができるのか？」

2. 被災地介入の実際

震災発生後より, 県内全地域の一時避難所（344か所）の状況を確認, 理学療法士として介入必要な避難所（23か所）を決定. 2011年5月19日からは, 他職能団体（5団体）と相談支援専門職チームを結成し活動が始まった. 現在も, 支援活動を展開しており, サポートセンターでの運動指導や相談業務, 借り上げ住宅への訪問指導など, 多方面で活動している.

3. 被災地介入から見えた理学療法士としての課題

災害発生直後の避難所では, 理学療法士として介入する際のトリアージ能力, 言い換えれば, 適切な心身機能面アセスメント能力を問われることがわかった. 対象者の主訴や症状から推察されるリスクや機能低下, そして今後の予後も含め適切な対応ができる理学療法士の育成が大きな課題である. また, 包括的・多角的に各職種の支援活動をコーディネートできるシステム作りなど, 有事の際の職種間連携の体制整備も重要な課題であるといえる.

4. 今後の展望

災害発生初期は心身機能両面へのフィジカルアセスメントが求められ, それに対する総合的な保健・医療支援が重点となった. これからは, 被災者の生活支援をいかに支援できるかが焦点となる. 不自由な生活環境や長期に渡る避難生活で健康面に課題を持った人々への包括的な支援をわれわれ理学療法士はさまざまな地域資源や職種と連携を図り今後も力を注ぎ続ける必要がある.

[福島県作業療法士会から]

1. 東日本大震災が福島に与えた影響

被災直後のリハビリテーションの役割としては, ①それまで行ってきたリハビリテーション医療を守ること, ②避難所などでの廃用症候群の予防をすること, ③新たな各種機能損傷・不全へ対応すること, ④異なった生活環境での機能低下に対する支援をすること, ⑤生活機能向上のための対応をすること[1]といわれている. しかし今回の福島の特徴は, 地震や津波による被害に加え原子力発電所の事故により多くの人が県内外への避難を余儀なくされた. そのため日頃より関係のない町村がそのまま移動してきたことが支援活動をさらに難しくさせた.

2. 支援活動の内容

被災による影響が各地域によって違い各避難所の状況も千差万別であったため支援活動は各支

部単位で行うことになった．避難所にて心身機能へのアセスメントを行うが「歩けているので問題ないです」などの返答が大半であった．そのため支援目的を変更．折り紙，塗り絵などの作業を提供した．作業を通じて徐々にお互いが打ち解けてくると，「家ではベッドだったが，ここでは床に敷いたマットだから立ち上がるのが大変」「避難所ではスリッパだからつまずきやすい」などの問題を一気に語り始めた．『作業』がアセスメントのきっかけとなったことは『作業』の持つ力を再認識する良い機会となった．中長期に入った現在はさまざまストレスにより問題が深刻化するケースも増えてきている．集団活動や仮設住宅などの訪問を通して継続的な対応・かかわりを行っている．

3．今後の課題

フェーズが進行することで新たなコミュニティの構築が必要となる場面もあることから，心身両面や地域全体を俯瞰し，住民生活の質の向上に関与する必要がある．またそれらに対して適切な支援が行えることが作業療法士の今後の課題と考える．またシームレスな地域連携医療の実現に向け，行政や各関係機関とのネットワークの構築も重要になってくる．

●文献●　1）東日本大震災リハビリテーション支援関連10団体『大規模災害リハビリテーション対応マニュアル』作成ワーキンググループ：大規模災害リハビリテーション対応マニュアル．p90, 2012．

コラム　理学療法・作業療法の開拓

5. 高齢者・社会参加制約者の自立に向けた支援の課題と展望

小林千恵子（金城大学）

　介護福祉士の職場は，介護保険上や障害者総合支援法に則った，高齢者や社会参加制約者（障がい者）などの状況に応じた日常生活の支援等を提供する場である．日常生活を営むための支障がある者について必要な介護を行う場合，大きく分けると施設入居している対象者であるか，自宅（居宅）で暮らしている対象者なのかに分類される．介護福祉士は、対象者がどこで暮らしていても状況に応じた支援を考えながら実践していくことが求められる．

　日本の高齢者人口は内閣府の調査によると，65歳以上の高齢者人口は過去最高の3,296万人（前年比3.5% 111万人増）となっている（総務省推計）．これらの高齢者人口の増加は，高齢者としての身体的機能低下だけでなく，疾患の罹患とそれによる後遺症も増加していくことが推測される．そのことは，医療面では入院日数が短くなり，リハビリテーションが必要な対象者は在宅に帰っても日常生活に不安を抱いたまま退院となっている．介護面ではリハビリテーションの専門的知識を持たないまま，あるいは連携がとれないでリハビリテーションを実施している場合もある．そのような状況で介護保険上では，要介護状態となって認定を受けている人は全国に580万人（2013年12月末）を超えており，要介護状態に陥りやすい可能性を秘めている予備軍も多いことが考えられる．介護は，対象者の日常生活をその人らしく過ごせるように支援するが，これはリハビリテーションも同じ視点で支援するため，目指すところは同じである．しかし，それぞれ学んでいる内容には違いがあり，特に介護者はリハビリテーション関連の知識が弱いと考える．

　松本健史は，間違いだらけの生活機能抵下者の改善授業の中で，介護職として利用者の身体機能・環境に応じて『生活』の中でトレーニングを無理なく行う方法を紹介している．「生活」の自立に向けて介護者が間違いやすい項目をあげている．たとえば，転倒しやすい人に片足立ちトレーニングでは，介護者が事前のアセスメントもしないで，トレーニングを推奨して利用者が転倒しそうになる場面が述べられている．ここでは，介護職にアセスメントするときにバランス能力（ファンクショナルリーチテスト functional reach test：FRT）を測定することを示唆している．つまり介護職ではFRTなどの知識までは学習していないため，転倒しやすい人へのトレーニングを安易に片足立ちにつなげている．このように介護者の身体機能面や運動器系の知識面の脆弱さが考えられ強化する必要性があると考える．

　また，これからの介護福祉士は，地域に出ていき，介護予備軍と考えられる対象者がいかに介護状態にならないように取り組むかを支援する必要がある．それには，現在国の施策で進められている地域包括ケアの役割を担う専門職として力を発揮することである．介護福祉士は，何よりも生活支援の専門職である．地域で生活している人がより自立した生活が営めるよう，人間の生活（活動や参加）を基本に支援することが望まれる．高齢者や社会参加制約者の人々の自立の考えはさまざまであるが，介護において大切なのは自立支援の理念を持って対象者の課題を解決していくこと．そのため介護福祉士は，生活支援の領域だけでなく，他職種（特に理学療法士・作業療法士）から学ぶ姿勢を持ち，弱点を強化するための連携，生活がより暮らしやすくなるためのチームケアなど目の前にいる対象者の福祉を第一に考えていくことが望まれる．

索引

和文索引

あ
アウトカム　49
安全確保　98
安全管理　47, 96

い
一次聴覚野　79
医療ソーシャルワーカー　117
医療ソーシャルワーカー業務指針　118
医療ソーシャルワーク　117
医療は技術である　22
医療福祉　117
咽頭期　88
インフォーマルな社会資源　122
インフォームドコンセント　68

う
運動性失語　87

え
栄養サポートチーム　89

か
介護支援専門員　121
介護福祉士　180
介護保険制度　122
外耳　78, 79
介助型　113
介入計画　45
回復期　34, 62
回復期理学療法　150
回復期リハビリテーション病棟　124
カウンセリング　133
家屋改造　115

科学的根拠　49
かかわり行動　135
殻構造　104
拡大・代替コミュニケーション　81
学問　17
仮説　46
仮説演繹法　129
片手駆動車いす　114
活動　46
活動制限　48
活動と活動制限　15
仮義肢　103
簡易電動型　114
感音性難聴　82
感覚性失語　87
環境因子　48
喚語困難　84
看護師　93
看護師教育制度　93
看護の概念　92, 95
関節可動域測定　43
観念　18
緩和ケア　8

き
基幹相談支援センター　122
機能損傷・不全　14, 48
キュア　25
急性期　33, 62
急性期病棟　47
急性期病棟への理学療法士の配置　42
急性期理学療法　150
教育勅語　17
共感　26
共感的理解　135

共助　145
業務指針　49
居宅介護支援事業所　122

く
クライアント　45
クリニカルパス　34
クリニカルリーズニング　67
訓練　27

け
ケア　25, 35
ケアマネージャー　121
経過記録　48
ケースレポート　52
健康管理　96, 97
健康増進　37
言語聴覚士　77
言語聴覚療法　77
検査　47
憲法　17

こ
構音　77, 78
口蓋裂　82
口腔期　88
高次脳機能　89
公助　145
口唇裂　82
更生用装具　110
構造的変形　14
公的サービス　19
高度な教育　19
高齢者リハビリテーション研究会　170
誤嚥　88
国際障害者年　6

国際障害分類　4
国際生活機能分類　1
国際労働機関　3
互助　145
個人因子　48
骨格構造　104
国家権力　17
ことばの鎖　80
コミュニケーション　26
コミュニケーションロボット　177
根拠の明確化　50
混合型超皮質性失語　86
混合性難聴　82

さ

在宅生活　97
座位保持装置　113
裁量権　19
作業科学　72
作業療法　58, 155
作業療法士　5
作業療法の事例　72
作業療法の目的　69
作業療法評価　66
錯語　84
嗄声　81
差別用語　27
座面昇降機構　114
参加　46
参加制約　48
三権分立　17

し

刺激　23
自己概念の混乱　95
自己効力感　99
自己再生機能　22
自己実現　27
自己防衛機能　22
自助　145
視診　23
自然治癒力　22

自走型　113
疾患別リハビリテーション　142
実験医学研究序説　18
失語症　84
失読失書　87
自動思考　138
シート張り調整型　114
自閉症　83
社会参加と社会参加制約　15
社会資源　122
社会福祉　117
社会福祉士　118
社会復帰　34
社会保障制度　16
十分な説明と同意　68
終末期　62
終末期リハ　8
純粋理性批判　18
準備期　88
障害　27
障害者　27
障害者自立支援法　122
障害者総合支援法　122, 180
障害の受容　135
少子社会　142
情報　23
情報収集　46
症例報告　52
上腕骨外側上顆炎　53
初期評価　43
除去　23
触診　23
食道期　88
自立生活運動　4
人工内耳　83
診察　43
診断　24, 45
心理アセスメント　131
心理的・社会的問題　118
心理面接　131
診療の補助行為　94
診療報酬の動向　142
心理療法　138

す

推奨グレード　51
スタンダード　45
スタンドアップ機構　113
スポーツ　38
刷り込まれた文化　27

せ

性悪説　17
成果　52
生活期，維持期　62
生活行為向上マネジメント　166
生活・人生の質　2
生活様式　96
成功体験　99
「正常」との比較　47
精神科領域　175
精神保健福祉士　118
性善説　17
西洋医学　23
世界保健機関　3
世界理学療法連盟　31
セカンド・オピニオン　49
摂食・嚥下　87
切断　103
切断端　103
説明と同意　21, 32, 44
セルフケア　92
セルフケアの確立　96
全失語　86
専門医制度　5
専門看護師　91

そ

装具　107
相談支援専門職チーム　178
側性化　79
測定　43, 47
ソクラテス的問答　138
ソーシャルワーカー　117
ソーシャルワーク　117

た

退院前訪問指導　125
代替医学　23
打診　23
短期目標　55
断端　103

ち

地域包括ケアシステム　122, 140, 169
地域包括支援センター　122
地域リハビリテーション　5, 169
知的財産　17
知と技の融合　26
チームアプローチ　172
チーム医療　9
チームカンファレンス　121
中耳　79
中枢プログラミング　23
長期目標　55, 69
超高齢社会　142
超職種間連携　10
聴診　23
超皮質性運動失語　86
超皮質性感覚失語　86
直観　27
治療　45
治療の原則　23
治療用装具　110

つ

通所リハビリテーション　126

て

ティルト機構　113
適応期　62
適応期理学療法　152
手先具　107
哲学　17
哲学原理　17
伝音性難聴　82
電動車いす　114

伝導失語　86
転倒予防アセスメント　98

と

動機づけ　32
統合と解釈　44
同情　26
道徳　16
動物の理学療法　176
東洋医学　23
特定疾患　39
徒手筋力検査　43
トップダウンアプローチ　68

な

内耳　79

に

日常生活用具　102
日本国憲法第25条　117
日本作業療法士協会　58
日本作業療法士協会倫理綱領　21
日本理学療法士協会　31
日本理学療法士協会倫理規程　21
二律背反　23
認知期　88
認知行動療法　138
認知症短期集中リハビリテーション　171
認定看護師　91

の

脳卒中患者の簡易総合評価システム　25
能動ハンド型　107
能動フック型　107
ノーマティブ・ニーズ　68
ノーマライゼーション　6

は

バイタルサイン　36

廃用症候群　97
配列変位　14
バーセル指数　47
パーソンセンタードケア　75
発語失行　85
発声　77
発声発語器官　77
発話の流暢性　85
ハビリテーション　6, 14, 36
ハンドル型　114

ひ

ピア（仲間）サポート　171
東日本大震災　178
批判的思索　16
ヒポクラテス　58
評価　43, 46
標準型　114
病状説明　44

ふ

フェルト・ニーズ　68
フォーマルな社会資源　122
物理医学　3
プライマリーケア　24
フレーム固定車　113
プロフェッショナリズム　20
プロフェッション　19, 50

へ

平面形状型　114

ほ

放送禁止用語　27
法的・社会的承認　19
訪問リハビリテーション　36
保健師　94
保健師助産師看護師法　93
保助看法　93
補装具　102
ボトムアップアプローチ　68
ホモ・サピエンス　18
本義肢　103

ま

マイクロカウンセリング　134
マスタープラン　19
まちづくり　115

む

無知の知　26

も

モジュラー式　114
モチベーション　32
物語の医療　22
モールド型　114
問診　23
モンスターペイシェント　75

ゆ

優先順位　48
誘導　23

よ

予後　24, 43, 45
予防期　61
予防理学療法　149

ら

来談者中心療法　133

り

ラポール　130

ラポール　130
理学診療科　5
理学療法　29
理学療法介入　49
理学療法学教育　153
理学療法現場における連携　42
理学療法現場のマネジメント　41
理学療法士　5
理学療法士及び作業療法士法　29, 58, 156
理学療法士業務指針　42
理学療法士就業比率　41
理学療法士の数　41
理学療法診断　43
理学療法診療ガイドライン　51
理学療法の標準化　45
理学療法の本質　42
理学療法プログラム　51
リクライニング機構　113
リスク　51
リスク管理　98
リスクマネジメント　37
利他主義　19
離断　103
理念　18

リハ看護の概念　95
リハビリテーション　14
リハビリテーション医療　42
リハビリテーションカンファレンス　171
リハビリテーション総合実施計画書　125
リハビリテーション目標　69
療養上の世話　94
臨床実習　44
臨床心理士　129
臨床推論　67
臨床的判断　45
倫理(学)　16

る

類型論　128

れ

レスパイト　37
連携　121

ろ

老人性難聴　83
6輪型　113

欧文索引

A

activity limitation　14
AFO　109
A.K.　103

B

Broca 失語　85
Broca 野　80

C

care manager　121
closed question　135

D

democracy　17
dysarthria　81

E

EBM　20, 39, 52

evidence based medicine　20

F

FIM　47

H

habilis　14
habilitation　6, 14
heal　25
health　25

I

ICF *1, 4, 46*
impairments *14*
informed consent *21, 32, 44*
International Classification of Functioning, Disability and Health *1*

K

KAFO *109*

L

LLB *109*
LTG *55*

M

medical social worker *117*
meta-ethical *16*
MSW *117*

N

narrative based medicine *7*

NBM *7*
normalization *6*

O

occupational therapy *24, 58*
open question *135*

P

participation restriction *15*
PDCA サイクル *19*
philosophy *17*
physical therapy *23*
physiotherapy *24*
plan-do-check-action サイクル *19*

Q

QOL *2, 35*

R

rehabilitation *14*
Rusk *3*

S

SLB *109*
social work *117*
social worker *117*
STG *55*

T

T.F. *103*
transdisciplinary *10*
treat *23*
treatment *23*

W

WCPT *31*
Wernicke 失語 *86*
Wernicke 野 *80*
WHO *3, 31*
World Confederation for Physical Therapy *31*
World Health Organization *3*

検印省略

実学としてのリハビリテーション概観
理学療法士・作業療法士のために

定価(本体 3,000円 + 税)

2015年2月6日 第1版 第1刷発行

編集者　奈良　勲
発行者　浅井　麻紀
発行所　株式会社 文光堂
　　　　〒113-0033　東京都文京区本郷7-2-7
　　　　TEL (03)3813-5478(営業)
　　　　　　(03)3813-5411(編集)

© 奈良　勲, 2015　　　　　　　　　印刷・製本：真興社

乱丁,落丁の際はお取り替えいたします.
ISBN978-4-8306-4517-4　　　　　　　　　Printed in Japan

・本書の複製権・上映権・譲渡権・翻訳権・翻案権・送信にかかわる権利・電子メディア等で利用する権利は,株式会社文光堂が保有します.
・本書を無断で複製する行為(コピー,スキャン,デジタルデータ化など)は,私的使用のための複製など著作権法上の限られた例外を除き禁じられています.大学,病院,企業などにおいて,業務上使用する目的で上記の行為を行うことは,使用範囲が内部に限られるものであっても私的使用には該当せず,違法です.また私的使用に該当する場合であっても,代行業者等の第三者に依頼して上記の行為を行うことは違法となります.
・JCOPY 〈(社)出版者著作権管理機構 委託出版物〉
本書を複写(コピー)される場合は,そのつど事前に(社)出版者著作権管理機構(電話 03-3513-6969, FAX 03-3513-6979, e-mail : info@jcopy.or.jp)の許諾を得てください.